La Poliomyélite épidémique

(Maladie de Heine-Medin)

Étude d'ensemble suivie d'une contribution
à l'étude des méningo-myélites et des méningites
à médullovirus de Landsteiner et Popper

PAR

Le Docteur Georges SCHREIBER

ANCIEN INTERNE DES HÔPITAUX DE PARIS
ET DE L'HÔPITAL DES ENFANTS-MALADES

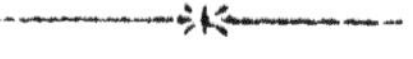

PARIS

G. STEINHEIL, ÉDITEUR

2, RUE CASIMIR-DELAVIGNE, 2

1911

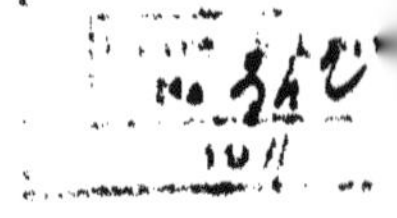

La
Poliomyélite
épidémique

(Maladie de Heine-Medin)

Étude d'ensemble suivie d'une contribution
à l'étude des méningo-myélites et des méningites
à médullovirus de Landsteiner et Popper

PAR

Le Docteur Georges SCHREIBER

ANCIEN INTERNE DES HÔPITAUX DE PARIS
ET DE L'HÔPITAL DES ENFANTS-MALADES

———— ✳ ————

PARIS

G. STEINHEIL, ÉDITEUR

2, RUE CASIMIR-DELAVIGNE, 2

1911

DU MÊME AUTEUR

ANATOMIE PATHOLOGIQUE

Diverticule de Meckel avec diverticules secondaires et tertiaires multiples. *Société anatomique*, 22 octobre 1909.

Tuberculose rénale par voie ascendante. Mort par méningite avec intégrité des poumons (en collaboration avec M. P. Cruet). *Société anatomique*, 4 février 1910.

Déviation conjuguée de la tête et des yeux à gauche, au cours d'une méningite tuberculeuse de la convexité droite (en collaboration avec M. Bourdier). *Société anatomique*, 14 octobre 1910.

OBSTÉTRIQUE

Anomalies du travail au cours d'une maladie de Friedreich. *Société d'Obstétrique*, 19 décembre 1907.

Un cas de mort d'un nouveau-né par hémorragie surrénale (en collaboration avec M. Garipuy). *Société d'Obstétrique*, 4 février 1908.

Inversion de la formule leucocytaire après injection de collargol. *Société d'Obstétrique*, 21 mai 1908.

Hérédité herniaire et hernie diaphragmatique congénitale. *Société d'Obstétrique*, 21 mai 1908.

Présentation d'un embryotome. *Société d'Obstétrique*, 21 mai 1908.

MÉDECINE

Critique de la théorie lordotique de l'albuminurie orthostatique. *La Presse Médicale*, n° 84, 20 octobre 1909.

Sur la durée des néphrites chroniques. *La Presse Médicale*, n° 40, 18 mai 1910.

L'aérophagie. *La Presse Médicale*, n° 78, 28 septembre 1910.

MÉDECINE INFANTILE

Pleurésie purulente métapneumonique et psoïtis chez une enfant de 8 ans. *Archives de médecine des enfants*, n° 10, octobre 1910.

Maladie de Landry avec réaction méningée, chez une enfant de 4 ans, au cours d'une épidémie de poliomyélite antérieure. Autopsie. *Société de pédiatrie*, 18 octobre 1910 et *le Progrès Médical*, n° 49, 3 décembre 1910.

Méningo-myélites aiguës épidémiques infantiles. *Société Médicale des hôpitaux de Paris*, 11 novembre 1910.

Hydrocéphalie ventriculaire, séquelle d'une méningite cérébro-spinale à méningocoques. Rapports de l'hydrocéphalie et des méningites aiguës (en collaboration avec M. P. Hanvien). *Société de pédiatrie*, 15 novembre 1910.

Syphilome lingual chez une fillette de 6 ans (en collaboration avec M. J. Comby). *Société de Pédiatrie*, 20 décembre 1910, et *Archives de Médecine des Enfants*, n° 4, avril 1911.

Le lait albumineux. *La Presse Médicale*, 28 décembre 1910.

Zona pectoral pendant la convalescence d'une pleurésie tuberculeuse avec épanchement. *Archives de médecine des enfants*, n° 1, janvier 1911.

Tuberculose verruqueuse et rupiacée de tout un membre inférieur, consécutive à une lésion osseuse du premier métatarsien (en collaboration avec M. Trèves). *Société de Pédiatrie*, 17 janvier 1911.

Épidémiologie de la poliomyélite antérieure aiguë (maladie de Heine-Medin) (en collaboration avec M. Lesné). *La Clinique*, 3 mars 1911.

L'œdème aigu circonscrit des paupières, manifestation de l'anaphylaxie. *Archives de Médecine des Enfants*, n° 4, avril 1911.

HYGIÈNE SOCIALE

L'union des œuvres d'assistance privée. *La Presse Médicale*, n° 18, 2 mars 1910.

Les œuvres de protection de la mère et des enfants du premier âge dans le département de la Seine. *La Presse Médicale*, n° 53, 2 juillet 1910.

Le III° Congrès international d'hygiène scolaire. *La Presse Médicale*, n° 63, 6 août 1910.

DIVERS

La nourrice dans l'Antiquité. *La Presse Médicale*, n° 50, 22 juin 1910.

A LA MÉMOIRE DE MON PÈRE

A MA MÈRE

A MES DEUX FRÈRES

A mes Maîtres dans les Hôpitaux.

Internat.

M. le Docteur COMBY,	Enfants-Malades,	1910-1911.
M. le Docteur TALAMON,	Bichat,	1909-1910.
M. le Professeur agrégé AUGUSTE BROCA,	Enfants-Malades,	1908-1909.
M. le Professeur agrégé BONNAIRE,	Lariboisière,	1907-1908.
M. le Docteur CHARPENTIER,	Salpêtrière,	1907.

Externat.

M. le Professeur HUTINEL,	Enfants-Assistés,	1906-1907.
M. le Docteur LE GENDRE,	Lariboisière,	1905-1906.
M. le Professeur agrégé PEYROT,	—	1904-1905.

A M. le Professeur agrégé NOBÉCOURT,
MM. les Docteurs BRAULT, MILIAN, GRIFFON, LAFFITTE, HALLÉ,
Médecins des Hôpitaux.

A M. le Professeur agrégé CAMPENON.
MM. les Docteurs MICHAUX, SOULIGOUX, LAPOINTE,
Chirurgiens des Hôpitaux.

A M. le Professeur agrégé JEANNIN, Accoucheur des Hôpitaux.

A M. le Docteur C. HISCHMANN.

A mes Maîtres dans les Laboratoires.

M. le Professeur agrégé MACAIGNE,
MM. les Docteurs P.-E. WEIL, Médecin des Hôpitaux,
ALQUIER, PAUTRIER.

A MM. les Docteurs DREYFUS-ROSE, DARRÉ, NANDROT, GÉNÉVRIER,
CAPETTE, A. BAUDOUIN.

A LA MÉMOIRE DU DOCTEUR DUFLOCQ

INTRODUCTION

Au cours de l'été et de l'automne derniers, les cas parisiens de paralysie infantile ont été particulièrement fréquents. Déjà M. Netter, dans une communication faite devant l'Académie de médecine, avait attiré l'attention sur l'apparition sous forme épidémique de la poliomyélite à Paris et dans sa banlieue, en 1909. Le dénombrement officiel des cas observés n'ayant pas eu lieu, il est difficile de fixer le chiffre exact de sujets atteints au cours des deux années précédentes : il est certain, toutefois, que plusieurs centaines d'enfants de Paris ou de la province ont été frappés de paralysie infantile.

La fréquence insolite des cas a été notée, à Paris même, dans les hôpitaux d'enfants par M. Netter et par nous-même. Dans les départements, de nombreux cas isolés sont survenus sur tous les points du territoire, Basses-Alpes, Calvados, Pas-de-Calais, Basses-Pyrénées, Haute-Garonne, Tunisie, etc., et en outre, quelques foyers épidémiques incontestables ont été signalés dans la Creuse par M. Jules Renault ; en Seine-et-Oise, par MM. Léon Bernard et Maury.

Ce furent là, heureusement, de toutes petites épidémies (31 cas pour la première, 7 pour la seconde), mais leur existence même est du plus haut intérêt. Le mode de propagation d'une infection aussi peu connue dans ses formes atténuées ou anormales que la paralysie infantile, est difficile à saisir dans les grands centres où les cas sporadiques, d'autre part, ne font jamais défaut. Dans les campagnes isolées, indemnes de toute atteinte depuis de longues années, l'apparition d'une série d'affections fébriles laissant à leur suite des paralysies et des atrophies musculaires surprend davantage, et le terme d'épidémie ne paraît plus osé, quelque restreinte qu'ait été l'infection.

Diffusion anormale de cas multiples dans tout le pays, et en particulier à Paris ; foyers localisés en certaines contrées : tel est le bilan épidémique de la paralysie infantile en France, pour les années 1909 et 1910.

Cette constatation ne saurait nous surprendre après les très nombreuses et très importantes épidémies qui dans ces dernières années ont sévi dans le monde entier, tuant 10 p. 100 environ des malades, estropiant un grand nombre de survivants. Depuis 1905, les pays suivants ont été particulièrement frappés :

1905 et 1906	Norvège	1.053 cas.
—	Suède	1.081 —
1907	New-York et environs	2.000 —
—	États-Unis (11 épidémies)	349 —
1908	États-Unis. Australie	520 —
—	Vienne et Basse Autriche	290 —
1909	Allemagne (provinces rhénanes et Westphalie	1.018 —

Soit en chiffres ronds 6.000 cas, en cinq ans, au cours de 31 épidémies.

Nous autres, Français, nous avons donc été relativement favorisés. Toutefois notre épidémie atténuée ne paraît pas complètement éteinte et nous devons nous attendre à une reprise de l'infection cette année, dès que les conditions climatériques seront plus favorables au développement du virus encore inconnu de la paralysie infantile.

Il importe dès maintenant d'être préparés à cette éventualité et de bien connaître les formes multiples que peut déterminer ce virus. *La forme spinale*, forme la plus fréquente, mérite seule le nom de poliomyélite ; elle présente des analogies indéniables avec la paralysie infantile décrite par les classiques et il s'agit bien là d'une seule et même entité morbide, dont le tableau clinique est bien connu des praticiens.

Par contre, *les autres formes*, dues à l'envahissement en largeur ou en hauteur de l'axe cérébro-spinal ; et *les formes abortives* ou *anormales* dues à une atténuation de l'infection respectant la moelle, tout aussi dangereuses pour la contagion, ne sont guère connues que des médecins, témoins de grandes épidémies.

Ces variétés présentent un intérêt considérable. Grâce à leur connaissance, l'application de mesures rigoureuses de prophylaxie et d'isolement est dès maintenant facilitée et plus tard la limitation du mal sera beaucoup plus aisée, lorsque la sérothérapie, que les travaux de Landsteiner et Levaditi nous permettent d'entrevoir, sera entrée dans le domaine de la pratique courante.

Pour les mêmes raisons, il est de toute utilité de connaître tous les symptômes initiaux de la poliomyélite, car, on peut espérer la stérilisation prochaine de l'organisme avant l'entrée en scène des paralysies rebelles.

Certains auteurs, et Pierre Marie le premier, ont bien attiré l'attention sur la phase de début, rappelant celle des maladies infectieuses, mais la description détaillée des troubles de cette période d'invasion et en particulier des signes méningés si fréquents, n'a été donnée que tout récemment par les médecins étrangers qui ont eu l'occasion d'assister aux toutes premières manifestations du mal.

Les auteurs scandinaves, américains et allemands, disposant d'un matériel considérable et admirablement secondés par les autorités administratives, nous ont laissé des travaux extrêmement documentés. Quelques-uns sont en outre l'œuvre de cliniciens et d'hommes de laboratoire accomplis. Nous croyons bien faire en publiant dans la première partie de notre thèse les points les plus saillants de leurs recherches et de celles pratiquées en France par MM. Netter et Levaditi. Nous pourrons ainsi donner à la paralysie infantile la place qui lui revient actuellement dans le cadre nosographique et la considérer simplement comme un syndrome nerveux nettement défini, déterminé *habituellement* par un virus susceptible de donner naissance à toute une série de manifestations nerveuses ou viscérales groupées jusqu'à nouvel ordre, de par leur étiologie commune, sous la dénomination de maladie de Heine-Medin, terme choisi par Wickman.

Notre seconde partie sera spécialement consacrée à l'étude des formes méningées, que nous avons proposé d'appeler *méningo-myélites*; parce que ce terme montre bien les lésions qui les commandent et les signes cliniques qui les caractérisent. Il offre en outre cet avantage d'établir un lien entre les poliomyélites pures décrites par les classiques et les méningites pures que certains auteurs ont vu également sévir cet été sous forme épidémique dans certains hôpitaux parisiens d'enfants et d'adultes (Rist et Rolland, Guillain et Richet, Widal et ses élèves, Laubry et Foy, Laubry et Parvu, etc.), et dont nous croyons devoir rattacher un certain nombre à la maladie de Heine-Medin.

Pendant les mois d'août et septembre derniers, nous avons pu suivre nous-même aux Enfants-Malades six cas de méningo-myélite des plus nets. Chez cinq enfants, les paralysies restèrent localisées au niveau des membres ; chez le sixième, le bulbe fut envahi et l'enfant succomba rapidement après avoir présenté tous les symptômes d'une maladie de Landry typique. L'autopsie de ce cas nous a révélé des lésions en tous points analogues à celles trouvées chez l'homme par Wickman, Harbitz et Scheel, Beneke ; chez l'animal par divers auteurs et en particulier par M. Levaditi qui a bien voulu nous confier les superbes planches qu'il a publiés dans les *Annales de l'Institut Pasteur*.

Avant d'entrer dans notre sujet, nous éprouvons une très

grande joie de pouvoir témoigner notre reconnaissance la plus vive à tous nos maîtres de la Faculté, des hôpitaux et des laboratoires, et en particulier à ceux qui ont bien voulu nous éclairer de leurs conseils pour la rédaction de ce travail.

A notre très honoré maître, M. le professeur Hutinel, qui nous a initié à l'étude de la pédiatrie et qui, en acceptant de présider notre thèse, nous a donné un témoignage nouveau de sa bienveillante sympathie auquel nous sommes particulièrement sensible.

A notre maître, M. le docteur Nobécourt, professeur agrégé, qui au cours de nos années d'études voulut bien nous honorer d'une amitié éclairée dont nous apprécions tout le prix.

A M. le docteur Netter, professeur agrégé, dont les conseils furent pour nous bien précieux.

A M. le docteur Lesné, médecin des hôpitaux, qui eut l'amabilité de nous confier plusieurs observations des plus intéressantes.

A M. le professeur Marfan, à M. le docteur Méry, professeur agrégé, à M. le docteur Guillemot, médecins des hôpitaux qui voulurent bien faciliter notre tâche en nous accordant l'accès de leurs salles et l'autorisation de suivre leurs malades.

A MM. les docteurs Hallé et Jules Renault, médecins des hôpitaux, dont l'expérience nous fut très profitable.

A M. le docteur Rist, médecin des hôpitaux, qui mit à notre disposition les observations de méningites qu'il recueillit à l'hôpital Trousseau.

A M. le docteur Levaditi, de l'Institut Pasteur, qui nous réserva toujours l'accueil le plus affable et auquel nous devons l'illustration expérimentale de notre thèse.

Nous adressons également nos remerciements empressés ;

A M. le docteur Babonneix, ancien chef de clinique, dont la collaboration nous fut particulièrement précieuse pour la rédaction de notre chapitre d'anatomie microscopique.

A MM. les docteurs Darré et A. Baudouin, anciens chefs de

clinique, qui furent nos maîtres de Conférences pendant la préparation du concours de l'Internat. Nous garderons un souvenir ému de leur enseignement.

A M. le docteur Félix Rose, ancien chef de clinique de la Salpêtrière, dont les conseils amicaux nous ont rendu service en maintes circonstances.

Nous avons, en terminant, le plaisir de rendre un profond hommage à notre très cher maître, M. le docteur Comby, médecin des hôpitaux. Son enseignement éclairé fut pour nous plein d'attrait, et les heures passées dans son service laisseront dans notre mémoire un souvenir ineffaçable. Nous le prions d'agréer ici l'expression de toute notre gratitude.

PREMIÈRE PARTIE

LA MALADIE DE HEINE-MEDIN

Étude d'ensemble des états pathologiques à médullovirus de Landsteiner et Popper.

CHAPITRE PREMIER

DÉFINITION

Le terme de « Maladie de Heine-Medin » sert à désigner tout un groupe d'états pathologiques, causés par un même agent infectieux, que nous proposons, pour la commodité de la description, d'appeler *médullovirus de Landsteiner et Popper*.

Ce parasite, en effet, présente une affinité particulière pour le système nerveux central et principalement pour la substance grise de la moelle épinière et du bulbe. Il semble appartenir à la catégorie des microorganismes filtrants et il est fort probable, en conséquence, qu'une dénomination basée sur ses caractères morphologiques restera impossible. Nous proposons de lui donner comme parrains les auteurs qui les premiers ont réussi à le cultiver chez l'animal, et nous croyons faire œuvre pratique et juste en disant désormais au lieu de « virus encore inconnu de la maladie de Heine-Medin », *médullovirus de Landsteiner et Popper*.

A ceux qui nous objecteront que ce terme est impropre sous
prétexte que cet agent infectieux peut se développer, exceptionnellement d'ailleurs, dans le liquide céphalo-rachidien
(Flexner et Lewis) dans le sang (Krause et Wernicke) ou
dans les ganglions lymphatiques (Flexner et Lewis, Roemer
et Joseph, Leiner et Wiesner), nous répondrons simplement que l'agent de la pneumonie a été rencontré dans la
plèvre, dans le péricarde, dans les méninges, dans la caisse
du tympan, dans le péritoine, dans la moelle des os et que
cependant le terme de pneumocoque qu'on lui donne, en
raison de sa localisation prédominante, est pleinement satisfaisant (1).

Le nom de maladie de Heine-Medin est dû à Wickman qui
désire par cette expression élargir la conception actuelle de la
paralysie infantile. Nous ne saurions mieux faire que de reproduire ici les raisons de ce choix auquel nous nous associons
pleinement et qui ont été exposées dans un livre extrêmement
documenté publié à Berlin en 1907 (2).

La paralysie infantile des auteurs classiques est une maladie nerveuse bien définie. Elle est caractérisée cliniquement
par une paralysie flasque survenant après une période fébrile
et suivie d'atrophie. C'est à Heine que revient le grand mérite d'avoir séparé cette affection d'autres états paralytiques (1840). Pendant cinquante ans, la conception de la paralysie infantile demeura intacte, et se trouva même fortifiée
par les travaux de divers anatomistes et en particulier de

1) Cette petite discussion linguistique, loin d'être une digression, comme
on pourrait le croire, va nous faciliter singulièrement notre tâche, et dès
maintenant nous pouvons écrire par analogie les propositions suivantes qui
permettront de mieux saisir le sens donné au terme, maladie de Heine-Medin
et montreront la place exacte réservée à la paralysie infantile :

Maladie de Heine-Medin correspond à pneumococcie.

Paralysie infantile correspond à pneumonie.

Méningo-myélite correspond à pleuro-pneumonie.

(2) Ivan Wickman, *Beiträge zur Kenntnis der Heine-Medischen Krankheit*,
Berlin, 1907.

Prévost, élève de Vulpian qui décrivit l'altération des cellules des cornes antérieures de la moelle (1865).

En 1890, Medin, ayant été témoin d'une forte épidémie de paralysie infantile, s'efforça de réformer les idées admises jusqu'à lui. Il fit remarquer le premier que les lésions de la poliomyélite peuvent gagner le bulbe et les noyaux des nerfs craniens, et que même ces noyaux peuvent être seuls atteints. Il reconnut les aspects polymorphes que peut revêtir la maladie et fut le premier également qui donna une description détaillée de sa phase aiguë.

La communication de Medin, présentée devant le Congrès international de Berlin de 1890 dénotait de vigoureuses qualités d'observation ; mais ses vues paraissaient tellement originales à cette époque que les auteurs les plus compétents se refusèrent à le suivre et ne voulurent pas admettre l'identité de la maladie épidémique, observée par lui, et de la paralysie infantile.

Medin doit donc être considéré comme un précurseur. Nous lui devons en particulier la description du stade aigu de l'affection, comme nous devons à Heine celle du stade avancé ; et c'est à juste titre que Wickman associe leurs deux noms pour caractériser la maladie qui fait l'objet de notre étude.

La maladie de Heine-Medin peut donner naissance à toute une série de formes, suivant la localisation du médullovirus, mais il en est une fréquente entre toutes, c'est la paralysie spinale infantile, ou poliomyélite aiguë. La moelle et les cellules des cornes antérieures plus spécialement constituent, en effet, le foyer de prédilection de l'agent pathogène, mais celui-ci peut atteindre d'autres segments du système nerveux. Il peut, en largeur, léser les enveloppes méningées ; en hauteur, envahir tous les étages de l'axe cérébro-spinal (bulbe, protubérance, cervelet, encéphale) et toutes les divisions de cet axe, du moins à leur origine (racines rachidiennes et craniennes). Il peut d'autres fois, respectant complètement en apparence

le système nerveux, ne donner lieu qu'à une infection générale
ou frapper certains appareils en particulier, dont l'atteinte ne
peut être rapportée au médullovirus qu'en raison de la notion
d'épidémicité. Dès maintenant, d'ailleurs, les recherches
expérimentales entreprises de divers côtés nous permettent
d'espérer que la connaissance plus complète des propriétés
du virus et des réactions particulières du sérum des malades
nous serviront à déceler avec certitude les variétés anormales
ou frustes de la maladie de Heine-Medin.

Ces notions sommaires nous montrent qu'il était de toute
nécessité de créer un mot nouveau pour définir une conception nouvelle. Il eût été aussi impropre de conserver le terme
de poliomyélite pour désigner une encéphalite ou une méningite due au médullovirus, que de qualifier de pneumonie,
une pleurésie ou une bronchite à pneumocoques. Le terme
de paralysie infantile adopté par Medin offre bien l'avantage
d'englober à la fois les formes spinales et cérébrales, mais il
prête également à la critique puisque le médullovirus peut
frapper l'adulte et que dans certains cas les paralysies font
défaut.

*Les termes de poliomyélite aiguë et de paralysie infantile
n'en conservent pas moins toute leur valeur*, mais doivent désormais être appliqués aux seules formes qui méritent réelle-
ment d'être ainsi dénommées. Nous dirons la même chose du
terme de méningo-myélite, en faisant remarquer qu'il n'a
jamais été dans nos vues (1), ainsi que le déclarait M. Netter,
de substituer ce dernier nom aux précédents. La forme mé-
ningo-myélitique sera d'ailleurs étudiée dans la seconde
partie de ce travail et nous nous expliquerons plus ample-
ment à son sujet.

Nous venons de voir que le groupement des nombreuses
formes de la maladie de Heine-Medin n'est basé ni sur leurs
symptômes, ni sur leurs lésions anatomiques, très variables,

(1) A. NETTER, *Soc. méd. des hôpitaux de Paris*, 18 novembre 1910.

mais bien sur leur étiologie commune. Certains auteurs cependant, et parmi eux M. Claude et M. Lhermitte estiment que, malgré une origine infectieuse semblable, il y a intérêt à séparer les diverses formes de la maladie de Heine-Medin, parce que leur pronostic est très différent. M. Claude déclare en outre :

1° Qu'il est nécessaire de laisser à la poliomyélite la place qu'elle doit occuper dans la nosographie ;

2° Que si les données nouvelles autorisent à chercher à rapporter certaines maladies infectieuses du système nerveux d'allure épidémique à un virus spécifique encore indéterminé, il n'est pas défendu de penser que la poliomyélite classique, comme certaines infections polio-encéphalo-myélitiques, avec ou sans altérations méningées, puisse être provoquée par des agents pathogènes très divers.

Ces remarques sont extrêmement judicieuses, mais la dénomination de maladie de Heine-Medin, à laquelle nous nous rallions, ne nous paraît en aucune façon diminuer leur portée. Nous avons déjà insisté sur la nécessité de conserver à la poliomyélite toute sa valeur — *et nous la considérons volontiers, de même que la maladie de Landry, comme un syndrome nettement défini dû habituellement au médullovirus, mais susceptible d'être réalisé par d'autres microbes* et en particulier par le méningocoque, qui donne parfois un tableau clinique extrêmement difficile à différencier, ainsi que nous le verrons, de la paralysie infantile de la maladie de Heine-Medin.

M. Claude, dans sa communication à la Société médicale des hôpitaux (3 décembre 1909) énumère une série de germes qui, inoculés expérimentalement, ont pu déterminer le syndrome poliomyélitique : coli-bacille (Gilbert et Lion, 1891) ; coli-bacille et staphylocoque (Thoinot et Masselin, 1894), streptocoque (Widal et Bezançon, 1895), etc., et il en conclut « qu'il ne semble pas nécessaire de faire intervenir un virus spécial pour provoquer des lésions de poliomyélite qui ont déjà été réalisées expérimentalement par des agents différents et avec des caractères qui se rapprochent beaucoup de ceux qui se rencontrent chez l'homme. »

Les expériences pratiquées par Landsteiner et Popper, Flexner et Lewis, Landsteiner et Levaditi semblent établir qu'il est non seulement nécessaire, mais même indispensable de faire intervenir un virus spécial, le médullovirus dans l'espèce, pour expliquer la fréquence des poliomyélites en ces dernières années. La notion d'épidémicité seule aurait suffi d'ailleurs à créer ce besoin ; à moins d'admettre qu'un agent connu ait acquis, pour des raisons que nous ignorons, une virulence et une affinité spéciales pour le système nerveux.

La communication de M. Claude ne porte en rien préjudice à la dénomination choisie par Wickman. Nous rapportant toujours à la comparaison établie plus haut, nous dirons simplement que le syndrome de condensation de la pneumonie peut être le fait du bacille de Koch, sans que cette notion rende nécessaire la modification des termes de pneumonie ou de pneumococcie. Nous voyons en outre un avantage très réel à grouper étiologiquement les diverses formes de la maladie de Heine-Medin, parce que nous avons bon espoir de posséder bientôt un sérum spécifique qui nous rendra maîtres de cette terrible affection.

Avant d'aller plus loin il nous reste à discuter une dernière question posée déjà par Henoch en 1890, celle de l'identité de la paralysie infantile classique sporadique et de la poliomyélite aiguë épidémique, ou forme spinale de la maladie de Heine-Medin. Les symptômes essentiels caractéristiques de l'une et de l'autre sont les mêmes ; il s'agit d'une paralysie flasque suivie d'atrophie, répondant à une altération des cellules des cornes antérieures de la moelle ; mais la poliomyélite due au médullovirus présenterait en outre certaines particularités sur lesquelles ont insisté les médecins scandinaves et allemands ; d'une part, les autopsies ont révélé des lésions diffuses qui semblent avoir échappé aux classiques qui ont étudié l'anatomie pathologique de la paralysie infantile et particulièrement l'atteinte constante des enveloppes méningées et l'envahissement des segments supérieurs du système nerveux central. D'autre part, l'existence fréquente de douleurs et de signes méningés, la présence plus rare, mais possible, de troubles sphinctériens vésicaux notés dans la poliomyélite épidémique étaient considérés jusqu'à ces temps derniers comme autant de symptômes permettant d'écarter le diagnostic de paralysie infantile.

Une connaissance plus complète du médullovirus et des modifications qu'il est susceptible d'apporter aux humeurs de l'organisme permettra sans doute de rapprocher dans l'avenir les cas sporadiques des cas épidémiques ; elle ne permettra naturellement pas de résoudre la question de savoir si la paralysie infantile des traités classiques relevait habituellement elle-même du médullovirus. A ce point de vue nous ne pouvons émettre qu'une opinion et quant à nous, nous sommes tenté de croire à l'identité de l'une et l'autre poliomyélite *dans la majorité des cas.* Autrement dit, nous admettons que *le syndrome poliomyélitique sporadique, susceptible d'être provoqué par des infections banales, reconnaît habituellement comme cause déterminante, de même que la poliomyélite aiguë épidémique, le médullovirus.*

Il est tout naturel que l'abondance de matériel et la compétence que donne au médecin une forte épidémie lui permettent de mettre en relief toute une série de faits qui ont pu échapper à des observateurs de talent, mais moins spécialisés. Les arguments anatomiques invoqués contre l'identité n'ont pas grande valeur. Les autopsies au stade aigu de la maladie sont d'abord très rares en dehors des épidémies ; en second lieu, nous n'avons pas connaissance d'une autopsie de sujet ne présentant plus que des séquelles d'une atteinte médullaire épidémique.

D'ailleurs en 1892, M. Pierre Marie écrivait déjà : « La participation des faisceaux blancs montre qu'il ne s'agit pas dans la paralysie infantile d'une lésion systématique de la substance grise, mais d'une lésion diffuse dans son essence, qui par sa prédilection pour la substance grise, revêt les apparences d'une affection pseudo-systématique. » Et un adversaire de l'identité des deux poliomyélites, M. Claude, est obligé de reconnaître que, dans la paralysie infantile classique « le même processus strictement localisé à la substance grise, peut dans certains cas, rares à la vérité, se manifester sur les noyaux gris bulbo-protubérantiels et même s'étendre à la corticalité cérébrale ».

Sans doute, ainsi que le dit ce même auteur, dans la maladie de Heine-Medin : « il s'agit toujours de lésions diffuses non seulement aux diverses parties du système nerveux, mais même au niveau de la moelle, ne se limitant pas à la substance grise, envahissant les cordons antéro-latéraux, s'étendant souvent aux méninges ». Cela est très exact, mais il faut ajouter, en premier lieu, que presque toutes les autopsies de Wickman, de Harbitz et Scheel, de Beneke, et de bien d'autres auteurs modernes, étaient pratiquées sur des sujets ayant succombé très rapidement à une infection suraiguë déterminant précisément la mort, à cause de l'atteinte des centres supérieurs ; en second lieu que, même dans ces cas, comme dans celui que nous avons pu observer, comme chez les singes inoculés et sacrifiés, la prédominance des lésions au niveau des cornes antérieures est frappante.

Autrement dit, la forme classique donnerait lieu à des altérations localisées, mais susceptibles de diffusion ; et la forme de Heine-Medin, à des lésions diffuses avec foyers des plus nets au niveau de cette même zone dont l'atteinte caractérise la paralysie infantile. Véritablement, une telle distinction anatomique nous paraît par trop subtile pour nier l'identité des deux affections.

Les arguments cliniques ne résistent pas davantage à la critique. Les troubles du sphincter vésical, et d'autres peu fréquents, ont très bien pu ne pas être observés par des médecins n'ayant vu que des cas isolés. Il est plus difficile d'admettre que les douleurs et les signes méningés aient pu passer inaperçus.

La notion de l'indolence de la poliomyélite était tellement ancrée dans les cerveaux que la seule existence de douleurs au cours de paralysies infantiles suffisait à certains auteurs pour nier la poliomyélite. Mais l'affirmation d'une pareille incompatibilité n'est pas une preuve. Et d'ailleurs, certains observateurs clairvoyants, avaient noté depuis longtemps les douleurs de la paralysie infantile : tels Heine en 1840, Kennedy en 1850, Roger et Damaschino en 1871, Rilliet et Barthez vers 1880, Barlow, Dive (1882), Laurent (1887), et plus récemment Duquennoy (thèse de Paris, 1898).

Quant aux signes méningés, ils ont pu longtemps passer inaperçus pour des raisons faciles à comprendre. Leur acquisition, pour les principaux d'entre eux tout au moins, est de date récente. Le signe de Kernig, découvert en 1882 par le médecin russe qui lui donna son nom, ne fut vulgarisé chez nous que plusieurs années plus tard par M. Netter et la ponction lombaire, imaginée par Quincke en 1890, ne remonte qu'à une vingtaine d'années.

Et puis, lorsque le syndrome méningitique devint facile à déceler, il advint que la pie-mère fut considérée toujours comme devant jouer le premier rôle dans les affections nerveuses avec atteinte des méninges. Toutes les paralysies infantiles précédées d'une phase méningée, furent considérées comme séquelles de méningite, ainsi qu'en fait foi la thèse si intéressante et si instructive de Courtellemont, que nous aurons l'occasion de critiquer en détails dans notre seconde partie. Mais la lecture attentive des observations publiées sous le nom de paralysies consécutives aux méningites révèle l'identité complète entre ces cas et ceux que nous avons en vue. Il faut reconnaître d'ailleurs que si la méningite se voit fréquemment au début de la paralysie infantile, son existence est loin d'être constante, du moins cliniquement ; et d'autre part on peut voir le retentissement immédiat ou lointain de certaines méningites aiguës dues à des microbes autres que le médullovirus, sur les parties nobles de l'axe cérébro-spinal, avec production de paralysies spasmodiques et plus rarement flasques.

L'argument le plus probant en faveur de l'identité de la plupart des cas de poliomyélite sporadique et des cas de poliomyélite épidémique serait évidemment l'argument bactériologique : présence du médullovirus dans l'une et l'autre formes. L'avenir nous fixera à ce sujet. Notons pourtant que d'ores et déjà, MM. Netter et Levaditi ont pu constater que le sérum de sujets atteints de poliomyélite sporadique, possède *in vitro* un pouvoir neutralisant à l'égard du médullovirus.

De tout ce qui précède, il résulte qu'au point de vue nosographique, un remaniement s'imposait dans la description de la paralysie infantile. Les données cliniques, anatomo-pathologiques, étiologiques et bactériologiques actuelles permettent d'envisager la poliomyélite comme *un syndrome caractérisé, généralement, par la production de paralysies, habituellement flasques et suivies d'atrophies ; en rapport avec une atteinte, non exclusive mais prédominante des cornes antérieures et de la substance grise, et provoqué le plus fréquemment par le médullovirus de Landsteiner et Popper, agent susceptible de frapper des individus isolés, mais déterminant plus souvent des épidémies, tantôt étendues, tantôt réduites, au cours desquelles ce même médullovirus peut se localiser en différents points du système nerveux* (1) *et de l'organisme, donnant naissance à des formes multiples dont le groupement constitue la maladie de Heine-Medin.*

(1) Dans une leçon récente (15 juin 1910) le professeur Raymond, a montré que de même que les agents infectieux, les substances toxiques, comme les poisons microbiens et les venins, ne déterminent pas toujours des lésions systématisées. Ces poisons peuvent intéresser à des degrés divers tous les éléments constitutifs du système nerveux, les nerfs, la moelle, les centres supérieurs et les méninges. C'est ainsi que la polynévrite alcoolique peut s'accompagner de congestions méningo-médullaires (malade de Claude) plus ou moins graves et même de lésions corticales.

CHAPITRE II

HISTORIQUE

Underwood signale la maladie en 1784 et l'intitule *débilité des membres inférieurs*, mais le premier auteur qui la décrivit avec soin fut un médecin de Stuttgart, Heine, qui l'appela *paralysie infantile* et rapporta ses manifestations à une lésoin de la moelle (1840). L'année suivante, Kennedy, qui ignorait le travail de l'auteur wurtembergeois, distingue dans un mémoire fort important, les *paralysies temporaires* et les paralysies consécutives aux fièvres graves.

En 1845, West signale le début brusque de la maladie survenant au réveil (*paralysie du matin*) et analyse avec soin 20 cas de paralysie.

En France, Rilliet et Barthez en 1843, attirent les premiers l'attention sur la paralysie infantile qu'ils décrivent sous le nom de *paralysie essentielle*. En 1851, Rilliet écrivit dans la *Gazette médicale* un article important sur la même maladie.

Duchenne, de Boulogne, croit, comme Heine, à une altération médullaire et appelle l'affection : *paralysie atrophique graisseuse de l'enfance* (1855). Son fils partage les mêmes idées.

A l'étranger Bierbaum (1859), Brüniche (1861), Carganico (1864), publient des travaux intéressants ; en France, Charcot étudie la paralysie infantile sous le nom de *téphromyélite antérieure de l'enfance*; Bouchut, plus tard, sous celui de *paralysie myogénique*, et Küssmaul propose de l'appeler, en 1874 : *poliomyélite antérieure aiguë*.

Les diverses dénominations que nous venons de souligner indiquent l'incertitude qui régnait sur la nature des lésions de la paralysie infantile.

De nos jours, encore, si l'anatomie pathologique de cette maladie est bien connue, l'accord n'est pas encore fait, ni sur le nom ni sur les limites qu'il convient de lui réserver.

L'historique détaillé de la paralysie infantile offre d'autant plus d'intérêt qu'il permet de saisir sur le vif l'évolution des idées médicales en ces cinquante dernières années.

Pour faciliter la description, nous ferons successivement l'historique anatomo-pathologique, épidémiologique, clinique et bactériologique.

1° Historique anatomo-pathologique.

Première période. — *La paralysie infantile est considérée comme une affection systématique de la substance grise de la moelle* (poliomyélite : πολιός, gris; μυελός, moelle), *avec prédominance des lésions au niveau des cornes antérieures.*

Cornil, en 1864, décrit au niveau des cornes antérieures de la substance grise et des cordons antérieur et postérieur, des corpuscules amyloïdes qu'il considère comme caractéristiques des lésions. La même année, ayant eu l'occasion de pratiquer deux autopsies de sujets suivis par Laborde, il constata une congestion exsudative pie-mérienne intense.

Mais c'est à Prévost, élève de Vulpian, que revient l'honneur d'avoir montré les relations entre les lésions des cellules radiculaires des cornes antérieures de la moelle et les paralysies atrophiques de l'enfance (Société de Biologie, 1865).

A partir de ce moment, la systématisation des lésions sera longtemps considérée comme un dogme intangible; mais les anatomo-pathologistes se divisent en deux écoles, suivant qu'ils sont partisans ou non d'une atteinte primitive des cellules nerveuses.

Charcot et Joffroy (1870) sont les promoteurs de la *théorie parenchymateuse*, qui veut que les cellules soient frappées en premier.

Roger et Damaschino, au contraire (1871), défendent la *théorie interstitielle*. Ils montrent que les altérations vasculaires commandent les lésions et que la myélite est le fait d'un ramollissement rouge.

Schultze (1878), Turner (1879) se rangent à cette opinion.

Quelques auteurs, dont Schwalbe sont partisans d'une *théorie éclectique*. Leyden (1876) déclare qu'il s'agit d'une myélite diffuse avec prédominance sur les cellule des groupes ganglionnaires antérieurs.

DEUXIÈME PÉRIODE. — *La systématisation absolue des lésions de la paralysie infantile est mise en doute.* Charcot et Joffroy, dans leur mémoire de 1870, avaient déjà montré qu'en dehors de l'altération des cellules radiculaires, on pouvait noter une légère atrophie des fibres des cordons antéro-latéraux. Dejerine et Huet avaient reconnu également que ies lésions peuvent ne pas se localiser uniquement aux cornes antérieures, mais c'est Pierre Marie qui, en 1892, combat avec le plus d'énergie la théorie de la systématisation. Il montre que les foyers n'occupent pas exclusivement la substance grise et que les lésions peuvent gagner les faisceaux blancs au niveau des cordons antéro-latéraux. Cet envahissement de la substance blanche s'expliquerait, d'après lui, par ce fait que l'artère du sillon antérieur et les artères radiculaires antérieures qui irriguent les cornes antérieures, donnent des ramifications aux zones voisines de la substance blanche.

A la suite de Pierre Marie, la plupart des auteurs reconnaissent l'atteinte presque constante de la substance blanche et J. Dejerine et A. Thomas écrivent dans le Traité de Brouardel et Gilbert (1re édition) : « Lorsqu'on a l'occasion, fort rare du reste, d'examiner la moelle épinière dans la poliomyélite aiguë de l'enfance, quelques semaines après le début de l'affection, il est facile de constater alors, ainsi que nous avons été à même de le faire, l'existence d'altérations considérables dans les cordons antérieurs. »

A l'étranger, Dauber, Hansen et Harbitz, Bruns, Redlich, etc. soutenaient également cette participation de la substance blanche au processus anatomique.

Entre temps, la discussion soulevée par Charcot et Joffroy sur le point de départ des lésions se continuait : Roth, Rissler, Stadelmann étaient partisans de la théorie parenchymateuse. Eisenlohr, Kawka, Leegard, Money, Bulow-Hansen et Harbitz, Goldscheider défendaient la théorie adverse.

TROISIÈME PÉRIODE : *Période actuelle. — La paralysie infantile n'est pas une myélite systématisée, mais une myélite diffuse avec prédominance des lésions au niveau de la substance grise et des cornes antérieures, atteignant constamment en largeur la substance blanche et les enveloppes méningées, et pouvant envahir en hauteur le bulbe, la protubérance et le cerveau.*

Les nombreuses autopsies pratiquées au cours des épidémies récentes, particulièrement par les auteurs scandinaves et les auteurs allemands, ont modifié complètement les descriptions anatomo-pathologiques de la paralysie infantile.

Bülow-Hansen et Harbitz, Redlich, Monckeberg, avaient déjà noté l'envahissement du bulbe et de la protubérance mais les auteurs qui ont le plus contribué à modifier les idées acquises sont Wickman (1905), Harbitz et Scheel (1907), Beneke (1909).

Nous ferons plus loin de nombreux emprunts à leurs travaux et nous nous contenterons de dire ici que toutes les recherches anatomo-pathologiques modernes viennent confirmer leurs examens (Cadawelder, Schwarz (de Riga), Hochhaus, Koplik, Marburg, Mamerto Acuna, etc.).

Nous ajouterons également que les autopsies d'animaux et en particulier de singes auxquels fut inoculé le médullovirus, autopsies pratiquées sur un nombre considérable de sujets depuis deux ans, montrèrent des lésions présentant une analogie frappante avec les lésions humaines, ainsi qu'en font foi les gravures des pages **77** et suiv., et des planches I et II.

Par contre, les auteurs modernes se partagent encore en deux camps sur la question de priorité des lésions. P. Marie et Siemerling semblaient avoir démontré leur origine vasculaire sanguine, mais von Kahlden (1901), Monckeberg (1903) et tout récemment M. et Mme Tinel (1910) admettent la précocité des altérations nerveuses, à l'opposé de Harbitz et Scheel, Wickman et Beneke qui continuent à défendre la théorie parenchymateuse. Cette discussion se trouve actuellement plutôt alimentée que résolue par les travaux expérimentaux.

2° Historique épidémiologique.

Colmer, aux États-Unis, dès 1843, rapporte avoir vu un enfant convalescent d'une hémiplégie, dont les parents avaient observé, près de leur résidence et dans l'espace de trois à quatre mois, une dizaine de cas d'hémiplégie ou de paralysie survenant chez des enfants.

Pendant près de quarante ans, cette relation demeura isolée. Mais en 1881, presque simultanément, Oxholm en Norvège et Bergenholz en Suède décrivirent des épidémies de paralysie infantile. Ce dernier auteur observa à Norbotten dix-huit cas de juillet à novembre. Depuis, des épidémies semblables, plus ou moins importantes, ont été signalées sur les divers points du globe, en Europe, en Amérique, en Australie.

D'abord mise en doute pendant une dizaine d'années par la plupart des auteurs, la notion d'épidémicité finit par acquérir droit de cité et devint un des arguments les plus sérieux invoqués par Pierre Marie et par Strümpell en faveur de la nature infectieuse de la maladie. Depuis 1905 les épidémies devenues particulièrement fréquentes et particulièrement graves, furent l'objet de très nombreux travaux cliniques ou expérimentaux,

qui eurent pour résultat sinon la découverte, du moins la culture sur l'animal du virus de la maladie de Heine-Medin.

L'histoire de ces épidémies est bien faite dans le mémoire
de Job et Froment. Nous signalerons les principales d'entre
elles, en suivant un classement géographique.

Presqu'île scandinave. — Elle constitue le meilleur champ
d'études pour la maladie de Heine-Medin. Le grand nombre
de sujets atteints d'une part, l'isolement des villages peu peu-
plés et les moyens de communications très réduits d'autre
part, furent particulièrement favorables à l'observation épidémiologique de la maladie.

Après Bergenholz et Oxholm, Medin observe en Suède une
première épidémie de 44 cas en 1887 et une seconde de 12 cas,
en 1895. Entre temps, il notait 29 cas sporadiques seulement.

A Mandal (Norvège), Leegard est témoin de 8 cas en l'espace d'un mois. En 1899, il signale 54 cas dans la province
de Bratsberg (Norvège). En 1904, Nannestad voit 41 paralysies infantiles dans l'arrondissement de Hvaler. Einar
Platou, la même année rassemble 20 cas dont 6 mortels et
Geirsvold en 1905 ayant eu l'occasion de suivre les épidémies norvégiennes de Verteraals et de Snaasen, rassemble
437 cas. En 1906, dans le district de Växjö, Lundgren observe
403 cas.

Les travaux de Wickman pour la Suède, de Harbitz et
Scheel pour la Norvège sont les plus importants. Ils renferment des documents précieux que doivent consulter tous ceux
qu'intéresse la paralysie infantile.

Voici le nombre de cas observés :

	Suède (Wickman)	Norvège (Harbitz et Scheel)
1899.	54 cas	
1903.	20 —	20 cas.
1904.		61 —
1905.	1.031 —	719 —
1906.	50 —	334 —
Total. . .	1.155 cas	1.134 cas.

Le total des cas est donc sensiblement le même pour les deux pays et ce tableau nous montre que l'épidémie fut surtout virulente en 1905.

Autriche. — Zappert en 1900 insiste sur la fréquence insolite des cas de poliomyélite aiguë à certains moments, mais son mémoire publié dans le *Jahrbuch für Kinderheilkunde* n'attire guère l'attention. Il montre qu'en 1898, il put compter 42 cas à l'hôpital des Enfants de Vienne, alors que l'année suivante, en 1899 il vit seulement 6 sujets atteints.

Lorsque l'Autriche fut atteinte par la violente épidémie de 1908, la Société viennoise de pathologie interne et de pédiatrie confia à Zappert la mission de rédiger un rapport sur les cas observés (1). L'auteur y publie deux tableaux ; dans le premier il indique la répartition des 129 cas observés à Vienne ; dans le second les foyers de la Basse-Autriche (137 cas). La maladie de Heine-Medin sévit également en 1909 dans la Haute-Autriche : Stiefler a rassemblé 77 cas de poliomyélite aiguë, survenus en Styrie, particulièrement à Linz.

Allemagne. — En août 1886, Strümpell observe quatre enfants atteints de poliomyélite dont deux dans la même famille. De juin à juillet 1889, Briegleb observe 5 cas. En 1898, Auerbach est frappé par le grand nombre de paralysies infantiles admis à la clinique de Francfort-sur-le-Mein (15, de mai à décembre). Mais la plupart des travaux sont de date toute récente. Les provinces les plus frappées furent celles du Rhin, de Westphalie et de Hesse-Nassau, et leur contamination s'explique par leurs frontières communes. Krause et Meinicke signalent 436 cas en 1909 dans le seul district d'Arnsberg en Westphalie ; Rottmann en rassemble une centaine en Prusse rhénane. A Bonn, Schultze traite 14 cas. Müller étudie l'épidémie de Marbourg et de ses faubourgs qui frappa une cinquantaine de sujets. La province de Hanovre, limitrophe du

____

(1) Ce travail est reproduit tout au long dans le *Jahrb. f. Kinderheilk*, fascicule supplémentaire du 1ᵉʳ juillet 1910, p. 107.

Hesse-Nassau et de la Westphalie fut atteinte ensuite pendant les mois d'octobre et de novembre. Au cours de cette épidémie, suivie par Eichelberg, 34 enfants tombèrent malades.

La Silésie a été également frappée pendant l'année 1909 et Fœrster (de Breslau) a pu réunir une cinquantaine de cas de maladie de Heine-Medin survenus dans cette province.

Hollande. — Scheltema et Boonaher décrivent une épidémie qui sévit en 1905. Les villes de Leyde (24 cas), Warnsweld et Zütfen (14 cas) en 1909 ont été également frappées. Staerke a étudié l'épidémie de 1906, Dommering celle de 1909.

Russie. — Il semble, d'après Jogichess que la Russie fut également atteinte. Pendant l'hiver 1909-1910, cet auteur put réunir 29 cas de paralysie infantile soignés à l'hôpital d'enfants du prince Oldenbourg à Saint-Pétersbourg. Les phénomènes aigus, pour 15 de ces cas remontaient à la période juillet-août 1909. De 1900 jusqu'à l'automne 1909 par contre, les cas de poliomyélite furent seulement sporadiques, sauf en 1905, année de l'épidémie suédoise, pendant laquelle 18 enfants furent admis à l'hôpital pour une paralysie infantile.

Angleterre. — En juillet 1896, W. Pasteur, voit 7 enfants atteints de maladie de Heine-Medin, tous frères et sœurs. En septembre 1897, Buzzard soigne à Londres 4 enfants (dont deux frères), atteints de paralysie infantile et demeurant dans deux rues voisines.

La Grande-Bretagne ne semble guère avoir été atteinte par les épidémies dernières, cependant Batten Clarke, Miller, etc., ont écrit des mémoires récents sur la poliomyélite.

Italie. — Pieraccini raconte en 1895 qu'il a vu se développer 7 cas de paralysie infantile en quinze jours. Cervesato, dans un faubourg de Padoue en 1896 soigne 26 enfants atteints de cette même maladie du 15 mai au 15 octobre. Buccelli en 1897, dans un quartier populaire de Gênes, voit 17 cas de paralysie spinale et de paralysie cérébrale infantiles. Simonini en 1900 rapporte qu'il a été témoin d'une petite épidémie de 5 cas.

États-Unis. — Putnam, en 1892, décrit l'épidémie de Boston. En 1894, dans l'état de Vermont, A. Macphail et Caverley, voient une maladie nerveuse aiguë épidémique frapper en moins de quatre mois 126 enfants. H. L. Taylor (1897) Newmark (1898), M. Taylor (1898), Packard (1898), Mackensie (1899), Chapin (1900), rapportent également des cas de poliomyélite épidémique.

Les États-Unis eurent particulièrement à souffrir de la maladie de Heine-Medin pendant les trois dernières années.

La ville de New-York fut un des principaux foyers. Starr, M. Allen, Collins, Henry Heiman ont décrit la très grave épidémie de 1907 qui atteignit 2.500 sujets. L'année suivante Koplik étudie l'épidémie d'été de 1908 qui fournit 1.200 nouveaux cas. A Philadelphie, en 1907, Free observe une centaine de cas.

Pendant l'été et l'automne de 1907, Urey suit quatre épidémies en Pensylvanie, une de 14 cas à Eauclaire, une de 50 à Oil City, une de 50 à Ridgavay, une de 100 enfin à Dubois. L'épidémie de Massachusetts (236 cas) est publiée par Lovett et par Emerson. A Salein (Virginie) Wiley et Dardem observent une épidémie de 25 cas, de juin à août 1908. Au cours de l'été de 1908 Manning à Eauclaire (Wisconsin) rassemble 167 cas, dont 25 décès. A la même époque les États de New-Jersey, le Connecticut, le Michigan, sont également éprouvés. Dans le Minnesota en 1909, Hill réunit 130 cas. Enfin à York (Nebraska) Shidler observe plus de 200 cas ; Kerr à Brooklyn (New-York) environ 150.

Holt et Bartlett purent réunir dans leur mémoire 35 épidémies survenues depuis 1907 aux États-Unis. La maladie prend de telles proportions que la Société neurologique de New-York et la section de pédiatrie de l'Académie de médecine de cette même ville nomment une commission chargée d'étudier l'épidémie. Le rapport de cette commission publié en 1909 (1) est des plus utiles à consulter (2).

Canada. — Il n'a pas été épargné par la sévère épidémie américaine. Entre le 1er juillet et le 31 décembre 1909, Russel observa 38 cas de poliomyélite aiguë au Royal Victoria Hospital à Montréal et dans sa pratique privée.

Australie. — En 1897, à Sydney, Altmann avait déjà eu l'occasion d'observer 14 cas de paralysie infantile, survenant à des dates très rapprochées.

Pendant les mois d'automne 1907, Stephens put rassembler 155 cas à Victoria.

France. — L'épidémie de Sainte-Foy, l'Argentière (1885) décrite par Cordier est signalée dans tous les traités classiques. En moins de deux mois, de la fin de juillet au commencement de septembre, cet auteur put observer 13 cas de poliomyélite dont 4 mortels sur une population de 1.500 habitants.

Pendant vingt-cinq ans, aucun autre foyer épidémique ne fut signalé (3). Mais pendant l'été 1909, la maladie de Heine-Medin qui sévissait avec tant de violence dans les pays que nous venons d'énumérer, finit par atteindre la France. Le 12 novembre 1909, M. Netter appelle l'attention de la Société médicale des hôpitaux sur le grand nombre de cas qu'il a pu observer par lui-même ou qui lui ont été signalés. Depuis cette époque, ces cas sont devenus encore plus fréquents et au cours de nombreuses communications, M. Netter a établi que la maladie s'est étendue sur tout le territoire. A Calais, à Saint-Quentin, dans l'Oise, l'Eure, le Calvados, l'Orne, les Côtes-du-Nord, les Basses-Pyrénées, la Haute-Garonne, les

(1) Voir le *Journ. of the Nerv. and Mental diseases*, octobre 1909.

(2) M. Rockfeller, le milliardaire bien connu par ses œuvres philanthropiques vient de fonder un nouvel hôpital qui a coûté 15 millions et contient 55 lits uniquement réservés aux malades atteints de pneumonie, de cardiopathies et de paralysies infantiles.

(3) M. Guinon a signalé pourtant une petite épidémie parisienne pendant les mois d'août et de septembre 1897.

Bouches-du-Rhône, le Var, les Basses-Alpes, l'Aube, l'Yonne, le Loiret, la Creuse, la Haute-Vienne, la Seine-et-Oise, à Tunis même, des foyers épidémiques ont été signalés.

A Paris et dans sa banlieue, les cas ont été également beaucoup plus fréquents qu'en temps normal. A l'hôpital Trousseau, en 1910, M. Netter pouvait suivre huit sujets atteints de poliomyélite dont le début remontait au mois d'août, septembre et octobre. Nous même, en septembre 1910, nous pouvions observer en même temps à l'hôpital des Enfants-Malades, 6 enfants atteints de paralysie infantile avec réaction méningée et nous aurons à nous demander plus tard si la fréquence insolite des méningites de cause indéterminée signalées chez l'adulte et chez l'enfant vers la même époque ne doivent pas être rattachées à la maladie de Heine-Medin.

Quoi qu'il en soit, l'épidémie française semble avoir été moins violente que les épidémies étrangères, puisque les cas les plus nombreux rassemblés dans la Creuse par M. Jules Renault n'ont été que de 31.

3° Historique clinique.

Nous allons étudier très rapidement l'histoire des diverses formes de la maladie de Heine-Medin :

A) *Forme spinale ou poliomyélite antérieure aiguë.* — Nous avons vu que Heine la décrivit le premier en détails vers 1840.

B) *Forme bulbaire.* — Cordier en 1885 avait noté, au cours de l'épidémie de Sainte-Foy-l'Argentière, plusieurs cas de paralysie infantile avec atteinte du bulbe ou du cerveau. Mais c'est à Medin que revient le très grand honneur d'avoir démontré en 1890 que le processus pathologique de la poliomyélite épidémique peut envahir le bulbe. Il appela cette forme *Poliomyélite aiguë bulbaire.*

En 1899, Oppenheim admet l'atteinte éventuelle des nerfs craniens, au cours de la paralysie infantile; mais c'est surtout au cours des récentes épidémies que les différents auteurs ont pu se rendre compte de l'existence de formes bulbaires et protubérantielles (Wickman, Harbitz et Scheel, Zappert, Müller, etc.).

C) *Forme cérébrale*. — Elle fut décrite pour la première fois par Strümpell en 1884. Dans un rapport retentissant présenté au Congrès de Magdebourg, cet auteur insista sur les ressemblances de l'hémiplégie cérébrale et de la paralysie infantile. Il montra en particulier que l'une et l'autre présentent habituellement un début aigu et fébrile, et qu'elles sont l'expression clinique de lésions analogues quant à leur nature, et variables seulement quant à leur siège. La paralysie infantile ou poliomyélite aiguë est caractérisée par l'altération des cornes antérieures de la substance grise; l'hémiplégie cérébrale infantile, par l'inflammation des grandes cellules pyramidales de l'écorce grise des circonvolutions rolandiques, et Strümpell proposa de l'appeler *polioencéphalite aiguë*. Vizioli, en 1880, avait insisté également sur l'analogie de ces deux maladies; mais il se bornait à invoquer la similitude dans leur marche et dans l'évolution de leurs symptômes. La conception de Strümpell, acceptée et éloquemment défendue par Pierre Marie dès 1885, fut pendant quelque temps très en faveur, mais ensuite, elle fut violemment critiquée et abandonnée par beaucoup d'auteurs.

Cependant Buccelli, ayant observé au cours de la petite épidémie génoise de 1897 des paralysies spinales et des paralysies cérébrales, rassembla à cette occasion 104 cas d'encéphalite chez les enfants, et fit remarquer que *de même que la paralysie infantile, l'encéphalite sévit surtout en été.*

En 1898, M. Comby écrivait également dans les *Archives de médecine des Enfants* : « La paralysie infantile est une maladie générale infectieuse, microbienne, non spécifique probablement, plutôt banale. La toxi-infection peut porter non seulement sur les cornes grises de la moelle (poliomyélite) mais encore sur les noyaux des nerfs craniens, qui n'en sont que le prolongement encéphalique (polioencéphalite). » D'ailleurs, de temps à autre, la littérature médicale mentionnait des cas très probants, établissant un lien étiologique indéniable entre les deux paralysies infantiles spinale et cérébrale. Les uns rapportaient des faits de contagion dans une même famille, un des enfants étant atteint de paralysie flasque, un autre d'hémiplégie spasmodique (Möbius, Medin, William Pasteur, Hoffmann, etc.). Les autres publiaient les observations d'un même sujet atteint simultanément de paralysies flasques et de paralysies spasmodiques. Williams en 1899 rapporte le premier fait de cet ordre, donnant une confirmation clinique éclatante des vues théoriques émises par P. Marie, dans les lignes suivantes :

Le fait de l'identité de la paralysie infantile et de l'hémiplégie cérébrale me paraît indéniable, et si vous en doutiez, il me suffirait de vous rappeler une observation de M. Möbius, que j'ai déjà maintes fois citée. On y voit le frère et la sœur, âgés, le premier de 3 ans, la seconde de 1 an et demi, après avoir présenté tous deux des symptômes généraux (fièvre, état gastrique, etc.), pendant quelques jours, être presque simultanément atteints, la sœur de paralysie atrophique spinale, le frère d'hémiplégie spasmodique infantile. Je vais plus loin, Messieurs, *j'ai la conviction que grâce à un hasard favorable on verra quelque jour l'hémiplégie cérébrale infantile et la paralysie spinale infantile coïncider chez le même sujet et j'attends avec confiance la publication de cette observation typique qui démontrera d'une façon irréfutable l'identité des deux affections.*

Les observations non moins typiques de Neurath, Calabrese, Negro, de Wickman, et surtout le malade de Pierre Marie (1) dont l'autopsie a été pratiquée par Rossi, montrent que ces formes ne sont pas seulement la conséquence d'un hasard favorable, mais le résultat de la tendance que présente le médullovirus de Landsteiner et Popper à gagner les centres supérieurs. Cette tendance a été confirmée par tous les examens d'encéphales pratiqués chez les sujets ayant suc-

---

(1) Nous reparlerons de ces différentes observations en étudiant la symptomatologie de la forme cérébrale.

combé à la poliomyélite au cours des épidémies récentes (Redlich, Wickman, Harbitz et Scheel, etc.). Dans tous ces cas, on a pu constater un processus encéphalique et Neurath en concluait qu'il fallait désormais dénommer la paralysie infantile : *encéphalo-myélite aiguë*.

Cependant la théorie de Strümpell-Marie n'est pas admise par tous les auteurs. Dans sa thèse, Morvan en particulier (1906) prétend que dans la poliomyélite on n'observe jamais de paralysie des nerfs craniens.

D'autres font remarquer très judicieusement que parmi les 6.000 cas de maladie de Heine-Medin enregistrés au cours des dernières années, on ne compte que quelques très rares observations d'hémiplégie cérébrale infantile. Leegard, en particulier, note qu'au cours de l'épidémie survenue en 1899 dans la préfecture de Bratsberg, dans la Norvège du sud-est, épidémie qui atteignit 54 sujets, il ne vit aucune polioencéphalite certaine.

La rareté des hémiplégies cérébrales infantiles au cours des épidémies de maladie de Heine-Medin, est indéniable et nous aurons l'occasion, plus loin, de reproduire les différents arguments invoqués pour expliquer cette rareté. Si ceux-ci ne sont pas encore satisfaisants, nous ne sommes pas, par cela même, autorisés à nier l'identité étiologique, dans certains cas, de la paralysie et de l'hémiplégie cérébrale infantiles, car les faits qui militent en faveur de cette identité bien que très peu nombreux, sont extrêmement démonstratifs (1).

D) **Forme ascendante**. — Cette forme revêt souvent le tableau de la maladie de Landry. Cette maladie étant considérée aujourd'hui, non comme une entité morbide, mais comme un syndrome, provoqué par les agents les plus divers et très souvent par le médullovirus, nous croyons indiqué de résumer en quelques lignes son historique :

(1) Voir p. 156 et suiv.

Première période. — *La maladie de Landry est considérée comme une paralysie essentielle.*

En 1859, Landry décrit la maladie qui porte son nom. N'ayant trouvé aucune lésion à l'autopsie de deux cas, il considère qu'il s'agit d'une paralysie essentielle. Après lui, Leudet, Bablon, Pellegrino-Levi ne trouvent aucune lésion apparente des centres nerveux, ni des nerfs ; Hayem, Lockart-Clarke, Henry, etc., ne rencontrent que des altérations insignifiantes.

Deuxième période. — *La maladie de Landry n'est qu'une poliomyélite ascendante.* — Petitfils, élève de Charcot (1873), considère la maladie de Landry comme la conséquence d'une atrophie aiguë des cellules des cornes antérieures de la moelle. Cependant Westphal et Vulpian pratiquent quatre autopsies sans rencontrer aucune lésion des centres nerveux.

Troisième période. — *La maladie de Landry est considérée comme une forme généralisée de polynévrite.*

En 1877, Eichhorst ayant eu l'occasion de pratiquer l'autopsie d'un sujet atteint de paralysie aiguë ascendante, note l'intégrité absolue de la moelle, avec lésions des nerfs périphériques. En 1879, Dejerine publie sa thèse où il admet la nature polynévritique des lésions et cette opinion est également soutenue par Strümpell, Roth, Vierordt, Pitres et Vaillard, Eisenlohr, Mme Dejerine-Klumpe, etc.

Quatrième période. — *La maladie de Landry est un syndrome qui, anatomiquement, relève de lésions simultanées ou isolées de la moelle, des racines ou des nerfs ; étiologiquement est la conséquence d'une intoxication ou d'une infection due aux germes les plus divers et souvent au médullovirus.*

a) *Éclectisme anatomique.* — Raymond, en 1896, apporte la notion nouvelle de la souffrance du neurone moteur périphérique : les lésions peuvent porter sur les nerfs, sur les racines et sur la moelle, séparément ou simultanément.

Avec J. Minet et J. Leclerq, nous rangerons les autopsies de maladies de Landry parues depuis 1896 en quatre groupes :

PREMIER GROUPE : *les lésions portent uniquement sur les centres nerveux* : OEttinger et Marinesco, Marie et Marinesco, Ballet et Dutil, Remlinger, Diller et Meyer, Barley et Ewing, Courmont et Bonne, Muzard, Gœbel, Worcester, O. Wappenschmidt, James et Flemming, Buzzard, Taylor et Clarke, Nazari, Marinesco, Patois et Curtis, Laignel-Lavastine, Babes, Claude et Lejonne, etc.

Roger et Josué (1898) après avoir rappelé la plupart des travaux de ces auteurs, écrivent : « On peut donc conclure que dans un grand nombre de cas, *les symptômes et l'évolution de la paralysie ascendante aiguë sont sous la dépendance d'une lésion médullaire, d'une poliomyélite antérieure aiguë.* »

DEUXIÈME GROUPE : *les lésions portent uniquement sur les nerfs* : Weill et Regaud, Bonnel, Achard et Ramond.

TROISIÈME GROUPE : *les lésions portent simultanément sur les centres nerveux et sur les nerfs* : Thomas, L. Bodin, Krever, Leyden, Chantemesse et Ramond, Schültz, Mills et Spiller, Boinet, Knapp et Thomas, Janickewski, Bramwell.

QUATRIÈME GROUPE : *les lésions sont absentes* (1) : Hun, Gircaudeau et Lévi, Taylor, Kapper, Ormerod, Albu, Guillain et Troisier.

b) *Éclectisme étiologique.* — Babonneix a montré dans sa thèse (1904) que la paralysie ascendante peut résulter d'une intoxication. Les paralysies expérimentales produites par l'introduction dans l'organisme, de toxines diverses, et surtout de toxine diphtérique, affectent habituellement, en effet, le type du syndrome de Landry.

Nous verrons d'autre part tout à l'heure (voir *Historique bactériologique*, p. 45) qu'un grand nombre de microbes ont pu cliniquement ou expérimentalement déterminer le syndrome

---

(1) A la suite de notre communication à la *Société de Pédiatrie* (18 octobre 1910), M. HALLÉ a signalé également un cas de maladie de Landry dont l'autopsie, pratiquée par PHILIPPE, n'a révélé aucune lésion.

de Landry. Mais, dès maintenant, nous devons insister sur ce fait que la maladie de Landry a été observée fréquemment au cours de toutes les épidémies étrangères récentes de maladie de Heine-Medin de quelque importance (Wickman, Zappert, Müller, etc.).

Nous avons nous-même présenté devant la Société de pédiatrie, le 18 octobre 1910, un cas de maladie de Landry avec réaction méningée, observé chez une enfant de quatre ans avec autopsie détaillée (voir obs. LXX, p. 285) que nous avons cru devoir attribuer au médullovirus. A la suite de cette communication, M. Netter, devant la même Société, déclarait le 15 novembre qu'il avait connaissance de 8 cas recueillis en France depuis l'été 1909 et terminés par la mort, due à la paralysie des muscles respiratoires. Il les attribuait également au germe de la maladie de Heine-Medin. On trouvera deux de ces observations résumées pp. 271 et 292.

Forme méningitique. — Nous étudierons l'historique détaillé de cette forme, établie par Wickman, et à laquelle nous réservons suivant les cas, le nom de *méningo-myélite ou de méningite à médullovirus*, dans la seconde partie (voir p. 217).

Forme ataxique (1). — Cette forme a été décrite également pour la première fois par Medin (1890). Au cours des épidémies suédoises, Wickman l'a rencontrée plusieurs fois. Zapperten a vu 3 cas pendant l'épidémie autrichienne de 1908, mais il ne juge pas utile de les réunir en un groupe à part, l'ataxie étant un symptôme qui ne fournit aucune indication précise sur la localisation des lésions.

Forme douloureuse. — Nous avons déjà vu que l'existence de douleurs avait été signalée par de nombreux auteurs (voir p. 23).

---

(1) La forme ataxique et la forme douloureuse ont été décrites également la première sous le nom de forme cérébelleuse, la seconde sous celui de forme polynévritique. Nous préférons les premières dénominations, parce qu'elles ne préjugent en aucune manière du siège encore très discuté des lésions qui les déterminent.

Laborde, dans sa thèse (1864), mentionne la douleur provoquée par la pression du rachis. Vulpian signale les crampes douloureuses qui peuvent survenir au cours de la paralysie infantile. Leyden, en 1880, étudie le premier les rapports qui unissent la polynévrite et la poliomyélite. Dive, en 1882, écrit dans sa thèse que le moindre attouchement arrache des cris au malade.

Strümpell, en 1884, insiste sur les analogies étiologiques de la polynévrite et de la poliomyélite. Laurent (thèse de Paris, 1887) mentionne des faits semblables. Medin en 1890, décrit la *forme polynévritique* de la poliomyélite et applique cette dénomination aux cas caractérisés surtout par les hyperesthésies, par la douleur à la pression des nerfs et des masses musculaires.

En 1897, le professeur Raymond défendant sa thèse de la « cellulo-névrite » admet que les limites entre la polynévrite et la poliomyélite ne sont pas toujours bien tranchées.

En 1898, Duquennoy publie à Paris sa thèse sur *une forme de paralysie infantile à début douloureux* dans laquelle l'enfant est immobilisé par les douleurs et par les contractures des muscles de la nuque et des masses sacro-lombaires : « la moindre tentative faite pour modifier l'attitude de l'enfant lui arrache des cris » (1). Les muscles des membres inférieurs, dit cet auteur, sont le siège de douleurs vives irradiantes que le moindre mouvement provoqué, le moindre attouchement exaspèrent ; puis apparaissent les paralysies.

Lœvegren (1905) et tout récemment Koplik (1909) expliquent encore ces douleurs par une inflammation interstitielle des nerfs périphériques, mais ces lésions n'ont jamais été trouvées par les auteurs qui ont systématiquement pratiqué l'examen de ces nerfs.

Wickman observe fréquemment pendant les épidémies sué-

______

(1) Les cas envisagés par Duquennoy semblent rentrer dans le groupe des méningo-myélites.

doises des formes analogues par leur symptomatologie à celles
auxquelles son maître Medin a réservé le nom de polynévritiques. Il les appelle encore ainsi, mais il fait remarquer que l'apparition des douleurs au début de la poliomyélite ne peut en
aucune façon être attribuée à une altération des nerfs périphériques, que l'hyperesthésie peut reconnaître une origine
centrale et qu'enfin il n'a jamais pu noter de troubles nets de
la sensibilité objective. Les examens anatomiques pratiqués
par Wickman et par Harbitz et Scheel n'ont jamais permis
de déceler une altération quelconque des nerfs périphériques
chez les sujets s'étant plaints de douleurs violentes pendant
leur maladie (1).

Koplik (1909) estime que la forme polynévritique est nettement individualisée et doit être décrite sous ce nom.

Formes anormales. — Les anomalies peuvent survenir à différentes périodes :

a) Anomalies du début.

West décrit la *paralysie du matin*, dans laquelle le stade
fébrile du début fait défaut et la paralysie survenue au réveil
est le premier symptôme.

b) Anomalies de la période d'état.

Kennedy décrit, en 1850, des *paralysies temporaires*, dans
lesquelles les paralysies guérissent complètement sans laisser
la moindre atrophie.

c) Anomalies dans l'évolution.

Vulpian a décrit des *formes à poussées successives* ; Bacelli
a observé une *forme à reprise*, un enfant de vingt mois atteint
d'abord de paralysie infantile du membre inférieur gauche est
frappé quelques mois après par une seconde attaque qui pa-
ralysa le membre supérieur droit.

Les *paralysies infantiles récidivantes* enfin ont été l'objet

---

(1) Les nerfs périphériques étaient également absolument respectés chez
notre fillette qui présenta un syndrome de Landry avec violentes douleurs
à la pression au niveau des masses musculaires de la cuisse et des jambes
(v. l'obs. LXX, p. 288).

de très nombreuses publications. Les observations les plus probantes de réveil de la paralysie infantile, à un âge plus ou moins avancé, ont été rapportées par Ballet, Sauze et Dutil (1881), Coudouin, Thomas (de Genève), etc.

Formes abortives. — Certains auteurs avaient déjà constaté l'existence de tableaux morbides de nature indéterminée et sans localisation précise dans l'entourage des malades atteints de paralysie infantile (Briegleb, 1890, W. Pasteur, 1897, Leegard, 1899).

Mais, c'est Wickman qui le premier isole avec netteté les formes abortives. En 1905, il décrit sous ce nom les cas caractérisés par les signes généraux habituels du stade de début de la maladie de Heine-Medin, survenant chez des sujets en contact plus ou moins direct avec des malades poliomyélitiques, mais ne présentant à aucun moment des paralysies. Il crée la dénomination de formes abortives et en même temps insiste sur leur importance épidémiologique.

Zappert ayant eu l'occasion d'observer de nombreux cas frustes de cet ordre pendant l'épidémie autrichienne de 1908, juge très fondée la conception de Wickman.

Formes de l'adulte. — La poliomyélite antérieure aiguë de l'adulte a été décrite pour la première fois par Duchenne, de Boulogne, en 1872, qui rapporte deux cas de paralysie brusque chez les adultes sous le nom de *paralysie spinale antérieure aiguë de l'adulte*.

L'année suivante, Gombault publie un cas semblable avec autopsie. En 1874, Bernhardt, puis Kussmaul, Vulpian, Charcot observent également des paralysies spinales chez l'adulte.

En 1884, au troisième Congrès international de médecine de Berlin, Leyden montre qu'un grand nombre de cas considérés comme poliomyélites ne sont en réalité que des polynévrites. Depuis cette époque les uns défendent l'origine médullaire, les autres l'origine nerveuse de l'affection.

Parmi les premiers se rangent Schultze, Friedlander, Rissler, Williamson, etc. Parmi les seconds, nous mentionnerons surtout M. Dejerine (1) qui en 1890 écrivait : « Il n'existe actuellement aucun cas de poliomyélite aiguë de l'adulte dont le diagnostic ait été confirmé par l'examen de la moelle. »

Cependant, des autopsies publiées depuis, il semble résulter que les lésions des cornes antérieures de la substance grise se rencontrent aussi bien dans la paralysie de l'adulte que dans celle de l'enfant. La thèse de Morvan (1905), celle de Schmiergeld (1907) seront consultées avec profit par ceux qu'intéresse cette question.

Nous noterons simplement qu'au cours des épidémies de maladie de Heine-Medin, le nombre d'adultes atteints fut relativement assez élevé, et qu'on a pu constater chez eux la plupart des formes observées chez l'enfant.

4° Historique bactériologique.

Dans sa thèse d'agrégation (1880) le professeur Landouzy écrivait : « Les myélopathies ne sont que des expressions de maladies infectieuses ou diathésiques. » La même année, Seeligmüller soutenait la même idée pour la poliomyélite en particulier et montrait les analogies qu'elle présente avec les maladies infectieuses.

Mais les noms de Strümpell (1884) et Pierre Marie (1885) doivent être placés ici au premier plan, car l'un et l'autre, à maintes reprises ont affirmé la nature infectieuse de la poliomyélite. En 1884 d'ailleurs, Pierre Marie avait déjà soutenu la même opinion pour la sclérose en plaques.

La théorie de Strümpell-Marie fut confirmée une première fois par les relations d'épidémies, de plus en plus nombreuses; elle le fut ensuite, de nouveau, et cette fois sans conteste possible, par les études bactériologiques et expérimentales.

(1) A. SCHMIERGELD, Thèse de Paris, 1907.

La nature infectieuse de la paralysie infantile est universellement admise aujourd'hui; mais les agents microbiens incriminés ont pendant longtemps été très nombreux. Il semble établi à l'heure actuelle que la maladie de Heine-Medin est due au médullovirus de Landsteiner et Popper, que nous étudierons en détails dans le chapitre suivant. Nous nous contenterons de mentionner ici les autres germes signalés comme ayant pu causer la paralysie infantile.

Agents microbiens divers. — Concetti étudie le liquide céphalo-rachidien au point de vue bactériologique. Ce liquide est souvent stérile, parfois il renferme du pneumocoque, parfois même du méningocoque.

Engel et Spiller y rencontrent du staphylocoque blanc, Barns et Miller, du staphylocoque jaune et blanc.

Nous verrons plus loin que la paralysie de Landry peut être provoquée par le médullovirus et que les cas mortels revêtent habituellement cette forme. La maladie de Landry ou mieux le syndrome de Landry peut cependant être dû également à des causes multiples et nous croyons intéressant, avec Gougerot et Troisier, de rappeler les différents microbes signalés par différents auteurs : bacille ressemblant à la bactéridie charbonneuse (Pierre Marie et Marinesco), diplostreptocoque (Oettinger et Marinesco), streptocoque (Remlinger), microbe proche du méningocoque et du streptocoque (Courmont et Bonne), proteus (Chantemesse et Ramond), pneumocoque (Roger et Josué), bacille d'Eberth (Curshmann), bacille du charbon (Baumgarten), virus rabique (Van Gehuchten, Remlinger, Courmont et Lesieur), bacille de Koch (Gougerot et Troisier).

Méningocoque. — Dercum, Bulow-Hansen et Harbitz ont signalé dans le liquide céphalo-rachidien des poliomyélites, la présence de diplocoques.

Fr. Schultze, Rendu, Looft et Dethloff auraient rencontré le méningocoque dans le liquide céphalo-rachidien des enfants atteints de paralysie infantile et Seitz aurait vu une maladie de Landry déterminée par le même microbe. Auerbach va jusqu'à écrire : « La différence qui sépare la méningite cérébro-spinale épidémique ou sporadique, de la poliomyélite et de l'encéphalite n'est pas une différence de nature, mais de degré et de localisation. »

C'est également un diplocoque en grain de café, gardant le Gram, diplocoque présentant beaucoup d'analogies avec le méningocoque que Geirsvold rencontre chez 12 sujets. Ce même diplocoque a été retrouvé par Harbitz et Scheel et Pottreschnigg, mais d'autres auteurs en évitant les contaminations n'obtinrent que des résultats négatifs (Wickman, Netter).

En 1907, à New-York, Marthe Wollstein, élève de Flexner, examina le liquide céphalo-rachidien de 20 malades, dont 7 ponctionnés la première semaine, sans pouvoir retrouver le diplocoque de Geirsvold.

Il est avéré en effet que ce diplocoque, simple saprophyte, n'est autre que le diplococus de Lingelsheim, encore appelé méningocoque du type Jäger, germe qui n'a rien à voir avec l'agent de la méningite cérébro-spinale.

Ce fait universellement admis aujourd'hui démontre que la maladie de Heine-Medin et la méningite cérébro-spinale constituent deux affections bien distinctes contrairement à l'opinion de Schultze, Zooft et Dethloff, Rendu. Les épidémies de la première ont pu faire suite aux épidémies de la seconde, ainsi que l'ont noté plusieurs auteurs et en particulier Strümpell à Breslau (1908), mais elles sont provoquées par des agents différents. D'ailleurs le méningocoque semble surtout virulent pendant le premier semestre de l'année, hiver et printemps; le médullovirus, pendant le second, été et automne. La confusion entre les deux maladies pouvait s'expliquer par l'ignorance des méningo-myélites à médullovirus, qui cliniquement, pendant les premiers jours au moins, peuvent présenter absolument tous les symptômes des méningites cérébro-spinales.

Nous avons cru devoir nous étendre longuement sur l'historique de la maladie de Heine-Medin, pour bien montrer toutes les étapes franchies en soixante années. Cet exposé détaillé nous permettra de simplifier notre description. Dans les lignes précédentes nous avons mentionné toutes les données qui reconnues fausses doivent être rejetées, nous ne tiendrons plus compte désormais que des résultats qui semblent à l'heure actuelle définitivement acquis.

CHAPITRE III

ÉTUDE EXPÉRIMENTALE (1)

Depuis deux ans (2), l'étude de la maladie de Heine-Medin est entrée dans une phase toute nouvelle, celle de l'expérimentation sur l'animal. Le 18 décembre 1908, en effet, devant la Société des médecins de Vienne, Landsteiner et Popper montraient que le virus de la paralysie infantile est pathogène pour les simiens inférieurs. Les résultats de leurs travaux furent bientôt confirmés de divers côtés et particulièrement par Flexner et Lewis à l'Institut Rockfeller de New-York ; par Leiner et Wiesner, au laboratoire de Weichselbaum à Vienne, par Rœmer à Marbourg, par Levaditi à l'Institut Pasteur de Paris. Ce dernier auteur est un de ceux qui, à l'heure actuelle, connaissent le mieux la poliomyélite expérimentale. Seul ou en collaboration avec Landsteiner, il a fait sur elle une série de communications à la Société de biologie et à l'Académie des sciences. Elles se trouvent résumées dans un travail d'ensemble très documenté que les deux auteurs viennent de publier tout récemment dans les *Annales de l'Institut Pasteur* (3). Nous ne saurions mieux faire que de reproduire ici les principaux passages de leurs mémoires; en remerciant encore une fois M. Levaditi des renseignements verbaux qu'il

(1) Voir également la note additionnelle (p. 306).
(2) Pour les recherches bactériologiques antérieures, voir l'*Historique bactériologique*, p. 45.
(3) K. Landsteiner (Vienne) et C. Levaditi (Paris), Étude expérimentale de la poliomyélite aiguë (maladie de Heine-Medin), *Annales de l'Institut Pasteur*, t. XXIV, n° 11, 25 nov. 1910. p. 833.

a bien voulu nous fournir, et en lui témoignant ainsi qu'au docteur Roux, directeur de l'Institut Pasteur, toute notre reconnaissance pour avoir facilité l'illustration de ce chapitre par le prêt des clichés et des planches que nous avons jugé intéressant d'y annexer.

§ 1. — Découverte de l'inoculabilité au singe. Transmission en série.

1° **Expériences fondamentales de Landsteiner et Popper. — Transmission de la poliomyélite aux simiens inférieurs.** — Les deux savants viennois inoculèrent dans la cavité péritonéale de singes une émulsion de moelle épinière, provenant d'un enfant qui avait succombé à la suite d'une attaque aiguë de paralysie infantile et dont voici l'observation résumée :

Un enfant de 9 ans, est pris le 11 novembre, de fièvre, de vomissements et se plaint de douleurs dans la tête et les articulations. T. 39°,2. Cyanose, respiration difficile (paralysie du diaphragme). Paralysie complète de muscles de la nuque, du cou, de l'abdomen et des extrémités. Absence totale des réflexes rotuliens, crémastériens et abdominaux. L'enfant succombe 24 heures après l'entrée à l'hôpital.

ATROPSIE. — *Examen histologique du système nerveux.* a) Moelle : infiltrations périvasculaires, altérations des cellules nerveuses, foyers hémorragiques dans la substance grise, et *inflammation des méninges.*

b) Bulbe, Écorce cérébrale : vaisseaux également entourés de cellules rondes. Foyers leucocytaires disséminés.

Des fragments de moelle furent triturés dans l'eau salée et à l'aide de cette émulsion on pratiqua d'une part des inoculations, d'autre part des ensemencements.

A) INOCULATIONS. — Deux séries d'animaux furent inoculés au niveau de la cavité péritonéale.

a) *Première série* : Lapins, cobayes, souris.

Aucun animal ne fut paralysé. Sacrifiés, ils ne présentèrent aucune lésion de poliomyélite.

b) *Deuxième série* : Deux singes.

1. *Cynocephalus hamadrias*. — Il tomba malade (paralysé ?) le 6e jour et mourut le 8e.

Autopsie. — Aucune lésion macroscopique, mais l'examen histologique du système nerveux montrait au niveau de la moelle cervicale, du bulbe, de la protubérance et de l'écorce cérébrale *les altérations typiques de la poliomyélite et de la polioencéphalite.*

2. *Macacus rhesus*. — Paraplégie des membres inférieurs le 17e jour. Sacrifié deux jours après.

Autopsie. — Lésions presque identiques à celles du Cynocephalus hamadrias.

B) ENSEMENCEMENTS. — Ils furent stériles et les auteurs en conclurent que le virus de la poliomyélite devait appartenir à la catégorie des microorganismes invisibles. C'est pour cette raison que nous avons proposé d'appeler ce germe dès maintenant *médullovirus de Landsteiner et Popper* (voir p. 15).

Knœpfelmacher d'une part, Strauss et Huntoon, d'autre part, confirmèrent les résultats obtenus par Landsteiner et Popper.

2° **Transmission en série.** — Deux tentatives de passage faites également sur le singe par ces deux derniers auteurs étaient demeurées infructueuses. Mais peu de temps après, elles furent reprises avec succès presque simultanément par Flexner et Lewis, Leiner et Wiesner et Landsteiner et Levaditi.

A) EXPÉRIENCES DE FLEXNER ET LEWIS.

Émulsion de moelle épinière prélevée 26 heures après la mort et provenant d'un sujet atteint de maladie de Heine-Medin.

a) *Inoculation intracérébrale à deux singes.* — L'un d'eux est paralysé le 15e jour. Avec sa moelle, on pratique :

b) *Premier passage* sur deux autres singes : tous les deux sont paralysés le 7e jour. Avec leur moelle et cerveau, on pratique :

c) *Second passage* : également positif.

B) EXPÉRIENCES DE LEINER ET WIESNER. — Avec un matériel prélevé sur des sujets morts au stade aigu de la maladie de Heine-Medin, ils pratiquèrent sur le singe des inoculations intracérébrales qui furent positives et leur permirent ensuite de pratiquer *six inoculations en séries.*

C) Expériences de Landsteiner et Levaditi. — Des fragments de moelle dorsale, provenant d'un nourrisson âgé de treize mois ayant succombé au quatrième jour d'une poliomyélite aiguë avec lésions typiques furent placés dans un mélange de glycérine et d'eau salée et envoyés à Paris. Reçus à l'Institut Pasteur, *quatre jours* après la mort de l'enfant, ils servirent à la préparation d'une émulsion dont 5 centigrammes furent injectés dans le péritoine d'un chimpanzé femelle.

1) *Première inoculation au chimpanzé.* — Après une incubation de six jours, l'animal se montra abattu et le lendemain il présentait une paralysie complète du pied droit et presque complète de la jambe gauche. Les muscles abdominaux étaient flasques, ceux de la nuque et du maxillaire supérieur nettement parésiés. L'animal succomba dans la nuit.

Autopsie. — Elle est tellement superposable à celle que nous avons eu l'occasion de pratiquer chez une fillette de quatre ans (voir obs. LXX, p. 287) que nous croyons très indiqué de la reproduire ici en détails.

Pas de lésions apparentes des organes sauf une dégénérescence du rein. La substance grise de la moelle, dans toute son étendue est plus molle et nettement *hyperémiée* ; on note une *hyperémie manifeste des méninges cérébrales.*

Examen histologique. — Les lésions intéressent surtout la substance grise. Les vaisseaux sont entourés de plusieurs couches de cellules mononucléaires, lymphocytes et gros macrophages, accumulés dans les espaces lymphatiques périvasculaires. Au niveau des cornes antérieures on constate des nodules inflammatoires, riches en globules blancs polynucléaires, en partie détruits. Dans la région lombaire, il y a *disparition presque complète des cellules nerveuses,* lesquelles sont réduites à l'état de vestiges ; ces cellules sont fragmentées et dissociées par des leucocytes mono et polynucléaires (Pl. II, fig. 5). Les phénomènes de neuronophagie sont des plus nets.

En outre, on décèle *une infiltration des méninges séreuses par des lymphocytes mononucléaires* et aussi *des traînées inflammatoires périvasculaires dans la substance blanche.*

Ces altérations, qui occupent toute l'étendue de la moelle épinière avec prédominance dans la région lombaire sont moins prononcées au niveau de l'écorce cérébrale.

2) *Passage à deux Macacus cynomolgus.* — Inoculation intracérébrale (0,25 cc.) et intra-péritonéale (4 cc.) d'une émulsion de moelle du chimpanzé précédent.

Les deux singes furent trouvés paralysés le 5e jour et on nota chez eux les mêmes lésions histologiques typiques.

Toutes les expériences de l'Institut Pasteur de Paris, jusqu'à ces derniers temps, avaient été entreprises à l'aide du virus autrichien. Aucun virus parisien n'avait été transmis à l'animal. Tout récemment (3 février 1911) MM. C. Levaditi, G. Froin et J. Pignot ont fait une communication à la *Société médicale des hôpitaux* sur un cas parisien de maladie de Heine-Medin, avec transmission de l'infection au singe. En voici le résumé :

OBS. DE LEVADITI, G. FROIN ET PIGNOT. — Un jeune homme de 19 ans, charpentier en fer, après une quinzaine de jours d'une céphalée et d'une fatigue légères, est pris, le 17 décembre 1910, de frissonnements et d'un accablement qui l'obligent à prendre le lit. Trente-six heures après, le 19 décembre, on le trouve étendu au pied de son lit : s'étant levé dans la nuit, il s'est affaissé sur le sol et n'a pu se relever.

On le transporte à l'hôpital, et le 20 décembre nous constatons une *paralysie complète et flasque des quatre membres*. Les réflexes tendineux sont abolis. Il n'y a pas de troubles des sphincters. La sensibilité est normale.

Il n'existe aucun signe de méningite. La respiration est pénible, superficielle et très accélérée. Le pouls bat à 80 et est intermittent. La température est à 39°,4 le matin et 39° le soir.

Ce même jour la respiration s'embarrasse de plus en plus et la mort arrive à 8 heures du soir dans le collapsus cardiaque.

Une ponction lombaire a permis de retirer un liquide limpide contenant des polynucléaires, des éléments uninucléés et surtout des lymphocytes.

A la nécropsie les centres nerveux étaient très hyperémiés, la substance grise bulbo-médullaire avait une coloration rougeâtre, les principaux viscères étaient congestionnés.

L'examen histologique des centres nerveux montre des *lésions typiques de poliomyélite* aiguë plus intenses au niveau de la moelle épinière qu'au niveau de la protubérance et du bulbe. Le cerveau n'est pas lésé. L'infiltration méningée est relativement peu intense.

Dans la moelle, les espaces périvasculaires extrêmement dilatés sont remplis de globules rouges et de cellules. Les cellules nerveuses des cornes antérieures ont disparu et sont dégénérées. Enfin, les ganglions rachidiens présentent des lésions ressemblant à celles de la rage.

Un singe (macacus rhesus), inoculé avec une émulsion de substance nerveuse, a présenté des paralysies et des lésions médullaires semblables à celles qui ont déjà été constatées chez les simiens inoculés avec le virus de la poliomyélite aiguë. Mais la transmission en série de ce virus parisien a échoué jusqu'à présent (23ᵉ jour).

De toutes les expériences précédentes, il résulte que la maladie de Heine-Medin est transmissible au singe. Nous allons voir maintenant que la maladie expérimentale ainsi déterminée par inoculation intracérébrale ou intrapéritonéale est identique cliniquement et anatomiquement à celle de l'homme.

§ 2. — La maladie de Heine-Medin du singe.

1° Étude clinique :

A) INCUBATION. — Elle dure en moyenne de 7 à 11 jours mais elle peut être plus courte (4 jours dans un cas de Levaditi et Landsteiner) ou plus longue (46 jours dans un cas de Leiner et Wiesner).

B) PÉRIODE DE DÉBUT OU D'INVASION. — Les premiers symptômes consistent soit en une agitation exagérée, soit en une prostration avec inappétence. La fièvre est souvent notée ; mais elle n'a pas ici la même valeur que chez l'homme, car les oscillations de température sont très grandes chez le singe en cage. Un des troubles prodromiques qui a le plus frappé M. Levaditi est un tremblement plus ou moins généralisé.

Müller a examiné le sang des singes injectés et a pu constater du deuxième au sixième jour, après l'inoculation, une *leucopénie* manifeste. Le chiffre des globules blancs qui normalement est de 8 à 14.000 était tombé à 6.000 et même à 3.000. Cette leucopénie serait utile à rechercher pour juger l'efficacité de l'inoculation, car elle apparaît plusieurs jours avant les paralysies. Le même auteur a pu constater la diminution des globules blancs chez l'homme pendant la période d'invasion.

C) PÉRIODE DES PARALYSIES. — Ces prodromes sont suivis, au bout de quelques heures, rarement après un à deux jours, de paralysies qui peuvent revêtir diverses formes.

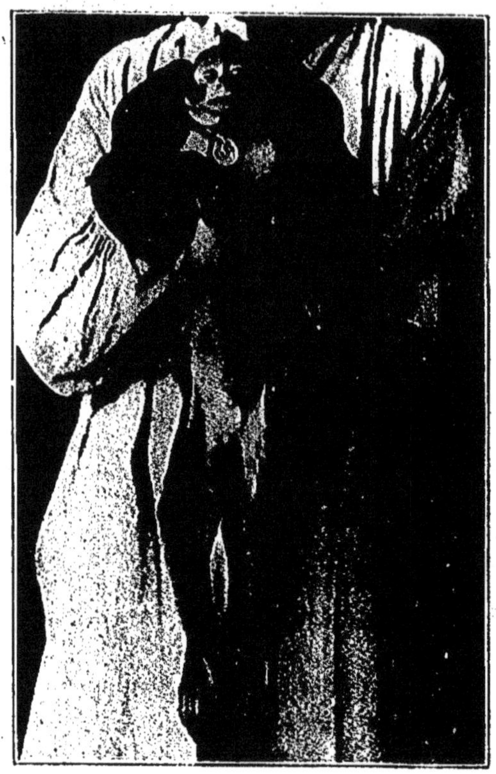

FIG. 1. — Paralysie du train postérieur chez un Mac. Rhesus inoculé par M. Levaditi. — (Cliché de M. LEVADITI.)

a) *Forme spinale.* — C'est la forme expérimentale légère qu'on observe chez les singes résistants ou chez ceux n'ayant reçu que de faibles quantités de virus :

Les paralysies débutent habituellement par les extrémités

inférieures et peuvent être unilatérales; mais bientôt, elles envahissent tout le train postérieur. « L'animal fait des efforts pour se déplacer, disent Levaditi et Landsteiner; il titube et tombe fréquemment; suspendu par l'extrémité céphalique, il laisse tomber les membres inférieurs dont la musculature est flasque » (fig. 1). *La ponction lombaire révèle presque toujours une lymphocytose plus ou moins abondante.*

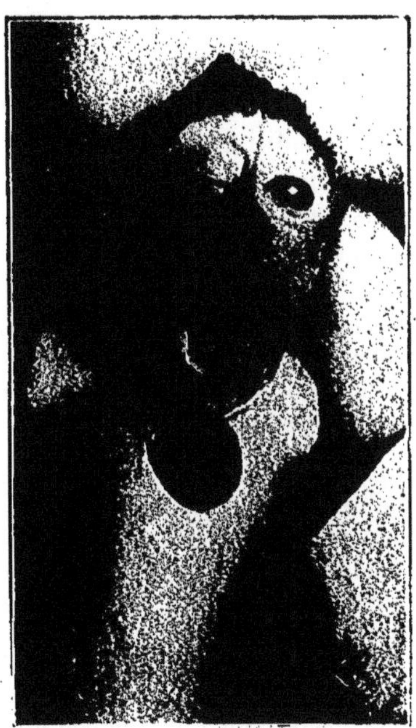

Fig. 2. — Paralysie faciale et du moteur oculaire commun gauches chez un Mac. Cynomolgus inoculé dans le cerveau par MM. Levaditi et Stanesco. — (Cliché de M. Levaditi.)

b) *Forme ascendante.* — Cette forme *qui rappelle absolument le syndrome de Landry,* est celle qu'on rencontre le plus habituellement. Elle débute comme la précédente, puis les paralysies gagnent les membres supérieurs, le tronc et la nuque. « L'animal est couché, sa respiration est lente et régulière et seule la musculature de la face fonctionne. » La mort survient au bout de deux ou trois jours par suite de l'atteinte des centres bulbaires.

c) *Forme bulbo-protubérantielle.* — Elle s'observe beaucoup moins souvent, mais il suffit d'avoir pu la provoquer pour en déduire que, *quelle que soit la rareté des observations de formes bulbaires publiées au cours des épidémies de maladie de Heine-Medin, celles-ci sont dues au médullo-virus.*

Cette forme se caractérise par une paralysie des nerfs craniens, qui atteint de préférence les nerfs facial et moteur oculaire commun. Levaditi et Stanesco ont pu obtenir cette forme après inoculation intracérébrale, chez le macacus cynomolgus dont le portrait est reproduit ci-contre (fig. 2) et dont voici l'histoire :

OBS. DE MM. LEVADITI ET STANESCO. — *Paralysie du facial et du moteur oculaire commun gauches chez un Macacus cynomolgus, inoculé dans le cerveau (0,5 cc.) et la cavité péritonéale (5 cc.) avec une émulsion de moelle provenant d'un singe infecté.*

27 *janvier.* — Inoculation.

5 *février.* — *Paralysie faciale gauche des plus nettes.* — Le côté gauche de la face est flasque et immobile, l'œil gauche entièrement ouvert, la bouche déviée du côté droit. Lorsque l'animal grimace ou veut mordre, seul le côté droit de la face se rétracte ; la paralysie apparaît nettement quand le singe, pour se défendre, fait des mouvements réflexes avec les muscles de la face ; alors l'œil droit se ferme, pendant que les paupières gauches restent ouvertes. On remarque en outre une paralysie partielle des muscles moteurs de l'œil.

Ce même jour, vers 5 heures du soir, l'animal présente une *parésie des membres inférieurs* ; il se déplace difficilement et tombe fréquemment de côté.

6 *février.* — Le lendemain, la paralysie est généralisée ; le singe reste couché, les muscles de la face immobiles, la respiration lente et régulière. On le sacrifie.

Examen histologique du système nerveux. — Pas de lésion visible de l'écorce cérébrale (région sylvienne) et des noyaux centraux. Les parties supérieures de la protubérance n'offrent que très peu d'altérations ; *celles-ci sont au contraire très accentuées au niveau des noyaux du facial.* Il s'agit de lésions inflammatoires et dégénératives, ressemblant à celles que l'on constate habituellement dans la moelle épinière des singes atteints de poliomyélite (Pl. I, fig. 6 et 7).

D) TERMINAISON. — a) *Mort*. — Elle est fréquente, à la suite du syndrome de Landry.

b) *Passage à l'état chronique*. — L'état général est satisfaisant, mais les paralysies persistent et les membres atro-

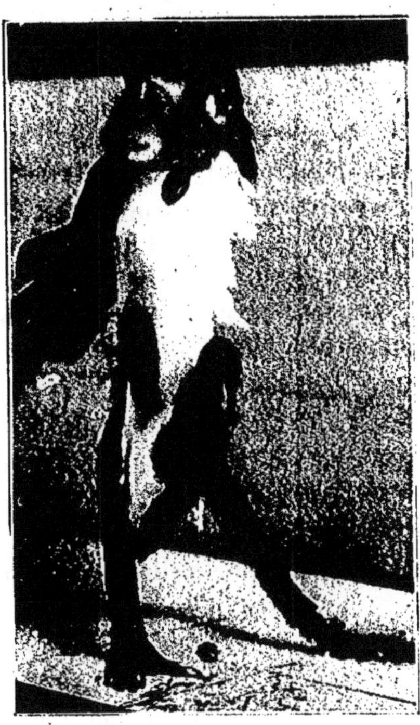

FIG. 3 — Atrophie et déformation du membre inférieur gauche paralysé. — (Cliché de M. LEVADITI.)

phiés peuvent présenter parfois comme chez l'enfant des déformations plus ou moins accentuées (fig. 3).

c) *Guérison*. — Comme chez l'homme, également on peut assister à la régression des paralysies, mais la guérison complète est exceptionnelle.

d) *Rechutes*. — Elles sont très rares, mais leur constatation présente un intérêt considérable.

Cas de Roemer. — Paralysie d'un singe, 12 jours après l'inoculation. Amélioration sensible au bout d'une semaine. *Récidive trois semaines après* et mort en 18 heures.

Cas de Levaditi et Stanesco. — Un de leurs singes, inoculé le 5 janvier, montra une paralysie du train postérieur le 16 janvier, et succomba 20 jours plus tard.

L'examen histologique révéla en dehors des lésions caractéristiques de la paralysie infantile chronique, des altérations aiguës dans le bulbe et la protubérance (foyers inflammatoires à leucocytes polynucléaires).

2° **Anatomie pathologique.** — MM. Levaditi et Stanesco ont étudié les lésions des singes infectés morts spontanément ou sacrifiés lorsqu'ils avaient survécu à l'attaque aiguë de poliomyélite. Ce sont les résultats de leurs autopsies que nous donnons ici, en insistant sur l'analogie absolue entre leurs examens histologiques et ceux pratiqués par Wickman, Harbitz et Scheel, Beneke.

Leurs coupes de moelle, que nous reproduisons à la fin de ce travail sont absolument superposables à celles de notre cas, aussi bien dans l'ensemble que dans le détail (voir nos coupes : p. 77 et suiv.) et la description des lésions sera répétée plus loin à notre chapitre d'*Anatomie pathologique.*

A) Lésions des singes morts de maladie de Heine-Medin.

a) *Examen macroscopique.* — La moelle épinière présente généralement des hyperémies et un état œdémateux *qui s'étend aux méninges séreuses.* On constate parfois des foyers hémorragiques au niveau des cornes antérieures.

b) *Examen histologique.* — α) *Moelle.* — « *Les méninges séreuses sont infiltrées par des cellules mononucléaires à noyaux ronds et fortement colorés et par de rares polynucléaires.* L'infiltration lymphocytaire se poursuit le long du septum antérieur (pl. I, fig. 5) et devient plus accentuée autour des vaisseaux de la substance blanche. L'infiltration paraît se continuer des méninges au tissu médullaire, en suivant les gaines périvasculaires, pour y constituer les manteaux cellu-

laires qui enveloppent les vaisseaux sanguins (pl. I, fig. 3).
*Dans la substance grise, en particulier dans les cornes
antérieures*, on remarque des foyers d'infiltration cellulaire
plus ou moins circonscrits (pl. II, fig. 1), foyers constitués
en partie par des leucocytes à noyaux polymorphes, en état
de caryorhexis. A ces polynucléaires s'ajoutent des lymphocytes et des cellules à noyaux plus volumineux, ronds ou
ovalaires, à protoplasma abondant (polyblastes de Wickman)
(pl. I, fig. 3). De plus la substance grise montre un état
œdémateux plus ou moins diffus et des hémorragies microscopiques (pl. I, fig. 4).

« *Les cellules nerveuses* (pl. I, fig. 6 et 7; pl. II, fig. 5) sont
altérées d'une façon inégale. Le plus souvent elles sont
profondément lésées et montrent une dégénérescence granu-
leuse ou vasculaire du protoplasma, de même qu'une fonte
plus ou moins complète des corpuscules de Nissl. A ces
altérations qui marquent le début du processus, succède
l'envahissement des éléments nerveux par des cellules migratrices. Des leucocytes polynucléaires et aussi des lymphocytes et des macrophages s'accumulent autour des neurones
et s'insinuent dans le corps protoplasmique et le noyau,
dont ils achèvent la destruction en agissant de deux ma-
nières : d'une part, les polynucléaires paraissent provoquer
une fonte du protoplasma et, d'autre part, ces éléments migrateurs, en particulier les macrophages, englobent les
débris qui résultent de la désintégration des cellules nerveuses. *Ces processus de neuronophagie et de neurolyse
aboutissent à l'anéantissement total du neurone.* Finalement,
on constate à la place des cellules nerveuses, des amas de
globules blancs en grande partie dégénérés, amas qui revêtent la forme de l'ancien neurone détruit et qui rappellent
ceux décrits tout récemment chez l'homme par Wickman (1) »
(pl. I, fig. 6 et 7).

(1) LANDSTEINER et LEVADITI, *loc. cit.*, pp. 811 et 812.

β) *Bulbe et protubérance*. — Les lésions ne sont pas limitées à la moelle, on les retrouve dans le bulbe et la protubérance, surtout marquées au niveau des noyaux des nerfs craniens (voir p. 57).

γ) *Cerveau*. — Chez un grand nombre de singes, Levaditi et Landsteiner ont trouvé des foyers inflammatoires discrets autour des vaisseaux de la substance grise de l'écorce cérébrale et des noyaux centraux.

δ) *Ganglions intervertébraux*. — Ces mêmes auteurs, ainsi que Flexner et Lewis ont constaté des infiltrations cellulaires et des lésions dégénératives dans les ganglions intervertébraux, lésions assez analogues à celles qu'on rencontre dans la rage (1).

(1) Harbitz et Wickman ont insisté *sur les analogies frappantes entre la rage et la poliomyélite*. Nous allons rapidement passer en revue leurs caractères communs et leurs caractères différentiels.

1° CARACTÈRES COMMUNS : a) *Anatomiquement*, les deux virus ont une prédilection marquée pour le système nerveux central.

b) *Cliniquement* : la poliomyélite expérimentale ressemble à la forme paralytique de la rage. Dans les cas suivis de mort, les deux affections peuvent donner lieu au syndrome de Landry.

c) *Virus*. — Celui de la rage comme le médullovirus est filtrable à travers les bougies en porcelaine ou en terre d'infusoires. Ils résistent l'un et l'autre à la glycérine et à la dessiccation. Ils ont seulement pu être cultivés sur l'animal et *in vitro* ils sont tous les deux détruits par le sérum d'animaux immunisés. Enfin leur marche le long des filaments nerveux est la même.

2° CARACTÈRES DIFFÉRENTIELS : a) Le *pronostic* est presque toujours fatal dans la rage, beaucoup plus bénin *quoad vitam* dans la maladie de Heine-Medin.

b) Les *inoculations* du médullovirus au chien sont négatives, et elles réussissent rarement chez le lapin.

c) Le *sérum antirabique est sans action sur le médullovirus*. Levaditi et Pastia ont en effet démontré que :

1° Sérum antirabique + virus rabique = virus détruit.

2° Sérum antirabique + médullovirus = médullovirus respecté.

d) *Enfin, l'immunité croisée entre la maladie de Heine-Medin du singe et la rage n'existe pas* (Landsteiner et Levaditi). Les singes, immunisés à l'égard du médullovirus, sont sensibles, tout comme les témoins, au virus rabique.

Il résulte de tout ce qui précède que *la maladie de Heine-Medin et la rage constituent deux identités morbides différentes, de même que la maladie de Heine-Medin et la méningite cérébro-spinale* (voir p. 47).

B) Lésions des singes qui ont survécu a la période aiguë de la maladie de Heine-Medin.

Levaditi et Stanesco (1) ont pratiqué les autopsies de 3 singes paralysés depuis vingt et un, vingt-neuf et soixante-sept jours. Voici leurs observations.

Histoire de la maladie :
1° *Rhesus*.
    14 *janvier*. — Inoculation.
    27 *janvier*. — Paralysie de la jambe gauche.
    4 *février*. — Généralisation de la paralysie.
    17 *février*. — Mort, le 21ᵉ jour.
2° *Rhesus*.
    5 *janvier*. — Inoculation.
    16 *janvier*. — Paralysie du train postérieur.
    13 *février*. — Mort, le 29ᵉ jour.
3° *Callitriche*.
    29 *novembre*. — Inoculation.
    11 *décembre*. — Paralysie de la patte gauche.
    12 *décembre*. — Paralysie complète du train postérieur.
    4 *février*. — Mort, le 67ᵉ jour.
Autopsies :
a) *Moelle lombaire*. — Tous les singes ont présenté des altérations plus ou moins prononcées de la moelle lombaire. Chez le Callitriche, *les cornes antérieures sont transformées en une sorte de tissu cicatriciel* nettement délimité du reste de la substance grise (Pl. II, fig. 2). Au sein de ce tissu, on décèle un réseau de soutien formé par des fibrilles névrogliques assez épaisses et entrecroisées (Pl. II, fig. 4). Ce qui frappe surtout au milieu de ce tissu quasi-cicatriciel, ce sont les nombreux *vaisseaux néoformés*, richement ramifiés. Le long de ces nouveaux vaisseaux, on décèle des éléments cellulaires allongés, pourvus de noyaux fusiformes, colorés d'une manière intensive et aussi de nombreuses cellules rondes, dont le noyau est en partie polymorphe.

b) *Moelle cervicale et dorsale*. — Ces régions étaient indemnes, d'ailleurs aucun des trois singes n'avait présenté de troubles moteurs des membres supérieurs.

c) *Protubérance et bulbe* :

Rhesus 1. — Infiltration par des cellules à noyaux ovalaires et aussi par de très rares polynucléaires, au niveau des noyaux d'origine de certains nerfs crâniens.

Rhesus 2. — Aucune lésion.

Callitriche. — Il présente, d'une part, une infiltration périvasculaire,

(1) Levaditi et Stanesco, *C. R. de la Soc. de Biologie*, 16 avril 1910.

d'autre part, des *foyers d'inflammation aiguë*, formés par des polynucléaires à noyaux dégénérés et fragmentés.

Ces foyers plus ou moins circonscrits, rappellent ceux que l'on découvre habituellement dans la moelle et le bulbe des singes sacrifiés pendant la période aiguë de la maladie. *Ils sont l'indice d'une seconde attaque bulbo-protubérantielle plus récente et prouvent que la maladie de Heine-Medin du singe peut récidiver.*

d) *Cerveau*. — Insignifiantes chez les deux Rhesus, les lésions cérébrales sont manifestes chez le Callitriche.

On constate de nombreuses cellules rondes autour des vaisseaux et *un enrichissement des méninges en lymphocytes, en polyblastes et en de rares polynucléaires.*

En somme, les animaux qui ont survécu à la période aiguë présentent des lésions de nature régressive et réparatrice.

§ 3. — Le médullovirus de Landsteiner et Popper.

1° **Propriétés du médullovirus.** — Le parasite de la maladie de Heine-Medin appartient à la catégorie des *microbes très petits, capables de traverser facilement les bougies filtrantes.*

A) Filtrabilité. — Landsteiner et Levaditi ont montré que le *médullovirus filtre facilement* à travers les bougies Berkfeld, Chamberland et Reichel. L'émulsion de moelle infectée, filtrée à travers les bougies en porcelaine ou en terre d'infusoires est capable en effet de conférer la poliomyélite aux animaux neufs. Flexner et Lewis, Leiner et Wiesner ont confirmé ces résultats et montré que la filtrabilité du médullovirus est supérieure à celle du virus rabique.

Landsteiner et Levaditi ont montré en outre que *la maladie engendrée par l'inoculation des émulsions filtrées était bien due au médullovirus lui-même* et non à ses toxines : car la moelle des singes paralysés à la suite d'une injection de filtrat était infectieuse pour d'autres animaux neufs.

Toutefois les bougies semblent retenir une certaine quantité de médullovirus, car l'incubation est plus longue chez les singes inoculés avec les liquides filtrés que chez ceux injectés avec l'émulsion virulente témoin (Levaditi et Landsteiner ; Leiner et Wiesner).

B) RÉSISTANCE. — a) *Conservation dans la glycérine.* — Le médullovirus se conserve très longtemps dans de la glycérine diluée et à la température de la glacière. Landsteiner et Levaditi ont vu que, dans ces conditions, il peut rester virulent au moins vingt-deux jours. Rœmer et Joseph ont établi que les émulsions glycérinées conservent leur activité encore au bout de cinq mois.

b) *Dessiccation.* — Les émulsions de moelles infectées desséchées dans le vide sur de l'acide sulfurique, conservent leur virulence pendant quinze jours au moins. D'autre part, le médullovirus est plus résistant que le virus rabique à la dessiccation sur de la potasse caustique (Landsteiner et Levaditi).

c) *Action de la chaleur et du froid.* — Le médullovirus ne résiste pas à une chaleur de 40-50°, maintenue pendant une demi-heure (Leiner et Wiesner, Flexner et Lewis).

Par contre, il est très résistant au froid et reste virulent à — 2° et même à — 8°. Cette propriété explique peut-être sa conservation pendant l'hiver.

d) *Action des agents chimiques.* — Les expériences de Landsteiner et Levaditi montrent que si le thymol ne paraît pas agir sur le médullovirus, par contre le menthol, la poudre au salol, menthol et à l'acide borique, et surtout, le permanganate de potasse et l'eau oxygénée détruisent ce virus *in vitro.* L'hexaméthylène tétramine (urotropine) semble, d'autre part, exercer une action destructive sur le médullovirus *in vivo* (Flexner et Clark) (1).

____

(1) L'urotropine est bien supportée par le singe. Administrée à fortes doses par voie buccale, sa présence peut être très rapidement décelée dans le liquide céphalo-rachidien. Chez le singe ainsi traité et absorbant ensuite tous les jours de l'urotropine par la bouche, la période d'incubation, à la suite d'une inoculation intracérébrale de médullovirus, est prolongée (de 6 à 8 jours, jusqu'à 24) et l'éclosion des paralysies évitée. Mais si l'urotropine détruit le virus, par contre, elle ne confère pas l'immunité.

2° **Cultures.** — Le système nerveux, le liquide céphalo-rachidien, le sang des hommes et des animaux atteints de la maladie de Heine-Medin ont été cultivés sur les milieux les plus divers sans donner de résultats. On peut en conclure que *le médullovirus est incultivable*, par les procédés actuels.

Cependant Flexner et Lewis ont troublé à 37° du bouillon additionné de sérum de lapin ou de liquide d'ascite en l'ensemençant avec des filtrats de moelle de singe infectés mais ils n'ont pu trouver aucun élément microbien dans leur culture. Levaditi, de son côté, a pu colorer par le procédé de Lœffler dans le culot de centrifugation de bouillon additionné d'un quart de sérum de singe ou de sérum de lapin et ensemencé, de tout petits corpuscules ronds ou ovalaires, souvent disposés deux par deux ou en amas et fortement colorés en rouge. Extrêmement petits, ils montrent, par endroits, un léger polymorphisme.

3° **Inoculations.** — a) *Inoculation au singe.* — Nous avons vu que le singe est l'animal de choix pour les inoculations. *Certaines espèces sont plus sensibles* au médullovirus que d'autres(*Macacus rhesus, cynomolgus, sinicus, Callitriche*) mais *l'âge des animaux est à considérer aussi.* D'après Leiner et Wiesner, en effet, les jeunes singes sont plus appropriés pour les expériences que les animaux vigoureux et âgés d'une même espèce.

β) *Inoculation aux autres animaux.* — Des inoculations ont été pratiquées sans succès aux animaux suivants : cobayes, souris, rats, chiens, chats, moutons, porcs, chèvres, chevaux, poules et pigeons (1) (Flexner et Lewis, Leiner et Wiesner, Rœmer et Joseph, etc.).

(1) Nous devons signaler ici l'*existence de certaines épidémies de maladies nerveuses chez les animaux* ayant semblé coïncider avec des épidémies de maladie de Heine-Medin. Au cours de l'épidémie de l'état de Vermont (1894) Caverley a pu constater une épidémie parmi les animaux domestiques (chevaux, chiens, poules). Les animaux présentaient les mêmes symptômes que les malades humains et l'autopsie d'une poule pratiquée par Dana révéla des lésions histologiques de la moelle lombaire caractéristiques de la poliomyélite.

Wickman a vu un chien atteint de paraplégie aiguë des membres posté-

Le lapin semble davantage susceptible de contracter la maladie de Heine-Medin (Krause et Meinicke, Dahm, Neisser, Lentz et Huntemüller) mais on ne doit pas oublier la facilité avec laquelle cet animal présente des paralysies du train postérieur, à la suite d'injections les plus diverses (Roger, Gilbert et Lion, Thoinot et Masselin, etc.).

Krause et Meinicke ont pu inoculer des lapins en séries en injectant des émulsions de moelle, de cerveau, de rate, de foie prélevés à l'autopsie et même en se servant du sang et du liquide céphalo-rachidien de poliomyélitiques au stade aigu.

rieurs, quelques jours avant l'apparition de 3 cas de poliomyélite dans la famille de ses maîtres ; mais il fait remarquer que de telles paralysies ne sont pas rares chez les chiens et que les résultats anatomo-pathologiques ne permettent pas de comparer « la maladie des chiens » avec la paralysie infantile.

Krause (de Bonn) raconte également qu'un hôtelier dont la fille venait d'être paralysée, vit deux poulets de sa basse-cour succomber après avoir présenté également des phénomènes paralytiques. Un troisième poulet, atteint des mêmes symptômes, ayant survécu, fut sacrifié, mais l'autopsie ne fournit aucun résultat. Dans une autre commune de Westphalie, où 20 sujets furent atteints de poliomyélite, le même auteur vit les poulets mourir d'une façon insolite alors que les poules plus âgées restaient indemnes : dans une seule basse-cour, 60 bêtes succombèrent.

En 1909, Wilke décrivit la poliomyélite antérieure aiguë chez les poules : dans une ville où sévissait la maladie de Heine-Medin, il vit 6 poulets atteints d'une affection de la moelle singulière, caractérisée par une paralysie complète des membres avec conservation de la sensibilité.

Storm, à Francfort-sur-le-Mein, fut témoin d'une paralysie des membres survenant sous forme épidémique chez les chiens et la rapproche de la paralysie infantile.

Sabrazès en 1910, publie une observation de paralysie infantile chez un nourrisson (voir obs. XX, p. 273) et note en même temps que les animaux de basse-cour, appartenant aux parents, présentent des troubles de même ordre « 2 lapins sur 20 furent pris d'accidents aigus paralytiques marqués du train postérieur et succombèrent en quelques jours ».

Les accidents paralytiques sont assez fréquents chez les animaux domestiques. Avant de les attribuer au médullovirus, il serait nécessaire d'inoculer avec succès au singe une émulsion de leur moelle infectée.

Les résultats négatifs des inoculations pratiquées jusqu'ici sur les animaux domestiques autres que le lapin semblent nous autoriser à mettre hors de cause le médullovirus.

Quoi qu'il en soit, ces exemples d'épizooties sont utiles à connaître, car s'il était démontré qu'elles présentent une relation avec la maladie de Heine-Medin, leur existence serait de toute importance au point de vue de la propagation des épidémies.

Ces expériences reprises par Flexner et Lewis, Leiner et Wiesner, Rœmer n'ont donné que des résultats négatifs; mais Krause et Meinicke attribuent les insuccès de ces auteurs à ce fait qu'ils n'ont tenu compte ni de la race, ni de l'âge, ni du poids des animaux employés et que, d'autre part, les doses injectées ont été trop minimes.

Landsteiner et Levaditi ont pu constater, de leur côté que les tentatives d'inoculation au lapin demeurent habituellement infructueuses. Toutefois, ayant injecté dans le cerveau du lapin une émulsion de moelle provenant d'un *macacus cynomolgus* infecté, ils ont vu l'animal succomber le vingt-quatrième jour sans avoir présenté de paralysie nette, mais à l'autopsie ils constatèrent des lésions histologiques absolument analogues à celles de l'homme et du singe atteints de poliomyélite (voir pl. II, fig. 3).

L'examen de cette seule coupe semble assez probant en faveur de la transmissibilité du médullovirus au lapin. D'ailleurs une nouvelle preuve de cette transmissibilité a été fournie par Meinicke qui partant du système nerveux d'un lapin ayant succombé à la poliomyélite réussit à infecter le singe.

4° Mode de pénétration, de propagation et d'élimination du médullovirus. Durée de sa persistance dans l'organisme.

MODE DE PÉNÉTRATION. — a) *Cavité péritonéale* : elle constitue un des lieux de prédilection pour l'inoculation du médullovirus au singe.

b) *Système nerveux.* — Le cerveau est l'organe le plus indiqué pour les injections expérimentales. L'inoculation de la *chambre antérieure de l'œil et des nerfs périphériques* (Flexner et Lewis, Landsteiner et Levaditi) donne également des résultats positifs.

c) *Voie sous-cutanée.* — L'inoculation par cette voie est souvent négative, cependant Flexner et Lewis l'ont employée avec succès.

d) *Voie sanguine.* — Krause et Meinicke ont pu obtenir la poliomyélite chez des lapins par injection intraveineuse d'émulsion de moelle infectée. Landsteiner et Levaditi ont obtenu le même résultat chez un singe qu'ils ont inoculé en injectant l'émulsion virulente dans une ramification de la veine mésentérique. Ces expériences démontrent, d'une part, que le sang peut servir de véhicule à l'agent de la maladie de Heine-Medin, d'autre part que ce germe présente une affinité élective pour le système nerveux central et la moelle en particulier, affinité que nous avons voulu souligner en lui donnant le nom de médullovirus.

On peut, peut-être, admettre avec Krause et Meinicke que chez l'homme et pendant la période d'incubation, le médullovirus circule dans le sang. La phase de localisation nerveuse serait en somme précédée par une phase septicémique plus ou moins silencieuse. Dans les formes abortives, cette dernière phase existerait seule.

c) *Voies digestives.* — Leiner et Wiesner ont montré que le médullovirus peut pénétrer dans l'organisme par la muqueuse gastro-intestinale. Mais d'autres auteurs ont obtenu des résultats négatifs, et Landsteiner et Levaditi attribuent ces échecs à l'absence de lésions préalables de cette muqueuse (érosions, entérite, etc.).

f) *Voies respiratoires.* — Le médullovirus peut envahir le système nerveux central par *la muqueuse nasale*, préalablement lésée (Landsteiner et Levaditi). Leiner et Wiesner, Flexner et Lewis sont parvenus à contaminer les singes en leur faisant inhaler des émulsions de moelles virulentes ou en scarifiant les muqueuses nasale et pharyngée.

De même que pour la voie digestive, Landsteiner et Levaditi admettent que des lésions préalables de la muqueuse respiratoire, traumatiques ou inflammatoires, sont indispensables pour préparer la voie aux microbes.

Un autre fait qui nous a surpris semble donner raison à ces auteurs. *Aucun cas de contagion non expérimentale n'a été signalé chez les singes* qui, cependant, sont enfermés par groupes de cinq et six dans des cages relativement petites, vivant, inoculés et non inoculés, dans une promiscuité de tous les instants. Les cas de contagion familiale chez l'homme ne sont pas rares, par contre, même dans les milieux aisés (voir p. 105). Cette différence s'explique sans doute par l'intégrité des muqueuses chez le singe.

MODE DE PROPAGATION : a) *Voie suivie par le médullovirus pour gagner le système nerveux central.*

α) *Voie vasculaire* : La théorie de l'origine vasculaire des lésions nerveuses de la maladie de Heine-Medin, soutenue par de nombreux auteurs, a surtout été défendue ces derniers temps par Harbitz et Scheel. Ces derniers auteurs, après avoir pratiqué de nombreux examens de pièces humaines admettent, d'après la disposition des infiltrations périvasculaires, que le médullovirus chemine dans les espaces lymphatiques qui entourent les vaisseaux et ceux-ci se trouvent lésés avant les cellules nerveuses. L'examen de nos coupes semble assez probants, en faveur de cette opinion.

Landsteiner et Levaditi, à la suite de leurs expériences admettent également que le virus suit les espaces lymphatiques périvasculaires pour gagner le système nerveux central, mais arrivé là il semble « agir primitivement sur les cellules et la dégénérescence des neurones n'est pas sous la dépendance des lésions vasculaires. Les cellules nerveuses offrent en effet des altérations dégénératives à un moment où les infiltrations périvasculaires sont relativement peu prononcées ». C'est, on le voit, la vieille querelle entre les partisans de la théorie parenchymateuse et ceux de la théorie interstitielle, qui revient sur le tapis, sans que les recherches expérimentales aient pu la dissiper.

β) *Voie nerveuse* : Nous avons déjà vu que l'introduction du médullovirus dans les filets nerveux permet de provoquer la poliomyélite.

L'expérience suivante de Landsteiner et Levaditi est bien typique à cet égard.

Macacus rhesus. — 1er *décembre.* Isolement du nerf médian droit et introduction en plein tissu nerveux de quelques gouttes d'une émulsion virulente. Le point de pénétration de l'aiguille est brûlé et la plaie suturée.

10 *décembre.* — *Paralysie du bras droit.*

11 *décembre.* — Mort.

Autopsie. -- Lésions typiques au niveau de la moelle cervicale.

Ce fait prouve donc bien « que le virus chemine le long des filaments nerveux, très vraisemblablement par les espaces lymphatiques des nerfs, et arrive ainsi dans les segments médullaires d'où émanent ces nerfs » (Landsteiner et Levaditi).

Il est intéressant de noter également que Landsteiner et Levaditi, Flexner et Lewis ont vu, après inoculation intra-nerveuse, les phénomènes paralytiques débuter toujours par le membre correspondant au tronc nerveux inoculé.

Leiner et Wiesner ayant obtenu des résultats semblables, insistent sur l'analogie étroite entre la maladie de Heine-Medin et la rage, analogie encore confirmée par leur expérience suivante: *ayant introduit du médullovirus dans un nerf périphérique, les auteurs viennois purent éviter la contamination de l'animal, en sectionnant le nerf au-dessus du point d'inoculation.*

Cette expérience est extrêmement intéressante. Si d'autres faits semblables étaient recueillis, s'il était démontré que la section du nerf au-dessus du point d'inoculation empêche *toujours* l'infection de l'animal, alors que l'introduction du médullovirus dans un filet nerveux respecté la provoque *régulièrement,* on serait véritablement en droit de considérer la voie nerveuse comme voie de propagation du germe de la maladie de Heine-Medin. A l'heure actuelle toutefois, les données expérimentales et anatomo-pathologiques ne permettent pas d'écarter comme telle, la voie circulatoire, sanguine ou lymphatique.

b) *Virulence des organes et des humeurs.*

α) *Système nerveux central :* Tous les auteurs sont d'accord pour reconnaître la prédilection du médullovirus pour le système nerveux central. C'est surtout au niveau de la *moelle épinière* et du *bulbe* qu'on a des chances de le rencontrer. Flexner et Lewis ont pu le trouver également dans l'*écorce cérébrale*. Landsteiner et Levaditi l'ont rencontré dans les *bulbes olfactifs*.

β) *Autres viscères :* Ils ne semblent pas contenir de médullovirus d'une façon habituelle, cependant Krause et Meinicke seraient parvenus à contaminer des lapins en leur inoculant des émulsions de foie et de rate.

γ) *Liquide céphalo-rachidien :* L'inoculation du liquide céphalo-rachidien au singe est demeurée généralement négative. Flexner n'a trouvé ce liquide virulent chez le singe qu'à la phase aiguë de la maladie et pendant très peu de temps. Krause et Meinicke auraient été plus heureux en injectant le liquide céphalo-rachidien de poliomyélitiques au lapin.

Faut-il en conclure que les réactions méningées si fréquentes dans la maladie de Heine-Medin sont dues aux toxines sécrétées par le médullovirus et non au virus lui-même? Nous ne saurions le dire. D'ailleurs dans la syphilis, ainsi que le fait remarquer le professeur Widal, on peut voir des poussées de méningites avec présence de leucocytes nombreux dans le liquide céphalo-rachidien, sans qu'il soit possible de déceler l'existence de spirochètes.

δ) *Sang :* La plupart des auteurs n'ont pu trouver le médullovirus dans le sang, mais nous rappellerons que Krause et Meinicke ont pu inoculer des lapins en leur injectant du sang de poliomyélitiques.

ε) *Ganglions lymphatiques :* Flexner et Lewis, Rœmer et Joseph, Leiner et Wiesner ont décelé le médullovirus dans les ganglions lymphatiques sous-maxillaires, inguinaux et mésentériques.

Mode d'élimination. — Il a été impossible jusqu'à présent de déceler le médullovirus dans la plupart des excrétions ou des sécrétions des hommes ou des singes atteints de la maladie de Heine-Medin. La salive, l'urine, la bile et les matières fécales inoculées aux animaux n'ont donné que des résultats négatifs. Dans un seul cas, le mucus naso-pharyngé d'un singe inoculé, ayant survécu quatre semaines, renfermait du médullovirus alors que la moelle épinière n'en contenait plus (Flexner et Lewis) (1) ·

Flexner et Lewis, d'autre part, ayant prélevé la muqueuse olfactive sur des singes sacrifiés dès l'apparition des paralysies, puis l'ayant filtrée à travers une bougie Berkefeld après l'avoir triturée dans l'eau salée, ont constaté que le produit de cette macération était virulent pour d'autres singes. Si le mode de transmission de la maladie de Heine-Medin n'est pas encore établi, on peut donc supposer qu'il est analogue à celui de la méningite cérébro-spinale.

DURÉE DE LA PERSISTANCE DU MÉDULLOVIRUS DANS L'ORGANISME. — Leiner et Wiesner ont pu trouver le médullovirus dans la moelle d'un singe sacrifié vingt-quatre jours après le début de l'infection. Landsteiner et Levaditi ont constaté sa présence dans la moelle d'un singe sacrifié 4 jours après l'apparition des paralysies ; mais les émulsions de moelles provenant d'animaux tués au bout de 39 et de 45 jours n'ont pas été virulentes pour des singes neufs. *Le médullovirus disparaît donc rapidement des centres nerveux, malgré l'affinité qu'il présente pour eux ;* dans des cas exceptionnels, il peut persister et être la cause de récidives. En général la disparition du médullovirus coïncide avec le développement d'un état réfractaire acquis des plus marqués (Landsteiner et Levaditi) dont nous allons dire quelques mots.

§ 4. — Immunité.

Les expériences de Flexner et Lewis, de Levaditi et Landsteiner ont établi que les singes ayant survécu à la poliomyélite, supportent sans nul trouble apparent une inoculation de

(1. Osgood et Lucas (de Boston), ont également rencontré le médullovirus au niveau de la muqueuse naso-pharyngée de singes, sacrifiés plusieurs mois après la période aiguë, alors que leurs centres nerveux n'en renfermaient plus.

doses de médullovirus mortelles pour les témoins. Ces expériences ont été confirmées depuis par Leiner et Wiesner et par Rœmer et Joseph.

D'après Landsteiner et Levaditi, l'immunité apparaît après le début des phénomènes paralytiques et dure au moins 25 jours. Pour Rœmer, l'immunité serait également créée par les *formes abortives* de la maladie de Heine-Medin. Mais Flexner et Lewis, Landsteiner et Levaditi ont démontré qu'une tentative infructueuse d'infection ne crée pas l'immunité.

Flexner et Clark ont publié tout'récemment (février 1911) le résultat de leurs recherches sur *le siège des principes immunisants*. Au cours des deux premiers mois de l'infection, ils existent à la fois dans le sang et le liquide céphalo-rachidien, mais passé cette période de début, les corps immunisants rencontrés dans le sang n'ont pas toujours été trouvés dans le liquide. Aux périodes plus avancées et particulièrement au bout de un à deux ans, il est tout à fait exceptionnel de réaliser la neutralisation du virus au moyen du liquide céphalo-rachidien.

Les principes immunisants persistent de nombreuses années dans le sang, ils semblent donc formés, comme la plupart des anticorps, dans les organes hémato et lymphopoiétiques. Les anticorps circulants semblent jouer un rôle de défense plus grand que les anticorps du liquide céphalorachidien dans la défense du système nerveux contre l'infection et dans la réalisation de l'immunité.

Landsteiner et Levaditi sont également parvenus à appliquer à la maladie de Heine-Medin les procédés de *vaccination* employés par Pasteur pour la rage. Ils ont pu déterminer un état réfractaire préventif en inoculant à des singes des moelles desséchées, lesquelles renferment du virus vivant, mais les résultats obtenus sont inconstants. Flexner et Lewis, de leur côté, ont pu créer l'immunité en injectant sous la peau de leurs singes des dilutions progressivement concentrées de médullovirus.

CHAPITRE IV

ANATOMIE PATHOLOGIQUE

Dans notre Historique anatomo-pathologique (voir page 26) nous avons signalé les différentes conceptions des auteurs sur la nature, le siège et l'étendue des lésions dans la poliomyélite. Les lignes qui vont suivre reproduiront les données récentes fournies par les autopsies multiples pratiquées au cours des dernières épidémies par Harbitz et Scheel (1), Wickman et Beneke principalement.

Les examens de ces divers auteurs ont abouti à des résultats en tout point concordants. *Ils ont montré que la poliomyélite est le résultat d'une inflammation diffuse du névraxe et des méninges prédominant au niveau des cornes antérieures de la moelle.* Nous acceptons d'autant plus aisément leur description que nous avons pu en vérifier l'exactitude sur le sujet que nous avons eu l'occasion d'autopsier.

Nous rappellerons enfin que les nécropsies expérimentales ont fourni des pièces absolument semblables à celles trouvées chez l'homme, à tel point que ce chapitre sera une véritable répétition de celui qui traite des lésions du singe. Pour marquer cette similitude, d'une façon plus frappante encore, nous avons reproduit les planches en couleur publiées par MM. Landsteiner et Levaditi, dont les dessins figurent des

(1) De 1903 à 1906, au cours des épidémies norvégiennes, HARBITZ et SCHEEL, ont pratiqué 17 autopsies, dont 13 à la période aiguë. Chez ces 13 sujets, la mort est survenue du 2e au 10e jour et généralement vers le 8e jour.

coupes de moelle d'animaux atteints de maladie de Heine-Medin et des détails de ces coupes. Chez la fillette dont nous avons pratiqué l'autopsie, avec M. Babonneix, nous avons pu retrouver *exactement* les mêmes lésions; ainsi chacune de nos figures incorporées au texte possède son pendant à la fin de ce travail.

§ 1. — Lésions du système nerveux.

1° Phase aiguë.

1. EXAMEN MACROSCOPIQUE. — Ce seul examen permet déjà de constater l'atteinte simultanée de la moelle et du cerveau, à laquelle on doit s'attendre, puisque la plupart des sujets qui succombent, meurent par suite de l'envahissement des centres supérieurs. Toutefois il est à supposer que ces lésions peuvent exister également à un moment donné chez les sujets qui survivent, puisque Landsteiner et Levaditi ont pu constater l'atteinte du bulbe, de la protubérance et même du cerveau, chez certains de leurs singes paralysés, mais ayant résisté à l'infection.

Quoi qu'il en soit, ce qui frappe avant tout à l'autopsie, c'est la congestion intense de tout l'axe cérébro-spinal.

Les méninges rachidiennes et la pie-mère, en particulier, ne présentent guère d'altérations à l'œil nu, à part une vascularisation beaucoup plus marquée qu'à l'état normal.

La moelle (1) est parfois un peu plus molle que d'habitude,

(1) Des fragments de moelle et de bulbe devront être prélevés aussi aseptiquement que possible, pour servir à inoculer un singe, ou à la rigueur un lapin. Ces fragments du névraxe seront conservés dans un mélange de glycérine (une partie) et de sérum physiologique (deux parties). Ils seront triturés ensuite dans l'eau salée (20 centimètres cubes environ) et l'émulsion obtenue servira à pratiquer des injections intrapéritonéales et *intra cérébrales*. Pour ces dernières, après avoir coupé les poils de la tête, on pratiquera un orifice cranien à l'aide d'un trépan très fin, et on poussera à travers, dans le cerveau, un quart de centimètre cube de l'émulsion. Si les cultures des fragments prélevés donnent des colonies sur milieux ordinaires, il sera bon de

mais on ne voit aucune lésion apparente à sa surface. Si l'on pratiqué des coupes transversales étagées, on peut constater à tous les niveaux, mais surtout au niveau du renflement lombaire, une teinte gris rosé au niveau de la substance grise. Cette coloration plus ou moins marquée, due à la présence des foyers d'inflammation est surtout très intense au niveau du territoire des cornes antérieures qui présentent souvent, par endroits, un piqueté hémorragique.

Les deux côtés de la moelle sont généralement atteints, mais il n'est pas rare de trouver l'un d'eux plus lésé que l'autre. Les foyers peuvent être au nombre de deux, quatre et davantage, chacun s'étendant sur une hauteur de 1 centimètre à 1 centimètre et demi.

Une statistique de Starcke portant sur 865 cas fournit les chiffres suivants :

Lésions de la moelle cervicale : 24 cas.
   —   —   —   dorsale : 30 cas.
   —   —   —   lombo-sacrée : 735 cas.

La substance blanche paraît généralement respectée à l'œil nu, cependant elle revêt, quelquefois aussi, une teinte rosée en certains points, mais moins marquée qu'au niveau de la substance grise.

La dure-mère cranienne est presque toujours extrêmement hyperémiée et donne l'impression d'être fortement tendue au-dessus des parties qu'elle recouvre, de même la tente du cervelet.

Le bulbe, la protubérance et le cerveau sont très congestionnés, également. Comme pour la moelle, la substance grise peut présenter une teinte gris rosé au niveau de l'écorce cérébrale, teinte qui tranche sur la coloration de la substance

filtrer l'émulsion à travers une bougie Berkefeld ou Chamberland en se basant sur la propriété que possède le médullovirus de traverser ces dernières, alors que les microbes pyogènes habituels sont retenus sur les parois des filtres.

blanche voisine, mais la coupe du cerveau fournit généralement peu de renseignements macroscopiques.

Les plexus choroïdes sont très hyperémiés. Les ventricules cérébraux ne sont pas modifiés et habituellement vides. Le liquide cérébro-spinal est cependant abondant et généralement limpide.

Les racines antérieures et postérieures, les nerfs de la base du crâne, les nerfs de la queue de cheval ne présentent en général aucune lésion macroscopique.

2. EXAMEN MICROSCOPIQUE. — L'étude microscopique de tous les cas suspects doit être pratiquée systématiquement, même

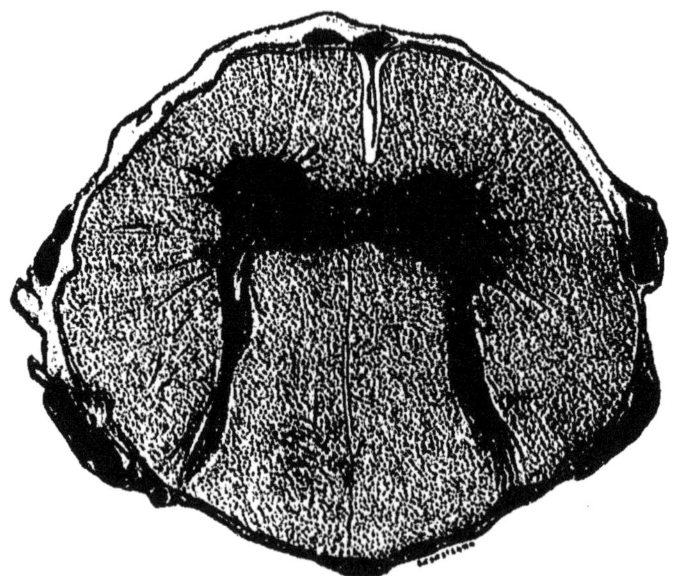

FIG. 4. — *Moelle dorsale.* Hématéine-éosine. (Grossissement : 10/1). Vue d'ensemble.

si l'examen à l'œil nu semble dénoter une moelle saine. Cet examen révèle, en effet, des lésions beaucoup plus intenses que ne le permettraient de supposer, d'une part l'aspect ma-

croscopique des pièces, d'autre part la rapidité avec laquelle
survient parfois la mort. Il s'agit presque toujours d'une
myélo-encéphalite associée à de la *méningite* et caractérisée
par une infiltration diffuse de tout l'axe cérébro-spinal,
*prédominante au niveau de la substance grise et des cornes
antérieures de la moelle en particulier* (fig. 4).

A. — *Moelle épinière.*

a. *Méninges* (fig. 5 et 6). — Si macroscopiquement l'examen ne révèle pas habituellement l'existence d'une méningite,
par contre *celle-ci existe toujours histologiquement.*

L'espace sous-arachnoïdien est parfois envahi par une nappe

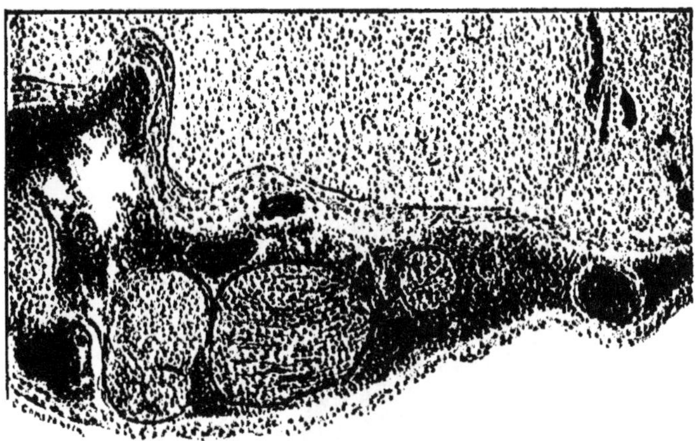

Fig. 5. — *Moelle dorsale.* Hématéine-éosine. (Grossissement : 65, 1).
Infiltration des racines postérieures. Hémorragie sous-arachnoïdiennes
comprimant les racines, dans un cas de méningo-myélite.

hémorragique plus ou moins épaisse, qui comprime les racines
sans les dissocier (fig 5). La pie-mère est infiltrée dans toute
son étendue par des cellules qui sont plus abondantes au
niveau des segments inférieurs (fig. 6). Ces cellules sont des
leucocytes, du type lymphocytaire ou mononucléaire. Elles se
rencontrent surtout à la face antérieure de la moelle et occu-

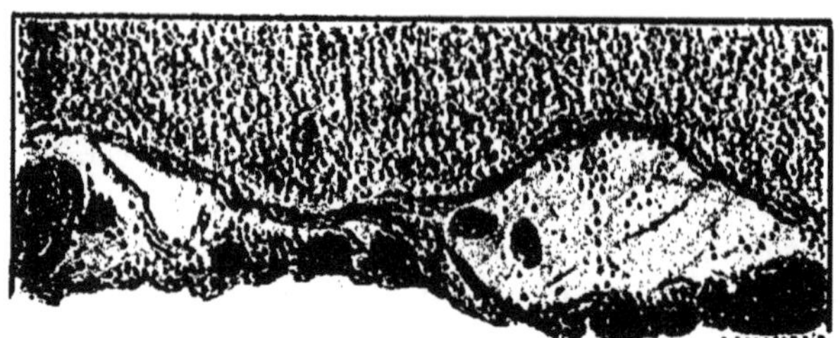

FIG. 6. — *Moelle dorsale inférieure*. Nissl. (Grossissement : 60/1).
Infiltration de la pie-mère.

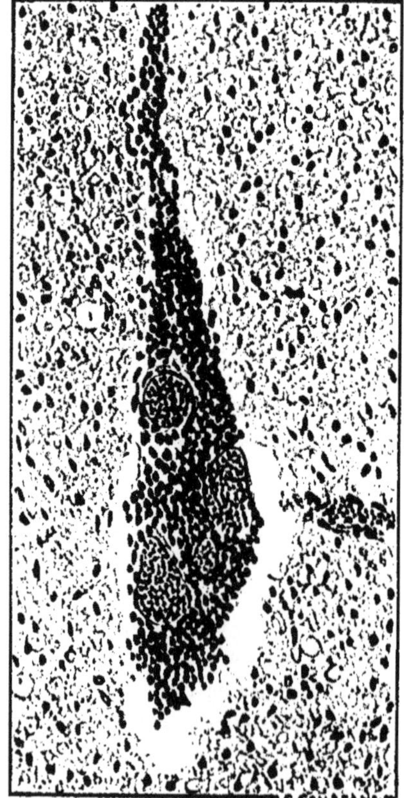

FIG. 7. — *Moelle lombaire*. Nissl. (Grossissement : 200/1).
Infiltration au niveau du septum médian antérieur.

pent une bonne partie du septum médian antérieur (fig. 7).

L'infiltration constitue de petits foyers autour des vaisseaux pie-mériens dont les parois sont épaissies et dont la lumière est plus ou moins obstruée par un amas de globules sanguins.

b) *Moelle proprement dite*. — Colorée à l'hématoxyline-éosine et examinée à un faible grossissement (fig. 4), ce qui frappe avant tout, c'est l'infiltration leucocytaire extrême au niveau des cornes antérieures de la moelle, formant par place de petites taches bleu foncées, arrondies qui sont autant de nodules infectieux, entre lesquels l'infiltration est plus discrète bien que très accentuée encore. Toujours au même grossissement, on peut constater que l'infiltration, diffuse par ailleurs, se concentre également autour des vaisseaux. Dans les zones où elle est moins marquée, c'est autour de ces derniers qu'on devra la chercher.

Les cornes postérieures de la moelle ne sont pas épargnées par l'infiltration et la substance blanche est souvent elle-même fortement atteinte, surtout au voisinage de la substance grise et de la pie-mère. Dans les cas les plus marqués, les cellules migratrices semblent constituer des rayons s'étendant du centre à la périphérie et plus accentués au niveau des cordons antéro-latéraux.

On note encore des taches rougeâtres plus ou moins étendues constituées par de petites nappes hémorragiques; en certains points se voient des foyers d'œdème interstitiel. Enfin la rareté des cellules radiculaires est manifeste et peut aller jusqu'à la disparition presque totale là où les lésions sont le plus intenses.

L'examen pratiqué à un plus fort grossissement permet d'étudier en détails les lésions, et en particulier la nature des cellules qui constituent les éléments d'infiltration. Dans notre cas les lymphocytes et les globules mononucléés prédominaient de beaucoup, mais il n'en est pas toujours ainsi. Wickman, Harbitz et Scheel ont vu un plus grand nombre de cellules à noyau polymorphe qu'ils considèrent comme des polynucléaires.

Les cellules migratrices sont surtout abondantes autour des vaisseaux (fig. 8) et des régions de la substance grise les plus frappées, ce qui semble prouver leur importance dans la

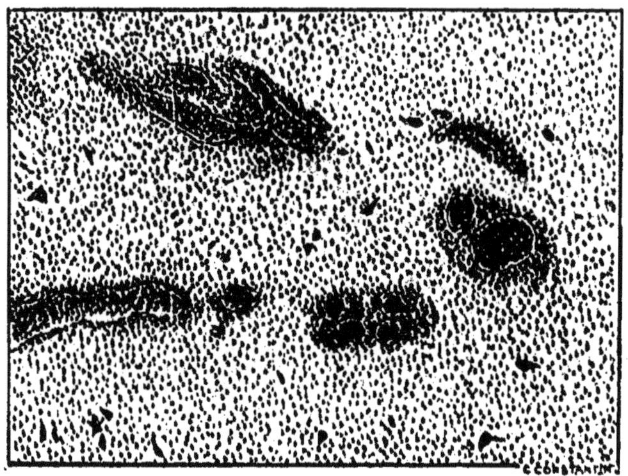

Fig. 8. — *Moelle lombaire.* Nissl. (Grossissement : 80/1.)
Infiltration périvasculaire au niveau de la base de la corne antérieure droite.

destruction de cette substance et des cellules motrices en particulier. Mais le rôle qui revient à chacune d'elles est encore mal déterminé.

Pour Landsteiner et Levaditi la présence des polynucléaires est surtout liée à l'infection qui résulte de l'envahissement du neurone par le médullovirus, tandis que les éléments mononucléaires, macrophages de Metchnikoff ou polyblastes de Wickman, assurent par voie de phagocytose la résorption des produits résultant de la nécrobiose de la cellule nerveuse.

Les cellules nerveuses radiculaires persistent en certains points. Quelques-unes sont indemnes surtout là où l'inflammation fait défaut; la plupart sont fortement malades et en voie de dégénérescence. Sur les coupes des segments les plus atteints, les cellules radiculaires ont complètement disparu ou ne laissent à leur place que quelques vestiges sous forme d'amas leucocytaires.

La rapidité avec laquelle s'effectue cette mise à mort de la cellule nerveuse (en vingt-quatre heures parfois) ne permet pas d'affirmer l'atteinte primitive de l'élément noble, mais elle montre que le médullovirus sécrète des produits qui sont des poisons extrêmement violents pour cet élément.

Quel est le mécanisme qui préside à cette disparition ? Il semble que le drame de la disparition cellulaire se joue en deux actes : d'abord, *neuronophagie*; ensuite, *neuronolyse*.

Tout d'abord le médullovirus ou ses produits de sécrétion pénètrent dans le protoplasma des cellules radiculaires et déterminent sa dégénérescence. La cellule est déformée ; elle présente un aspect globuleux avec disparition des prolongements. Le protoplasma prend un aspect flou, les éléments chromatophiles disparaissent surtout au centre, et cette chromatolyse s'accompagne d'altérations du noyau : il se colore souvent plus énergiquement qu'à l'état normal et d'une façon homogène.

A ce processus de neuronolyse très apparent sur les coupes colorées par la méthode de Nissl (fig. 9) succède une réaction inflammatoire *péricellulaire* constituée par des éléments globuleux ou légèrement ovalaires, appelés *neuronophages*. Ce sont de grosses cellules à protoplasma étalé qui contiennent souvent des débris de fibrilles, de pigment ou de nucléine et qui paraissent jouer le rôle de macrophages, d'où leur nom. Ces éléments, considérés par les uns comme des leucocytes, par les autres comme résultant de la prolifération des cellules névrogliques, vont bientôt envahir la cellule radiculaire malade en voie de dégénérescence la transformeront en un amas de détritus qui persisteront ou seront entièrement résorbés, en sorte qu'on chercherait en vain la moindre trace de la cellule nerveuse primitive, supprimée par ce processus qu'on nomme *neuronophagie* (fig. 9).

Les cordons antéro-latéraux, vus à un fort grossissement, montrent d'une part l'envahissement par les cellules migratrices, que nous avons déjà signalé, d'autre part des altérations propres des tubes nerveux dont la myéline est souvent segmentée en boules granuleuses (Dejerine et Thomas).

Notons enfin que les colonnes de Clarke présentent des lésions inconstantes. Certains auteurs ont constaté qu'elles

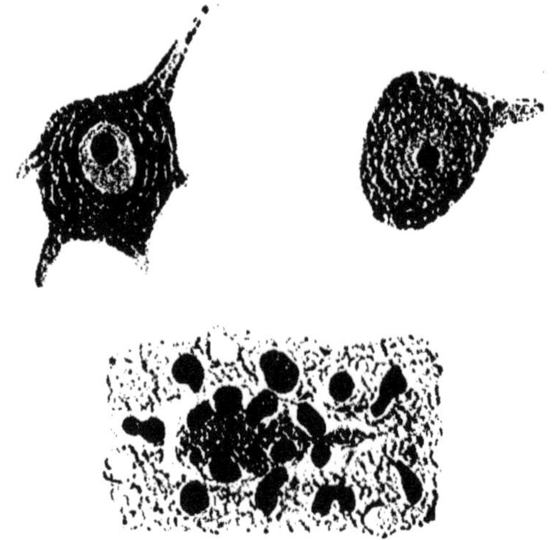

Fig. 9. — Trois cellules nerveuses radiculaires. (Grossissement : 600/1.)
En haut et gauche : Cellule radiculaire *normale* ;
En haut et à droite : Cellule radiculaire *en neuronolyse* (*Moelle cervicale. Nissl*) ;
En bas : Cellule radiculaire *en neuronophagie* (*Moelle dorsale. Hématéine-éosine*).

étaient plus atteintes que le reste de la substance grise (Wickman, Dauber, Redlich, Bülow Hansen et Harbitz, Mönckeberg). Harbitz et Scheel, au contraire, les ont trouvées habituellement respectées et dans notre cas comme dans celui de Coyon et Babonneix elles paraissaient intactes.

B. — *Bulbe. Protubérance. Base du cerveau.* — Dans les cas mortels de poliomyélite ces divers segments sont toujours envahis. La mort survient habituellement en effet, par suite de l'atteinte du centre respiratoire bulbaire.

a) *Méninges.* — L'infiltration de la pie-mère rachidienne se

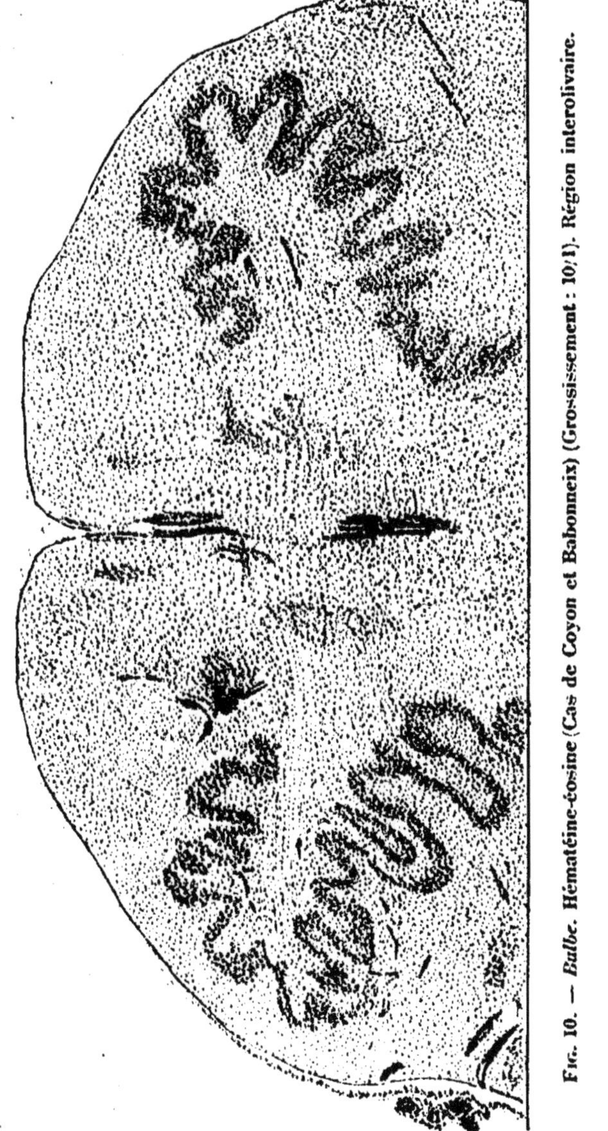

Fig. 10. — *Bulbe.* Hématéine-éosine (Cas de Coyon et Babonneix) (Grossissement : 10/1). Région interolivaire.

poursuit au niveau de la pie-mère qui entoure le bulbe et la protubérance. De là elle tend à envahir en arrière la méninge molle du cervelet, en avant les zones basilaires du cerveau et par l'intermédiaire des scissures de Sylvius, elle gagne la corticalité.

b) *Substance nerveuse.* — Au niveau de la région bulbo-protubérantielle on note des lésions identiques à celles que nous avons décrites pour la moelle.

Ici encore la substance grise est surtout atteinte, mais l'infiltration embryonnaire est habituellement moins intense et plus localisée qu'au niveau de la moelle. Elle est surtout manifeste au niveau des noyaux des nerfs craniens, au niveau du plancher du quatrième ventricule et des parois de l'aqueduc de Sylvius. D'après Wickman toutefois, les lésions bulbaires seraient toujours plus prononcées « en dehors qu'en dedans des noyaux des nerfs ».

Les lésions bulbaires étaient nettes chez l'enfant dont l'autopsie fut pratiquée par MM. Coyon et Babonneix, qui ont eu l'extrême obligeance de mettre à notre disposition les clichés des figures 10, 11 et 12. L'infiltration embryonnaire, plus modérée qu'au niveau de la moelle, se condensait par endroits en de véritables flots; l'un d'entre eux était situé entre les deux olives; volumineux, mais à limites indistinctes, il diffusait dans les régions voisines (fig. 10).

Des vaisseaux, coupés en long, laissaient voir une lumière dilatée bourrée d'hématies, et une gaine envahie par les leucocytes mononucléaires. *Au Nissl*, on pouvait constater la chromatolyse diffuse de toutes les cellules des olives.

Au-dessus des olives (fig. 11) se trouvaient d'innombrables nodules péricapillaires et périvasculaires, et une infiltration embryonnaire modérée, surtout accusée autour de l'aqueduc de Sylvius.

Les cellules des noyaux moteurs ne présentaient pas de grosses lésions.

De la protubérance, l'inflammation gagne les pédoncules et les noyaux gris. Harbitz et Scheel ont examiné ces derniers chez dix sujets. L'infiltration était surtout marquée autour

des vaisseaux venus de la base en traversant les substances
perforées antérieure et postérieure. Au niveau des ganglions
centraux on rencontrait des foyers inflammatoires répartis
sur toute leur étendue, mais occupant de préférence les points

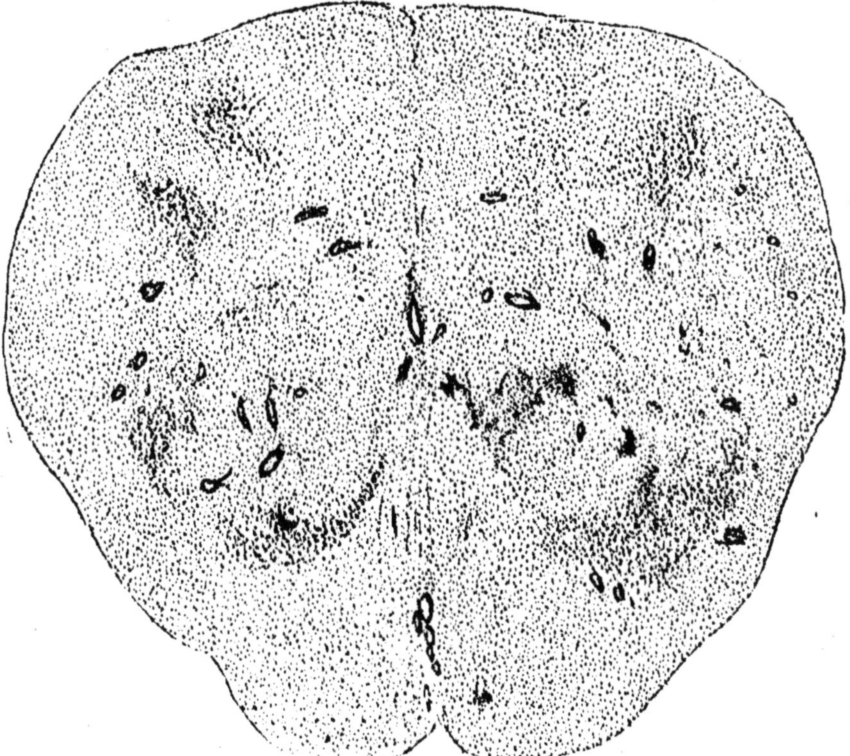

Fig. 11. — *Bulbe*. Hématéine-éosine. (Cas de Coyon et Babonneix).
(Grossissement : 15/1.)

les plus inférieurs et les plus postérieurs. La substance
blanche avoisinante était également envahie par les cellules
embryonnaires.

Harbitz et Scheel ont également noté fréquemment des
infiltrations au niveau des régions suivantes de la base du

cerveau : tuber cinereum, tubercules mamillaires, chiasma des nerfs optiques, partie basale des lobes temporaux et frontaux, et zone moyenne des lobes pariétaux.

C. -- *Cervelet.* -- Le cervelet est généralement peu atteint, même dans certaines formes ataxiques, qui ne méritent donc pas d'être dénommées formes cérébelleuses. Lorsque le cervelet présente des altérations, ces dernières sont surtout manifestes au niveau des zones qui sont en rapport avec le bulbe.

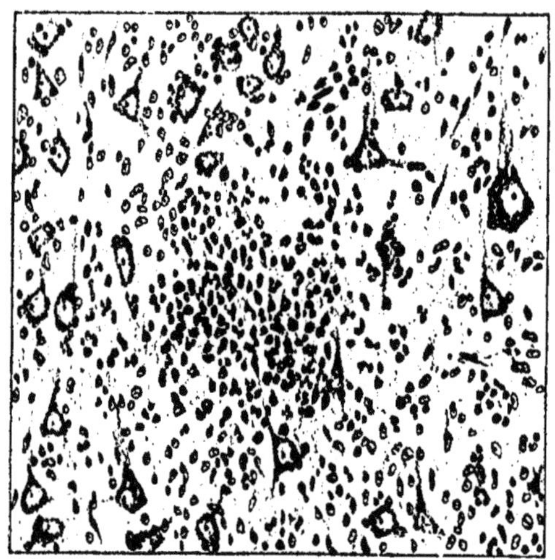

Fig. 12. — *Écorce.* Hématéïne-éosine. (Cas de Coyon et Babonneix.) (Grossissement : 250/1.)

D. — *Hémisphères cérébraux.* — Harbitz et Scheel les ont étudiés chez onze sujets. Ils trouvèrent une infiltration des substances grise et blanche au pourtour de la scissure de Sylvius. Les circonvolutions centrales étaient également fréquemment infiltrées.

Les autres zones de la surface cérébrale, de même que le centre ovale étaient généralement respectés. Mais la première était ici encore régulièrement infiltrée.

Chez le petit malade de Coyon et Babonneix, la frontale

ascendante gauche, à sa partie inférieure présentait des nodules périvasculaires et quelques îlots mononucléaires, au voisinage desquels les grandes cellules pyramidales colorées par le Nissl présentaient quelques altérations (chromatolyse périphérique, neuronophagie, etc.). La partie inférieure de la frontale ascendante droite présentait également des lésions nettes (fig. 12). On y voyait : des hémorragies méningées en nappe, des nodules périvasculaires mal limités, situés dans l'épaisseur de l'écorce, à la hauteur des cellules pyramidales qu'ils comprimaient et dissociaient. *Au Nissl*, ces dernières présentaient des figures de neuronophagie.

E. — *Racines rachidiennes*. — Lorsque la mort ne survient qu'au bout de quelque temps, les *racines antérieures* présentent des fibres dégénérées, parce que les cellules radiculaires qui constituent leurs centres trophiques sont elles-mêmes détruites.

Les racines postérieures de même que les précédentes peuvent être irritées par l'infiltration pie-mérienne au moment de leur traversée méningée (fig. 5). Il se forme ainsi autour d'elles une sorte de manchon inflammatoire et *cette méningo-radiculite explique peut-être les douleurs si fréquentes dans la maladie de Heine-Medin, particulièrement au stade initial.* Dans le cas que nous avons étudié avec M. Babonneix, les racines postérieures étaient envahies par des cellules rondes embryonnaires, et la nappe hémorragique sous-arachnoïdienne, sans les dissocier, les comprimait toutefois fortement. Nous nous demandons si cette compression ne pourrait pas être incriminée également pour expliquer l'existence des douleurs, très vives à la pression des masses musculaires, que nous avons notées chez notre fillette.

Autrement dit, la radiculite postérieure, résultant d'un processus méningé diapédétique ou hémorragique, doit sans doute être invoquée pour expliquer les douleurs, d'autant plus que les nerfs sont toujours respectés par l'infiltration.

Les *ganglions rachidiens* examinés par Harbitz et Scheel

n'ont jamais présenté de lésions, mais Bauer, Levaditi, Coyon et Babonneix ont trouvé à leur niveau des altérations manifestes. Les derniers auteurs, en particulier, ont constaté des hémorragies capsulaires, de l'infiltration interstitielle et de la chromatolyse avec état poussiéreux des cellules nerveuses.

F. — *Nerfs périphériques.* — Le professeur Raymond admettait que le germe de la paralysie infantile, comme tous les agents toxiques ou infectieux, est susceptible de léser simultanément la cellule nerveuse ou corps du neurone et la fibre nerveuse, de façon à engendrer une « cellulo-névrite ». Cette opinion ne semble pas confirmée par les autopsies. Chez aucun de leurs sujets, Harbitz et Scheel n'ont pu constater de névrite. Ils ont trouvé simplement des dégénérescences parenchymateuses secondaires à l'inflammation médullaire et les lésions décrites par Redlich et par Mönckeberg, chez deux sujets morts vers le douzième jour, semblent être de même ordre. *Pour Wickman, comme pour Strümpell la poliomyélite ne donne jamais naissance à la polynévrite.* Au cours des épidémies suédoises, de nombreuses autopsies de formes douloureuses ont été pratiquées, ainsi qu'on peut s'en rendre compte par le tableau suivant :

ANNÉE	AUTEUR	NOMBRE D'AUTOPSIES	HISTOLOGISTE
1887	Medin.	3 cas.	Rissler.
1899	Wickman.	2 —	Wickman.
1903	id.	2 —	id.
1905	id.	11 —	Wickman, Jundell, Forssner et Sjövall.

Dans tous ces cas, l'étude histologique de la moelle révéla les lésions caractéristiques de la poliomyélite. Pour certains d'entre eux, l'examen des nerfs fut également pratiqué et montra leur intégrité. Forssner et Sjövall, en particulier, ont examiné les nerfs pneumogastrique, phrénique, cubital, radial, médian, crural, sciatique, obturateur, péronier et tibial, sans trouver de lésions pathologiques (1).

Nous avons trouvé également intacts les nerfs qui commandaient les masses musculaires sensibles et pour cette raison, estimant que le terme de forme polynévritique est inexact anatomiquement, nous préférons nous servir, pour les cas qu'elle vise cliniquement, du nom de *forme douloureuse* qui ne préjuge en rien du siège des lésions. Mieux vaudrait en tout cas dire forme radiculaire que forme polynévritique de la maladie de Heine-Medin.

Les différentes localisations nerveuses, en hauteur et en largeur, de l'inflammation déterminée par le médullovirus constituent une preuve anatomique indiscutable de l'existence de formes cliniques multiples de la maladie de Heine-Medin, d'après le siège des lésions.

Dans certains cas, les lésions, très minimes au niveau de la moelle, sont beaucoup plus marquées au niveau des segments supérieurs du névraxe. C'est ainsi que chez quatre sujets, Harbitz et Scheel ont constaté une très forte infiltration au niveau du bulbe et de la protubérance, avec myélite insignifiante, et même totalement absente dans un des cas. Au point de vue clinique, ces quatre malades avaient présenté surtout des symptômes bulbaires : dyspnée avec cyanose, troubles de la mastication, de la déglutition et de la parole. Les symptômes médullaires étaient relégués à l'arrière-plan. Il s'agissait en somme d'une *polioencéphalite inférieure aiguë* que nous étudierons plus loin sous le nom de forme bulbaire.

2° Phase chronique. — Jusqu'à ces derniers temps les lésions tardives de la poliomyélite étaient seules bien connues, la plupart des autopsies ayant été pratiquées de longues années après les troubles initiaux.

(1) WICKMAN, *loc. cit.*

1. EXAMEN MACROSCOPIQUE. — La *sclérose cicatricielle* consécutive à l'inflammation est habituellement plus marquée d'un côté de la moelle, qui paraît *atrophié*. Sur une coupe les foyers de sclérose apparaissent nettement, à l'œil nu, au niveau de la corne antérieure atteinte et tranchent sur les régions voisines par leur aspect translucide. Ils sont habituellement moins étendus que les foyers d'inflammation de la période aiguë. L'hémisphère cérébral, du côté opposé, dont les fibres sont en rapport avec la substance grise médullaire sclérosée, paraît lui-même atrophié dans certains cas. De même, les racines antérieures partant des foyers cicatriciels et les nerfs sont fréquemment plus grêles que leurs homologues du côté sain.

2. EXAMEN MICROSCOPIQUE.

A) *Moelle.* — Les lésions, surtout marquées au niveau de la substance grise et particulièrement des cornes antérieures, sont d'ordre cicatriciel. Ces dernières sont envahies par des fibrilles névrogliques entrecroisées, au milieu desquelles on ne reconnaît plus ni cellules radiculaires, ni fibres nerveuses, entièrement disparues. La névroglie est hyperplasiée et présente en certains points des dépôts calcaires, des corps amyloïdes. Les vaisseaux semblent plus nombreux et sont atteints d'endartérite chronique. Leurs parois sont épaissies et leur lumière plus grande qu'au niveau des cornes saines.

Au microscope, on peut voir que l'atrophie atteint toute la moitié malade de la moelle. Si elle est plus marquée au niveau des cornes antérieures, on peut constater néanmoins que les dimensions des cornes postérieures et des cordons antéro-latéraux sont inférieures à celles de l'autre moitié.

B) *Bulbe.* — Harbitz et Scheel eurent l'occasion de pratiquer quatre autopsies à la phase chronique. Chez les quatre sujets (morts respectivement 1 mois et demi, 8 mois et demi, 6 mois et demi, et 10 mois et demi, après le début des accidents) ils rencontrèrent en plus des lésions médullaires que nous venons de décrire, des *restiges d'une inflammation bul-*

baire. Sur des préparations à l'acide osmique, ils constatèrent au niveau de la substance réticulée et sous le plancher du quatrième ventricule un envahissement des gaines lymphatiques périvasculaires par de petites cellules nucléées.

C) *Cerveau.* — Dans un des cas précédents, Harbitz et Scheel virent également sur des préparations à l'acide osmique, d'abondantes infiltrations périvasculaires au niveau des noyaux gris et des régions de l'écorce cérébrale voisine des scissures de Sylvius. Les pièces des trois autres sujets ne furent pas traitées par l'acide osmique ; cependant ils trouvèrent encore chez l'un d'eux une infiltration périvasculaire nette au niveau du cerveau.

D) *Nerfs.* — Joffroy et Achard les ont trouvé intacts. D'autres auteurs ont pu constater qu'ils étaient également envahis par la sclérose et présentaient des tubes dégénérés ; mais ce processus n'est pas primitif. Il doit être considéré comme secondaire à l'atteinte des cellules radiculaires des centres trophiques des fibres nerveuses, et ne saurait être invoqué en faveur de l'existence de formes polynévritiques.

§ 2. — Lésions des membres paralysés.

Tous les plans des membres malades sont atteints par l'atrophie persistant à la phase chronique.

Les *muscles* sont envahis par le tissu adipeux. Réduits parfois à l'état de lames, ils sont plongés dans une gangue fibreuse, dure et résistante (Hutinel et R. Voisin). Les fibres musculaires ne sont plus visibles quelquefois qu'au microscope : elles sont dégénérées, ou présentent une disparition de la striation avec prolifération des noyaux. A côté de l'atrophie des fibres malades on note une hypertrophie du tissu fibro-adipeux. Les fibres saines sont parfois augmentées de volume.

Les *vaisseaux* sont diminués de volume; leurs parois sont

minces, leur lumière réduite, d'où circulation défectueuse dans le membre correspondant avec refroidissement.

Les *os* sont également atteints dans toutes leurs dimensions et les saillies qui servent d'insertion aux muscles eux-mêmes atrophiés, sont très peu marquées.

A l'examen microscopique on constate une raréfaction de leur tissu. Le diamètre des systèmes de Havers est parfois réduit de moitié, surtout dans les couches profondes.

§ 3. — Lésions des autres viscères.

Les lésions des autres organes sont peu importantes.

Wickman et Krause ont constaté de l'entérite folliculaire avec rougeur de la muqueuse intestinale et tuméfaction des plaques de Peyer, chez certains sujets ayant présenté au début des troubles gastro-intestinaux sévères.

Les lésions de l'appareil respiratoire (bronchites, pneumonies, broncho-pneumonie) sont généralement consécutives à la paralysie du diaphragme.

L'hypertrophie de la rate notée par certains auteurs est loin d'être constante. Nous-même l'avons trouvé plutôt petite.

Le foie et les reins dans notre cas étaient extrêmement congestionnés.

Notons, en terminant ce chapitre, que les lésions rencontrées chez l'adulte sont absolument identiques à celles trouvées chez l'enfant.

CHAPITRE V

ÉTIOLOGIE

La maladie de Heine-Medin est une affection *spécifique, épidémique et contagieuse.*

1° Elle est *spécifique*, car elle est due à un germe particulier, le médullovirus que nous avons étudié en détails au chapitre d'étude expérimentale (voir p. 63) (1).

2° Elle est *épidémique*, ainsi qu'il résulte des nombreuses publications parues de tous côtés. La liste des épidémies de maladie de Heine-Medin connues jusqu'à ce jour se trouve à l'historique. Nous prions le lecteur de bien vouloir s'y reporter (voir p. 29).

Dans certains cas, la notion d'épidémicité n'est pas nette, et ces cas ont été décrits sous le nom *de paralysie infantile sporadique.* Nous avons déjà vu qu'au point de vue anatomopathologique, il n'y avait pas lieu d'établir une distinction entre la forme épidémique et la forme sporadique de la poliomyélite aiguë (voir p. 20). Au point de vue étiologique, on pourra constater d'autre part, que les cas dits sporadiques surviennent avec une fréquence insolite dans certaines régions et une enquête approfondie permettra parfois d'établir qu'un des malades atteints a été en contact avec un sujet vivant au milieu d'un foyer épidémique plus ou moins important.

(1) La maladie de Heine-Medin est spécifique, mais encore une fois les formes cliniques par lesquelles elle se manifeste relèvent de lésions et donnent lieu à des symptômes, que d'autres microbes peuvent tout aussi bien provoquer que le médullovirus. Autrement dit, la maladie de Heine-Medin est spécifique, mais la poliomyélite, le syndrome de Landry, la méningite, etc., ne sont pas spécifiques.

Ainsi au cours de l'épidémie suédoise de 1905, à Stockholm, ville de 317.000 habitants, 11 sujets seulement ont été signalés comme atteints de maladie de Heine-Medin. Il n'est pas douteux qu'en temps ordinaire, ces 11 cas eussent tout simplement été enregistrés comme cas sporadiques. Mais Wickman, étudiant à ce moment la propagation de la maladie en Suède, put établir de la façon la plus nette que deux sujets avaient été contaminés par des êtres ou des objets provenant de foyers épidémiques avérés.

L'un d'eux se trouvait dans le district de OErebro, atteint par la poliomyélite, lorsqu'il fut pris le 27 août de malaise et présenta les signes initiaux habituels de la maladie qui s'amendèrent rapidement, en sorte qu'il put regagner Stockholm avec sa famille. De retour dans la capitale il dut s'aliter le 3 septembre, et mourut en présentant le tableau classique du syndrome de Landry. Son frère devint malade à son tour le 6 septembre, présentant une paralysie du facial et de l'hypoglosse du même côté.

L'histoire de l'autre malade est encore plus intéressante. Un employé de commerce, âgé de 22 ans, fut atteint d'une paralysie d'un membre inférieur, au milieu des symptômes fébriles habituels de la période d'invasion, à Sœderkœping, le 27 juillet Convalescent, il se rend à Stockholm, où il s'occupe de dessins. Au début de septembre, il charge une dame dessinatrice de reproduire l'un d'eux. Le 25 septembre, cette dame, âgée de 34 ans, fait à son tour de la poliomyélite, avec parésie des deux membres inférieurs et paralysie complète du bras gauche.

Nous insistons sur ces détails, parce que nous sommes convaincus que la contagion des cas de maladie de Heine-Medin observés à Paris l'été dernier par M. Netter, entre autres, et nous-même, aurait pu également être relevée si les conditions d'enquête étaient plus favorables.

En somme, les cas sporadiques semblent devoir être rattachés à la maladie de Heine-Medin tant au point de vue anatomo-pathologique et clinique, qu'au point de vue étiologique. Néanmoins, cette conception ne sera basée sur des preuves solides que le jour où les procédés de laboratoire nous permettront de dépister facilement le médullovirus.

3° Elle est *contagieuse*.

Cette notion, relativement récente, a surtout été mise en valeur par Wickman. Nous nous proposons de la développer dans le présent chapitre, mais au préalable nous étudierons les causes prédisposantes et les causes occasionnelles de la maladie de Heine-Medin.

§ 1. — Causes prédisposantes.

1° **Age**. — La maladie de Heine-Medin est une maladie du premier âge, mais elle peut frapper l'adolescent et l'adulte. Il est possible d'ailleurs qu'au-delà de l'enfance, elle soit plus difficile à dépister, parce que donnant lieu à des formes abortives ou anormales.

C'est *au cours de la deuxième et de la troisième année* que les enfants sont le plus souvent atteints — mais ils peuvent l'être également dès les premiers mois qui suivent la naissance. Leegard n'a jamais observé de poliomyélite chez un sujet de moins d'un an. Par contre Zappert a vu des paralysies infantiles survenir chez des nourrissons âgés de 7, 6 et 5 mois. Plusieurs petits malades de Müller furent frappés vers la fin du 3e mois et l'un d'eux même à 11 semaines.

Krause, en Westphalie, a vu un bébé de deux mois paralysé. Nous-même, au début de cette année, nous avons observé une paralysie infantile chez un nourrisson de 3 mois (obs. XX).

Jusqu'à 4 ans, la maladie est encore assez fréquente. Au-delà de 10 ans, les cas deviennent rares mais peuvent se voir à tout âge. Les malades les plus vieux de Zappert avaient 40 et 56 ans.

MÜLLER au cours de l'épidémie de Marbourg, ayant observé une cinquantaine de cas, note que 96 p. 100 des sujets ont moins de 10 ans, et près de 90 p. 100 moins de 5 ans. Plus de trois quarts des cas sont survenus pendant les trois premières années. Il n'a vu que quatre sujets adolescents ou adultes atteints, âgés respectivement de 12, 16, 23 et 25 ans.

COLIN K. RÉSSEL note les âges suivants pour les 38 malades qu'il a suivis au Royal Victoria Hospital de Montréal et dans sa pratique privée :

Sujets de   1 à 5 ans. 25
   —   6 à 10 —.   8
   —   11 à 15 —.   1
   —   21 à 25 —.   1
   —   36 à 40 —.   1
   —   40 à 45 —.   1

ZAPPERT publie le tableau suivant où il donne l'âge des 265 malades de l'épidémie de Vienne et de la Basse-Autriche (1908) :

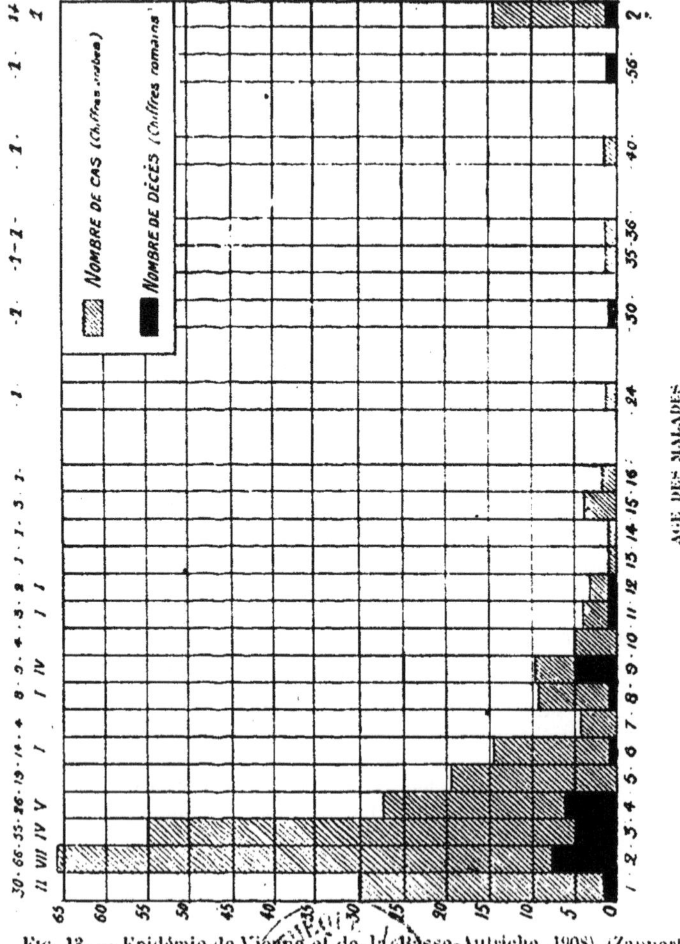

Fig. 13. — Épidémie de Vienne et de la Basse-Autriche (1908). (Zappert.)

2° **Sexe**. — La maladie de Heine-Medin semble atteindre à peu près également les deux sexes. Les garçons sont peut-être plus sujets à l'attraper. Certains auteurs ont noté la prédominance des cas féminins (Krause), d'autres celle des cas masculins (Müller, Zappert). Ce dernier auteur donne les chiffres suivants : Garçons, 130 cas ; filles, 97 cas ; sexe non désigné, 39 cas.

Russel a soigné 20 garçons et 18 filles.

Les 99 observations rassemblées à la fin de ce travail donnent :

Garçons . . . . 55 cas
Filles . . . . 32 —
Sexe non désigné . . . . . . 12 —

3° **Hérédité**. — L'hérédité et les tares névropathiques ne semblent jouer aucun rôle — d'après Leegard, Medin et Wickman. Ce dernier auteur a vu un enfant atteint de maladie de Heine-Medin, dont la sœur avait été frappée de paralysie infantile plusieurs années auparavant, mais il ne voit là qu'une simple coïncidence. Pour Pierre Marie, il faudrait cependant tenir compte dans une certaine mesure des antécédents névropathiques, car ils sont susceptibles de créer un état de moindre résistance des centres nerveux aux différents agents morbides. Dejerine croit également au rôle du terrain pour expliquer la localisation de l'agent infectieux sur le névraxe. Il relève chez les ascendants la mélancolie, l'épilepsie, l'aliénation mentale, etc.

Les maladies de la mère, au cours de la grossesse, et particulièrement la syphilis, constitueraient, d'après certains auteurs, des causes prédisposantes à l'atteinte de la moelle.

4° **Professions**. — Des statistiques établies par Eichelberg et Müller, il semble résulter que les enfants d'ouvriers sont plus fréquemment atteints que les autres. Ces deux auteurs ont surtout été frappés par le chiffre élevé des parents exerçant la profession de *cordonnier*.

EICHELBERG, au cours de l'épidémie de Hanovre (1909), a pu constater, deux fois, la transmission du germe par les chaussures. Les parents de deux sujets, devenus poliomyélitiques, étaient en effet cordonniers, et comme tels avaient ressemelé les chaussures de deux enfants atteints de maladie de Heine-Medin. Neuf à dix jours plus tard leurs propres enfants tombaient malades.

MÜLLER, à Marbourg seul, note pour 15 paralysies infantiles, que trois sujets étaient fils de cordonniers.

Eichelberg conclut, de ces faits, que la terre peut jouer un rôle dans la transmission du médullovirus.

5° Densité de la population. — Elle ne semble pas devoir être invoquée pour expliquer l'importance de certaines épidémies. En 1907, la maladie de Heine-Medin sévit avec violence à New-York, puisque 2.500 sujets furent frappés, mais au cours des autres épidémies les villes furent habituellement respectées.

Pour l'épidémie suédoise de 1905, Wickman note en effet 72 cas dans les grands centres, pour 959 en pleine campagne.

6° Condition sociale. — La misère, cause prédisposante indiscutable pour certaines maladies infectieuses épidémiques, telles que le choléra, la peste, la diphtérie, etc., ne paraît jouer aucun rôle dans la propagation de la maladie de Heine-Medin. Les classes aisées sont aussi bien frappées que les classes pauvres. Zappert a pu même constater à Vienne, que certains quartiers miséreux étaient moins atteints que les autres.

7° Date d'apparition. — Tous les auteurs s'accordent pour reconnaître que la maladie de Heine-Medin est *une maladie d'été*. On peut l'observer pendant tous les mois de l'année, mais avec une fréquence beaucoup plus grande pendant les mois *d'août* et de *septembre*. Les autres mois de la saison chaude, les plus favorables, sont juillet et octobre. En Australie, ainsi que le fait remarquer M. Netter, les épidémies ont sévi en mars, avril et mai ; mais aux antipodes, ces trois mois correspondent à la saison chaude et à l'automne.

Le schéma suivant de WICKMAN montre l'époque d'apparition des cas suédois pendant les années 1905, 1906 et 1907. On y voit que pendant ces deux dernières années, les cas devinrent un peu plus nombreux pendant l'été, mais c'est surtout au cours de l'épidémie de 1905, qu'apparaît avec netteté leur plus grande fréquence pendant les mois d'août, de septembre, d'octobre et de juillet.

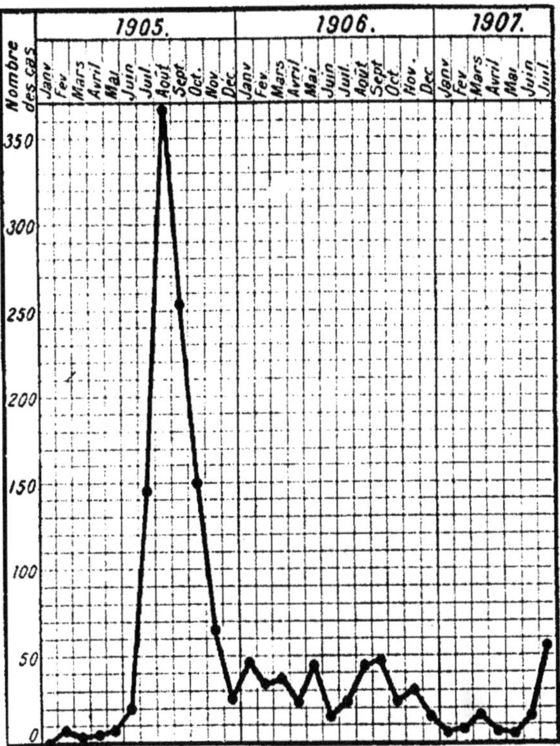

Fig. 14. — Fréquence de la maladie de Heine-Medin en Suède du 1er janvier 1905 au 30 juillet 1907. (Schéma de WICKMAN.)

RÜSSEL donne les chiffres suivants :

Juillet.	4 cas.
Août	12 —
Septembre	13 —
Octobre	9 —

LEEGARD, au cours de l'épidémie norvégienne de 1899, voit 83,33 p. 100 des cas se déclarer de juillet à octobre, et 16,67 p. 100 pendant les autres mois, sauf ceux de janvier à mars où l'on ne constata pas un seul cas.

ZAPPERT note pour l'épidémie viennoise et de la Basse-Autriche que les premiers cas apparaissent en juillet, mais qu'ils sont le plus nombreux en octobre, pour décroître ensuite jusqu'en janvier.

MÜLLER publie une statistique un peu différente. A Marbourg, les cas de juillet à septembre furent nettement moins nombreux que ceux

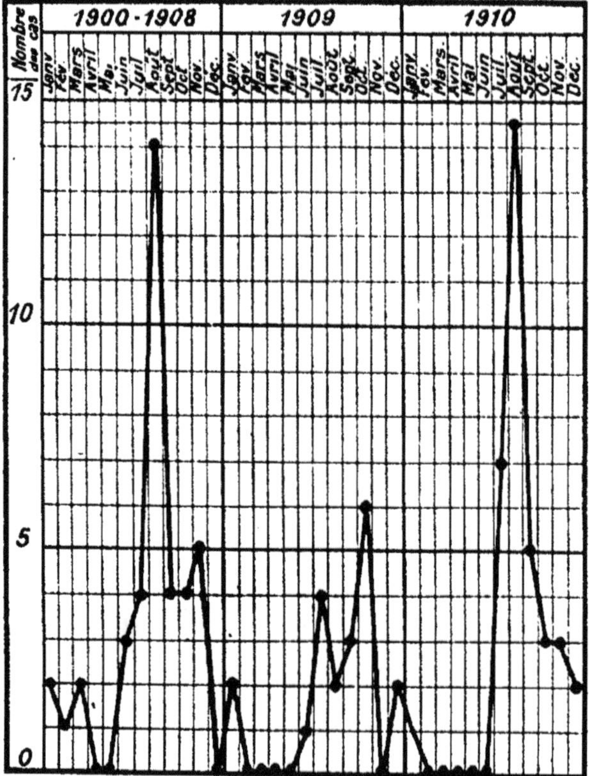

FIG. 15. — Schéma représentant la répartition mensuelle des cas de maladie de Heine-Medin dont les observations sont publiées page 267 et suivantes.

d'octobre et de novembre. Plus des trois quarts des sujets observés par cet auteur devinrent malades pendant ces deux derniers mois. Il croit pouvoir expliquer ce fait de la manière suivante : le Hesse-Nassau où se trouve Marbourg, semble avoir été infecté par la Westphalie ; province limitrophe, qui fut surtout atteinte, conformément à la règle, pendant les mois de juillet et d'août (Krause). Lorsque le médullovirus parvint à Marbourg, la saison était déjà avancée, et c'est peut-être pour cette raison que les progrès de l'épidémie furent rapidement enrayés.

Les cas observés en France ces dernières années et surtout pendant la recrudescence de 1909 et de 1910 sont apparus également plus nombreux pendant les mois de juillet, août, septembre, octobre.

Le schéma (fig. 15) indique la date d'apparition de la maladie chez les 99 sujets dont nous publions plus loin les observations.

<h2 align="center">§ 2. — Causes occasionnelles.</h2>

Diverses causes ont été signalées comme susceptibles de favoriser l'éclosion de la maladie de Heine-Medin.

Duchenne, de Boulogne, faisait intervenir la dentition. Baumann, sur 85 cas, a pu relever 4 fois *un traumatisme* initial. La part qui revient à ce dernier dans l'apparition des accidents paralytiques est assez douteuse. Toutefois le cas suivant observé par Beyer, et rapporté par Wickman, semble démontrer un lien entre le traumatisme et la poliomyélite.

Une fillette, à la suite d'un écrasement, fait une paralysie atrophique du membre inférieur gauche et présente en même temps une diminution des facultés psychiques. Un peu plus tard, elle fut prise d'accès épileptiques. A l'autopsie, on trouva un foyer de sclérose au niveau de la moelle lombaire et une cavité porencéphalique.

Ce syndrome poliomyélo-encéphalitique n'est peut-être pas dû au médullovirus. Quoi qu'il en soit, il semble bien établir que le traumatisme en lésant la moelle peut en faire un lieu d'appel pour les microbes virulents présents dans l'organisme.

Le froid et *le surmenage* ont été incriminés par certains auteurs (Leegard, Raymond et Guillain).

Certaines maladies ont été considérées comme pouvant donner naissance à la paralysie infantile; entre autres, la scarlatine, la rougeole, la méningite. Il est possible que ces maladies, débilitant l'organisme, l'exposent à d'autres infections; il est possible que les germes inconnus de la rougeole, de la scarlatine, que le pneumocoque, le méningocoque, etc., donnent lieu au syndrome poliomyélitique (voir p. 19). Néanmoins leur rôle, en tant que cause occasionnelle de la maladie de Heine-Medin paraît insignifiant.

D'ailleurs, Wickman fait remarquer que les cas de poliomyélite n'augmentent pas au cours ou à la suite des épidémies de rougeole ou de scarlatine, et la plupart des auteurs ont pu remarquer que le médullovirus frappait surtout *des sujets sains et vigoureux*. Nous avons nous-même constaté bien des fois que la maladie de Heine-Medin déterminait des paralysies *chez de très beaux enfants*, ne présentant rien de particulier dans leurs antécédents.

Le rôle attribué aux maladies éruptives et à la méningite s'explique dans une certaine mesure, si l'on songe qu'on peut voir à la phase d'invasion de la maladie de Heine-Medin survenir d'une part des érythèmes, d'autre part tous les symptômes qui relèvent d'une atteinte des enveloppes méningées. Les 10 cas de paralysie infantile sur 85, que Bauman a vu succéder à la méningite ne sont certainement que des méningo-myélites dues au médullovirus, formes spéciales de la maladie de Heine-Medin que nous étudierons en détail plus loin.

§ 3. — Contagion.

Dès 1886, Cordier notait que deux enfants ayant fait une visite dans une maison contaminée de Sainte-Foy-l'Argentière étaient frappés à leur tour de poliomyélite.

En 1890, Medin considérait la paralysie infantile comme

contagieuse. Il déclarait que la maladie peut être transmise d'homme à homme, mais que la contagion directe est l'exception.

En 1901, Leegard soutenait également que la poliomyélite est contagieuse. Dans le résumé français annexé à son article paru dans le *Norsk. magaz. for Laegevidensk*, il écrit textuellement :

La contagion se répand le long des voies de communication et est transportée par les personnes, peut-être par les aliments ou les effets. La maladie ne se propage pas très vite, mais somme toute à proportion de l'importance du trafic. Le long de la ligne de transmission, elle donne lieu soit à des cas isolés, soit à des groupes. Son véhicule est inconnu. Il ne semble pas que ce soit, ni l'eau, ni le lait. Le virus pénètre probablement le plus généralement dans le corps humain, par voie de l'intestin. *Il ne provoque pas nécessairement la maladie*. Arrivé dans l'organisme la contagion peut ne donner lieu qu'à des symptômes gastriques.

On peut donc considérer Medin et Leegard, comme des précurseurs de la théorie de la contagion ; mais c'est à Wickman que revient l'honneur d'avoir démontré avec netteté le bien fondé de cette conception. Sans doute, la disposition topographique des villages suédois était particulièrement favorable à l'étude épidémiologique, en raison de leur faible population et des moyens de communication réduits dont ils disposent. Néanmoins le livre de Wickman a dû exiger une très grande somme de travail et présente une valeur documentaire considérable. Ceux qui désirent approfondir l'épidémiologie de la maladie de Heine-Medin, devront le consulter. Quant à nous, nous sommes entièrement acquis aux idées de l'auteur, et nous penserons avoir fait œuvre utile, si en ces quelques pages nous réussissons à faire partager au lecteur la conception de Wickman.

Les faits publiés par lui sont extrêmement démonstratifs. Nous avons retenu, entre autres, l'étude des trois foyers épidémiques de Trästena, de Gardsby et de Tingsryd, que nous reproduisons comme pièces justificatives voir (p. 259 et sui-

vantes). Les trois schémas qui indiquent le mode de répartition et de propagation des cas sont éloquents au possible, et
nous prions le lecteur de bien vouloir y jeter un coup d'œil
avant de lire les lignes qui vont suivre.

Zappert fait remarquer qu'il n'a pu noter un seul cas d'infection à l'hôpital même et il met en doute la contagiosité de
la maladie. Cet argument n'est pas probant, il démontre seulement que la maladie *est faiblement contagieuse*, et que d'une
façon générale l'homme est peu sensible à l'action du médullovirus. Il est certain en effet que les épidémies de maladie
de Heine-Medin les plus violentes ont fourni une morbidité
beaucoup moindre que les épidémies de choléra ou d'influenza
par exemple.

Il n'en est pas moins vrai que la contagion paraît indiscutable si l'on tient compte des très nombreux cas survenus
dans une même maison ou dans une même famille et si on recherche le temps écoulé entre chacun d'eux, temps qui correspond habituellement à la période d'incubation de l'affection.

*La multiplicité des cas dans une seule maison, dans une
seule famille* a été relevée dans toutes les épidémies récentes,
en Suède, en Hollande, aux États-Unis, en Italie, en Autriche,
en Allemagne. Le tableau de la page suivante donne une
idée du grand nombre d'observations de ce genre publiées.

Dans ce tableau, nous avons tenu compte pour certaines
épidémies des *formes abortives*. C'est ainsi que pour l'épidémie suédoise de 1905, Wickman établit les deux statistiques
suivantes portant sur 1.031 cas rassemblés :

A) *Toutes formes* (paralytiques et abortives) :

627 maisons à 1 cas
 95   —   à 2 —
 39   —   à 3 —
 14   —   à 4 —
  7   —   à 5 —
  1   —   à 6 —

Tableau de la multiplicité des cas, dans une même maison et dans une même famille.

ANNÉE	ÉPIDÉMIE	MÊME MAISON	MÊME FAMILLE	AUTEUR
1899	Stockholm.	3 maisons à 2 cas.	"	WICKMAN.
1903	Göteborger (Suède).	1 maison à 2 cas.	"	WICKMAN.
1905 — — — —	Épidémie suédoise. — — — —	95 maisons à 2 cas. 39 — 3 — 14 — 6 — 7 — 5 — 1 — 6 —	Très nombreux cas dans une même famille. (Voir p. 259, foyers épidémiques de Trästena, Gärsdby et Tingsryd).	WICKMAN. — — — —
1906	Ralte (Hollande).	1 maison à 4 cas.	"	TRAVAGLIANO.
1907 — Septembre	Eau Claire (Pensylvanie).	"	1 famille à 3 cas.	UREY.
Été	Lehigh (Pensylvanie).	"	2 familles à 3 cas.	UREY.
—	New-York.	11 maisons à 2 cas. 3 — 3 —	"	COLLINS-HEIMANN.
Juill.-oct.	Massachussets.	9 maisons à plus de 1 cas.	11 familles à plus de 1 cas.	R. W. LOVETT.
Juill.-sept.	Oceana (Michigan).	"	2 familles à 4 cas. 1 — 2 —	W. L. GRIFFIN.
1908 —	Vienne et Basse-Autriche.	"	7 familles à 2 cas. 1 — 3 —	ZAPPERT.
Été	Eau Claire (Wisconsin).	"	1 famille à 5 cas. 1 — 3 —	F. MANNING.
Juin-nov.	Franklin (Massachussets).	"	2 familles à 3 cas. 7 — 2 —	EMERSON.
Juill.-sept.	Northfield (Minnesota).	"	1 famille à 4 cas. 1 — 3 — 1 — 2 —	STRANG.
Juil. août.	Moose-Lake et Barnum (Minnesota).	"	1 famille à 5 cas. 1 — 3 —	HAMILTON.
Juillet oct.	Flint (Michigan).	"	1 famille à 2 cas.	MANWARING.
1909 Juil. sept.	York. (Nebraska).	"	1 famille à 6 cas. 3 — 4 — 1 — 3 — 2 — 2 —	SHILDER.
—	Vienne et Basse-Autriche.	1 maison à 1 cas.	5 familles à 2 cas.	ZAPPERT.
—	Haute-Autriche.	"	7 familles à 2 cas.	G. SHILLER.

B) *Formes paralytiques seules :*

$$76 \text{ maisons à } 2 \text{ cas}$$
$$15 \quad — \quad \text{à } 3 \quad —$$
$$4 \quad — \quad \text{à } 4 \quad —$$
$$2 \quad — \quad \text{à } 5 \quad —$$

Il ressort de ces deux tableaux que les cas multiples de *formes poliomyélitiques* dans une même maison sont nombreux. Mais, ainsi que l'indique Wickman, il est extrêmement intéressant de noter également les dates d'apparition des formes abortives, car elles permettent de saisir le mode de contagion pour certaines paralysies dont le rapport avec les autres cas de la même famille, de la même maison, ou de la même commune resterait autrement inexpliqué. C'est parce que certains auteurs ont négligé les formes abortives, que les périodes d'incubation des formes typiques seules leur ont paru trop longues pour invoquer la contagion directe. Ils étaient obligés d'admettre que les enfants d'une même famille étaient atteints successivement, non pour s'être contagionnés entre eux, mais pour avoir été soumis à la même source infectieuse (Zappert). Wickman a montré que cette conception était erronée; dans les villages isolés où tous les faits et gestes des habitants sont connus, on peut facilement retrouver les sujets, malades ou bien portants qui ont véhiculé le germe de la maladie.

En dehors de toute épidémie manifeste, des cas familiaux ont été publiés. En France, Béclère voit deux sœurs atteintes à 6 jours d'intervalle; Guinon et Rist, un frère et une sœur à 10 jours. Mais le fait le plus connu est celui de William Pasteur :

Pendant le mois de juillet 1896, en l'espace de 10 jours, 7 enfants tombèrent malades, dans une famille anglaise, habitant une propriété isolée :

Trois présentèrent des *paralysies*, qui revêtirent chez deux d'entre eux la *forme spinale*, chez le troisième la *forme cérébrale* avec hémiplégie.

Deux ne présentèrent que des *paralysies passagères*.

Deux présentèrent seulement des *symptômes fébriles* avec malaise général.

Cette observation est extrêmement instructive, elle démontre :

a) La contagion familiale ;

b) L'existence d'une forme cérébrale de même nature que les formes spinales ;

c) L'existence de formes abortives à côté des formes typiques, avec des formes de transition (paralysies passagères).

Dans certaines maisons, la contagion familiale ne se manifeste que très tardivement. Wickman a vu deux cas dans une même maison, à un an d'intervalle. A Vienne, Zappert, a soigné en septembre 1908 un enfant d'un an, atteint de paralysie infantile, dont un frère de 4 ans avait eu lui-même la poliomyélite en mars 1907. Il y aurait en somme des « maisons à paralysie infantile », comme il existe « des maisons à cancer » (Levaditi). Ces faits s'expliquent peut-être par une résistance anormale du médullovirus.

La contagion de la maladie de Heine-Medin nous paraît établie, étudions maintenant de quelle façon elle se transmet.

Cette étude est très difficile dans les grands centres où les différents cas semblent être indépendants. Par contre dans les petites communes où un grand nombre de sujets sont frappés, on peut toujours établir qu'il y a eu contact entre les différents malades ; mais le contage n'a pas toujours lieu directement, il peut se produire par l'intermédiaire de personnes saines.

Autrement dit, *le médullovirus passe habituellement d'homme à homme, mais pas toujours de malade à malade*. Des sujets bien portants peuvent être *porteurs de germes*, et ces sujets sont généralement les frères, les sœurs ou les parents des poliomyélitiques. Les trois schémas de Wickman (pp. 260 et 265) justifient cette opinion.

La transmission d'homme à homme est donc vraisemblable, mais le mécanisme intime de cette transmission n'est pas élucidé. Nous avons vu que sans doute les voies digestives ou respiratoires servent d'entrée au médullovirus, mais le produit qui véhicule le germe d'un sujet à l'autre n'est pas nettement établi. Peut-être la salive, comme pour la rage ; le mucus naso-pharyngé comme pour la méningite cérébro-spinale, jouent-ils un rôle Peut-être enfin le médullovirus se trouve-t-il dans les déjections gastriques ou intestinales.

Eichelberg rapporte le fait suivant :

Une jeune femme tenait dans ses bras un enfant pris de vomissements avec diarrhée, et atteint quelques jours plus tard de poliomyélite. Une partie des matières vomies jaillit sur les vêtements de cette femme. Elle retourna chez elle et joua avec ses deux enfants, âgés de 3 et 4 ans. Ces deux enfants présentèrent 10 et 11 jours plus tard des paralysies typiques.

Quoi qu'il en soit, la transmission d'homme à homme explique le mode de propagation de l'épidémie. L'*école*, centre de réunion des enfants en incubation et des porteurs de germes, est fréquemment un foyer d'où la maladie se répand en rayonnant sur les maisons environnantes (voir schémas, pp. 260 et 265).

D'autre part, l'épidémie se propage surtout *le long des grandes routes et des voies ferrées* (Wickman).

Dans la plupart des foyers épidémiques, ni l'eau, ni les aliments ne paraissent devoir être incriminés pour expliquer la propagation de l'infection. A Trästena par exemple, chaque famille possédait un puits particulier et généralement une vache qui lui fournissait le lait ; enfin les approvisionnements provenant de l'extérieur étaient très minimes. Müller fait d'ailleurs remarquer très justement que la maladie de Heine-

Medin peut frapper des nourrissons exclusivement allaités au sein.

La *contagion par le lait* a pu cependant, exceptionnellement, être relevée; Wickman rapporte en effet le fait suivant :

Dans une ferme, un enfant tomba malade le 6 octobre 1905 et fit de la poliomyélite. Le 20 octobre un autre enfant fut atteint et dans la suite, huit autres personnes furent contaminées, 4 parmi ces dernières durent s'aliter le même jour, le 20 décembre. Tous ces malades buvaient le lait de la ferme.

Cette dernière notion et ce fait que quatre sujets furent frappés simultanément, semblent bien plaider en faveur de l'origine lactée de l'infection ; le lait ayant été contaminé par un porteur de germe.

Notons, enfin, que *les objets inanimés* ont paru dans quelques cas servir d'intermédiaire pour la contagion. L'histoire de la dame chargée de reproduire un dessin fait par un sujet convalescent de maladie de Heine-Medin et frappée à son tour de paralysie voir p. 95) doit être retenue à ce point de vue.

En somme, cette étude nous montre que *la maladie de Heine-Medin est contagieuse surtout par l'homme, directement ou indirectement ; plus rarement par les aliments ou les objets inanimés.*

CHAPITRE VI

PATHOGÉNIE

Nous venons de voir, dans les chapitres précédents, que la maladie de Heine-Medin est due au médullovirus, germe qui présente une affinité spéciale pour le système nerveux et pour les cornes antérieures de la moelle en particulier. Quelle peut bien être la raison de cette prédilection et comment se produit l'envahissement du névraxe?

Pierre Marie, dans ses leçons sur les maladies de la moelle (1892), admet que la lésion poliomyélitique résulte d'un ramollissement par artérite, due elle-même à une embolie d'origine infectieuse qui atteint le plus souvent, sinon exclusivement, l'artère centrale de la corne antérieure. La disposition des lésions dans la corne antérieure, d'après cet auteur, tiendrait donc uniquement à la distribution artérielle, et il s'agirait d'une infection d'origine sanguine.

La théorie de Pierre Marie pour rendre compte de la localisation aux cornes antérieures n'a cependant pas été confirmée par les faits. Wickman dans les cas aigus qu'il a pu autopsier n'a presque jamais observé de véritables embolies. D'ailleurs, la notion de la diffusion des lésions à tout l'axe cérébro-spinal rend superflue toute explication de systématisation.

Le médullovirus présente une prédilection pour le système nerveux, comme le pneumocoque pour les poumons, le bacille d'Eberth pour le tube digestif, le bacille de Klebs-

Lœffler pour la gorge, etc.; la raison de cette prédilection nous échappe totalement.

Attiré vers le système nerveux, il se localise avant tout au niveau des points les plus largement irrigués, tels les cornes antérieures de la moelle qui deviennent ainsi un point d'appel, particulièrement chez l'enfant en voie de développement, de même que les épiphyses les plus fertiles des os sont chez ce dernier un point d'appel pour le staphylocoque (1).

La localisation, presque exclusive au niveau des cornes antérieures, disent Hutinel et R. Voisin, ne tient pas seulement à la disposition anatomique des vaisseaux de la moelle, mais aussi à la moindre résistance qu'entraîne l'hyperactivité fonctionnelle de ces centres musculaires, lorsque l'enfant commence à actionner ses membres.

Faisons remarquer d'ailleurs que les lésions des segments supérieurs de l'axe cérébro-spinal et de l'encéphale en particulier, presque constantes, ne donnent lieu que rarement à des manifestations cliniques, parce qu'un grand nombre de zones cérébrales peuvent être frappées sans provoquer de symptômes. La moindre atteinte des cornes antérieures provoque au contraire l'apparition des troubles moteurs.

Quoi qu'il en soit, tous les auteurs s'accordent sur l'affinité du médullovirus pour le système nerveux, mais les divergences se manifestent sur les voies suivies par ce germe pour atteindre son but. Nous nous sommes déjà longuement étendu sur ce point dans notre chapitre expérimental (voir p. 69). Il nous reste à dire quelques mots des conditions d'infection de l'organisme humain.

1° **Mode de pénétration du médullovirus chez l'homme.** — Selon toute vraisemblance le virus pénètre soit par les voies digestives, soit par les voies respiratoires.

(1, Pour établir une nouvelle comparaison, on peut dire que de même que l'ostéomyélite est due habituellement au staphylocoque, plus rarement au streptocoque, au pneumocoque, etc., de même la poliomyélite est due habituellement au médullovirus, plus rarement au méningocoque, au pneumocoque, etc.

A) Pénétration par les voies digestives. — Parmi les auteurs partisans de ce mode d'infection, les uns attachent de l'importance à l'angine prémonitoire, les autres aux troubles gastro-intestinaux de la période de début.

a) *Pénétration par la gorge.* — Il est incontestable, comme nous le verrons dans notre étude clinique, que l'amygdalite est souvent signalée comme signe initial (Mann, Krause, Müller, Eichelberg, etc.), et Koplik est d'avis que le médullovirus peut s'introduire dans l'organisme par la gorge comme par l'intestin.

b) *Pénétration par l'intestin.* — Nous avons déjà mentionné les lésions d'entérite folliculaire rencontrées par Wickman et par Krause chez certains de leurs malades autopsiés (voir p. 93). Rissler, Bülow-Hansen et Harbitz ont constaté également la tuméfaction des plaques de Peyer; et Leegard, Zappert, Gibney et Wallace, etc., frappés de la fréquence des troubles gastro-intestinaux au début de la maladie de Heine-Medin, défendent l'origine digestive de l'infection. Wollenweber va même plus loin; d'après lui, le médullovirus envahirait primitivement le tube digestif donnant lieu à une sorte de dysenterie qui peut être compliquée de poliomyélite.

B) Pénétration par les voies respiratoires. — Cordier émit déjà l'hypothèse que le germe de la paralysie infantile pouvait être absorbé par inhalation, mais jusqu'à ces derniers temps, l'attention des observateurs ne semble guère avoir été attirée du côté des troubles respiratoires du début. Müller, tout récemment (1910), insiste davantage sur l'atteinte des voies respiratoires au cours de la période d'invasion de la maladie de Heine-Medin (voir p. 126).

Quelle que soit la porte d'entrée du médullovirus dans l'organisme, respiratoire ou digestive, il va gagner le système nerveux. Voyons maintenant par quelle voie.

2° **Mode de propagation.** — Des expériences très probantes ont établi la possibilité de la propagation par voie nerveuse (Landsteiner et Levaditi, Leiner et Wiesner. Voir p. 70.)

Nous pensons en effet que le médullovirus peut circuler dans les fentes lymphatiques des nerfs, mais nous sommes tenté de croire qu'il suit habituellement les vaisseaux, circulant à leur intérieur ou dans leurs gaines lymphatiques. Il parvient ainsi au niveau des espaces sous-arachnoïdiens de la moelle, d'où il va diffuser dans la substance nerveuse.

Ce mode d'envahissement a été reproduit expérimentalement par H. Claude et Lejonne. Ces deux auteurs ont montré que certaines substances toxiques injectées dans les méninges se répandent avec une très grande rapidité dans le névraxe, *en suivant de préférence la voie vasculaire ou périvasculaire.* D'ailleurs, de l'examen des coupes pratiquées à différents étages de l'axe cérébro-spinal, se dégage exactement la même impression. L'infiltration est surtout facile à constater autour des vaisseaux et elle est toujours plus marquée au niveau des régions richement irriguées (renflements lombaire et cervical).

A la suite de Harbitz et Scheel, nous croyons à *une infection primitive de la pie-mère,* suivie d'une rapide extension de l'inflammation dans la profondeur. Voici d'ailleurs la conception des deux auteurs norvégiens : les gaines lymphatiques périvasculaires constituent des voies de communication innombrables entre l'espace sous-arachnoïdien et la substance nerveuse, voies empruntées par le médullovirus. L'infiltration piale est toujours très intense au niveau du sillon antérieur (voir p. 79, fig. 7), d'où l'inflammation gagne immédiatement la substance grise de la moelle et particulièrement les cornes antérieures dont les vaisseaux sont en relation intime avec le sillon antérieur et les méninges.

L'inflammation de la substance blanche semble liée également à l'état de la pie-mère, car dans les zones où cette dernière est respectée, les gaines lymphatiques des vaisseaux perforants ne sont pas infiltrées. Dans les cordons antéro-latéraux, l'infiltration parfois assez marquée, au voisinage immédiat des cornes antérieures, tient vraisemblablement à la vascularisation artérielle commune sur laquelle a insisté Pierre Marie et à l'existence d'anastomoses entre les veines de la substance blanche.

Pour le bulbe et la protubérance, on peut invoquer le même processus d'envahissement que pour la moelle. Ici encore, l'infiltration débute par la périphérie, la pie-mère étant toujours atteinte, et l'inflammation est surtout manifeste au niveau du sillon médian antérieur par où pénètrent les artères médianes antérieures.

Parfois aussi, elle est assez prononcée latéralement au niveau du point de pénétration des *vasa nuclearia*, petits vaisseaux qui avec les artères médianes et les artères périphériques assurent la nutrition de la substance réticulée et des noyaux nerveux situés sous le plancher du quatrième ventricule et l'aqueduc de Sylvius, zones que nous avons signalées comme étant fréquemment le siège d'une infiltration (voir p. 85).

Au niveau du cervelet, l'infiltration pie-mérienne se voit surtout sur la ligne médiane, au voisinage du bulbe et de la protubérance et les mêmes zones de la substance cérébelleuse sont également les plus atteintes par l'inflammation. Enfin, l'infiltration de la méninge molle commande également celle du cerveau. Les vaisseaux des noyaux centraux par exemple sont obligés de traverser la pie-mère malade pour pénétrer dans la base du cerveau.

D'après Harbitz et Scheel, *la poliomyélite est une méningite qui a tendance à gagner la profondeur* et à ce point de vue elle peut être comparée aux autres méningites, tuberculeuse, pneumococcique, etc., qui dans les onze cas autopsiés par les auteurs norvégiens ont toujours présenté une inflammation étendue à toute la moelle, à la base du cerveau et parfois à la convexité. Comme pour la poliomyélite, le mode de propagation des germes semblait commandé par la distribution vasculaire.

Nous acceptons volontiers les conclusions d'Harbitz et Scheel, et nous pensons que *la méningite due au médullovirus existe toujours anatomiquement dans la poliomyélite, et fréquemment cliniquement.* La symptomatologie méningée, souvent constatée avant l'apparition des troubles moteurs ou même sans eux, au cours des épidémies, est encore un argument en faveur du processus d'envahissement que nous défendons.

3° Mécanisme des lésions nerveuses. — Pour expliquer les altérations des éléments de la substance grise de la moelle, nous croyons que les deux théories, parenchymateuse et interstitielle, peuvent, suivant les cas, être invoquées. En d'autres termes nous sommes partisans d'une théorie éclectique.

La rapidité de destruction des cellules radiculaires, qui peuvent disparaître complètement en trois jours et même moins, semble démontrer une atteinte toxique directe de ces cellules par le médullovirus ou ses produits de sécrétion. Les expériences réalisées par Landsteiner et Levaditi, Leiner et Wiesner chez le singe (voir p. 70) viennent également à l'appui de cette hypothèse.

Par contre, la rapidité avec laquelle se rétablit dans d'autres cas la fonction motrice est plutôt en faveur d'un trouble circulatoire. « La poliomyélite, dit M. Claude, cause le plus souvent des destructions partielles de la substance grise sous l'influence d'un processus d'hémorragie localisée ou de thrombo-artérite. Mais l'inflammation peut, sur certaines parties de l'axe spinal, se traduire seulement par des troubles vasculaires transitoires, des altérations fonctionnelles des cellules ganglionnaires qui pourront revenir à leur état normal après un laps de temps plus ou moins long. Ces conditions anatomiques rendent compte de la symptomatologie de la poliomyélite antérieure aiguë, qui se traduit par des paralysies passagères et des paralysies définitives avec amyotrophie. »

Müller, de son côté, admet que la suppression brusque de la transmission de l'influx nerveux peut être due à l'œdème de la substance médullaire. D'après lui des interruptions prolongées du courant n'impliquent pas forcément un pronostic sévère. « L'œdème de la substance grise, dit cet auteur, explique l'existence assez fréquente de paralysies étendues, apparaissant et disparaissant avec la même rapidité. » Avec Wickman, il admet que les troubles apportés au fonctionnement des cellules radiculaires, soit par l'œdème, soit par l'infiltration inflammatoire peuvent disparaître partiellement ou même en totalité, et parfois même très vite, par résorption de l'œdème et régression des lésions interstitielles.

En somme, dans les cas graves, les cellules nerveuses pourraient être détruites à la suite d'une atteinte directe ou d'un trouble circulatoire profond ; dans les formes bénignes, au contraire, il semble plus judicieux de faire intervenir un simple trouble fonctionnel par insuffisance vasculaire momentanée.

CHAPITRE VII

ÉTUDE CLINIQUE

La maladie de Heine-Medin, dans ses formes typiques, présente à étudier trois périodes :

1° *Une période d'incubation* ;

2° *Une période d'invasion*, encore appelée période de début ou période fébrile ;

3° *Une période de paralysies.*

Les deux premières périodes sont communes à toutes les formes. La troisième fait défaut dans les formes abortives ; d'autre part les troubles paralytiques varient avec le siège des lésions.

§ 1. — Période d'incubation.

L'intervalle entre l'entrée du médullovirus dans l'organisme et la date d'apparition des premiers malaises que provoque sa présence, n'est pas encore fixé d'une façon certaine.

Cordier admettait que l'incubation était extrêmement courte, variant de 12 à 36 heures. Il fournit à l'appui de son opinion les deux exemples suivants :

1° Une fillette se rend auprès d'un petit voisin atteint depuis quelques jours de paralysie infantile. 36 heures plus tard, elle présente à son tour les premiers symptômes d'une poliomyélite.

2° Deux enfants d'un village indemne se rendent à Sainte-Foy-l'Argentière, foyer épidémique. Rentrés le soir même chez eux, ils sont pris de fièvre la nuit et quelques jours plus tard présentent des paralysies.

Leegard pensait également que l'incubation est courte, pouvant varier de un à quelques jours.

Wickman, dans le tableau suivant, a noté l'intervalle de temps qui sépare le début de deux cas dans les familles où plusieurs personnes furent atteintes successivement :

Nombre de jours écoulés		Nombre de cas
0 . . . . dans		12
1 . . . . —		22
2 . . . . —		15
3 . . . . —		14
4 . . . . —		11
5 . . . . —		7
6 . . . . —		9
7 . . . . —		7
8 . . . . —		5
9 . . . . —		5
10 . . . . . . —		5
11 . . . . . . —		1
12 . . . . . . —		2
13 . . . . . . —		2
14 . . . . . . —		3
15 . . . . . . —		1
16 . . . . . . —		1
17 . . . . . . —		1
18 . . . . . . —		1
20 . . . . . . —		1
22 . . . . . . —		1
27 . . . . . . —		1

Ce tableau montre que la période d'incubation dure habituellement de 1 à 4 jours, mais peut être plus longue.

Certains auteurs objectent au procédé employé par Wickman de n'être pas rigoureux, pour cette raison que deux frères peuvent s'être infectés à la même source humaine et ne pas s'être contaminés l'un l'autre.

Müller pense d'ailleurs que la durée fixée par Wickman est beaucoup trop courte. Pour les cas où le mode de contage était facile à déterminer, cet auteur a pu compter au moins cinq jours et en moyenne une semaine.

Il est d'ailleurs possible que la durée de l'incubation soit des plus variables. Rappelons-nous, en effet, que chez le singe l'incubation moyenne est de 7 à 11 jours, mais qu'elle peut être plus courte (4 jours) ou plus longue (46 jours) (voir p. 54).

§ 2. — Période d'invasion ou période de début.

La plupart des praticiens connaissent bien le stade terminal de la forme commune de la maladie de Heine-Medin, caractérisé par le tableau classique des paralysies flasques et atrophiques, mais du stade aigu initial, ils ignorent presque tout. Seule l'existence de fièvre et de troubles gastro-intestinaux est de notion courante. Or cette période d'invasion présente un intérêt majeur au point de vue clinique, parce qu'elle est commune à toutes les formes; au point de vue épidémiologique, parce que les formes abortives, aussi dangereuses au point de vue de la propagation de la maladie que les formes typiques, n'aboutissent pas au stade suivant de paralysies. Nous l'étudierons donc en détail, en nous basant principalement sur les données de Wickman qui l'a décrite avec grand soin. Dans les cas que nous avons suivis personnellement, nous avons pu nous rendre compte de l'exactitude de ses observations.

1° **Signes généraux.**

a) *Fièvre.* — La fièvre de début est presque de règle dans la maladie de Heine-Medin, mais il arrive souvent qu'elle passe inaperçue.

Elle débute parfois par un frisson, mais ce fait est exceptionnel. Elle atteint rapidement 38° ou 39° et il n'est pas rare de la voir s'élever jusqu'à 40° et même 41° (Krause, Hochhaus, Dahm, Müller). Au bout de quelques jours, généralement de

3 à 7, parfois plus rapidement, la température redevient normale, soit progressivement, soit après avoir subi de fortes oscillations.

L'élévation de la température ne permet pas de se faire une opinion de la gravité de la maladie, et l'issue fatale peut survenir après la chute de la température.

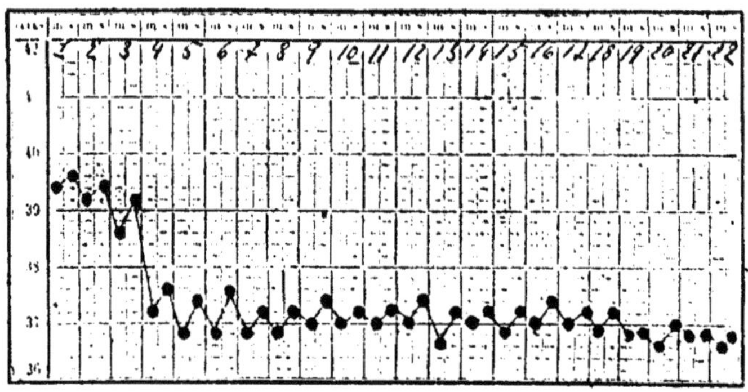

Fig. 16. — *Courbe de température d'un enfant atteint de poliomyélite, suivi dès le premier jour* (Müller).

b) *Pouls.* — Le nombre de pulsations est généralement proportionnel à la température. Lorsqu'on constate un pouls très rapide avec une température peu élevée, on doit penser à une atteinte des centres bulbaires.

c) *Somnolence.* — Elle est souvent extrêmement prononcée, particulièrement dans les cas graves. L'enfant paraît alors détaché de tout ce qui se passe autour de lui et profondément absorbé, il ne parle plus, mais il comprend parfaitement ce qu'on lui dit. Ce contraste entre la torpeur du sujet et la conservation des facultés psychiques est frappant, et il est à remarquer que jusqu'à la dernière minute l'intelligence persistera intacte.

2° **Troubles gastro-intestinaux.** — Ils sont variables avec les épidémies et sans doute influencés par l'époque de l'année où elles sévissent. Krause, en Westphalie, a noté des troubles digestifs dans 90 p. 100 des cas. Or, l'épidémie battait son plein en juillet et août.

L'inappétence avec *état saburral de la langue* est habituelle à la période aiguë.

Les *vomissements* sont très fréquents, mais habituellement peu intenses et de courte durée. Ces caractères, d'après Wickman, les différencieraient des vomissements de la méningite cérébro-spinale et de la méningite tuberculeuse, plus répétés et plus tenaces. Ils ne seraient d'ailleurs pas toujours à mettre sur le compte de l'inflammation méningée, car Müller a rencontré au cours de plusieurs autopsies des lésions nettes de gastrite aiguë.

Les troubles intestinaux ne sont pas rares, et se manifestent le plus souvent par une *diarrhée* fétide, avec selles verdâtres et liquides. Chez les tout petits, lorsque la maladie sévit en plein été, la diarrhée verte peut en imposer pour une simple gastro-entérite, et ce fait explique que certains auteurs aient publié des observations de paralysies infantiles consécutives à des gastro-entérites, qu'il faut considérer comme de simples manifestations locales de la présence du médullovirus dans l'organisme.

Parfois aussi on note de la *constipation*, due à la myélite et à la parésie des muscles abdominaux.

Wickman signale dans quelques cas l'*incontinence des matières*. Celle-ci est généralement très fugace, mais dans un cas, elle persista plus de trois mois.

Comme autres troubles des voies digestives, signalés au début de la maladie de Heine-Medin, notons encore l'angine (Geirsvold, Stieller), la stomatite avec salivation exagérée (Müller).

3° **Troubles nerveux.** — Les phénomènes nerveux occupent également une place prépondérante dans le tableau du stade aigu. Ils relèvent en majeure partie de la méningite concomitante et lorsqu'ils sont très prononcés ils peuvent occuper le premier plan et en imposer pour une méningite aiguë ou tuberculeuse. C'est pour cette raison que nous appelons les formes qui débutent de cette manière, *méningo-myélites*. Nous insisterons sur leur symptomatologie dans la seconde partie de notre ouvrage (voir p. 213), mais nous dirons, dès maintenant, quelques mots des signes nerveux communs à toutes les formes.

La *céphalée*, tout d'abord, est presque constante ; mais elle est habituellement atténuée et n'arrache pas des cris aux malades comme dans la méningite (Wickman). Chez les tout petits, elle passe souvent inaperçue, comme d'ailleurs la plupart des symptômes de cette période. Les grands déclarent bien souffrir de la tête, mais n'indiquent généralement pas de localisation spéciale.

Les douleurs de la nuque et *la rachialgie* s'observent fréquemment au début, même dans les formes les plus atté-nuées. Les apophyses épineuses sont parfois sensibles à la pression. Feer, de Heidelberg, a déterminé aussi de violentes douleurs chez des sujets atteints de formes sporadiques, par l'attouchement des téguments et l'exécution de mouvements provoqués. Quelquefois on note en même temps *un peu de raideur cervicale et vertébrale*, parce que l'enfant s'efforce d'immobiliser son rachis douloureux. Mais ces raideurs sont parfois dues à de réelles contractures.

L'hyperesthésie du début est un signe de toute importance sur lequel Wickman et après lui tous les auteurs qui ont été témoins d'épidémies, insistent énormément. Il est vraiment curieux qu'elle ait pu échapper si longtemps à de bons clini-ciens. Il faut admettre plutôt que ceux-ci la dépistaient bien, mais le dogme de l'intégrité des voies sensitives dans la para-lysie infantile était ancré à tel point dans les esprits, que l'existence de la moindre douleur suffisait à écarter le dia-gnostic de poliomyélite.

L'hyperesthésie est d'autant plus marquée, dit Wickman, que l'enfant est plus jeune. Le seul fait de toucher les petits malades provoque des cris violents, et leur sensibilité semble telle qu'ils poussent ces cris dès qu'ils voient quelqu'un approcher de leur lit. Les mères sont étonnées de l'insociabilité de leurs nourrissons et c'est souvent un des premiers symptômes qui attirent leur attention.

Chez les enfants plus âgés, l'hyperesthésie est également extrêmement fréquente.

Le simple attouchement des téguments provoque parfois de la douleur, mais celle-ci devient plus manifeste par la pression de certaines masses musculaires ou de certains troncs nerveux et surtout par les mouvements provoqués des membres ou de la colonne vertébrale. Le plus souvent ces douleurs ne persistent que très peu de temps, disparaissant avec la chute de la fièvre et l'amendement des symptômes généraux. Mais d'autres fois, elles se prolongent durant des semaines ou bien prennent une telle intensité, qu'elles dominent le tableau clinique (voir *Forme douloureuse*, p. 172).

Les traités classiques insistent tous sur *les convulsions*, fréquemment constatées au début. « Ces dernières, dit P. Marie, peuvent être localisées soit à la face, soit aux extrémités, ou même se borner à un grincement des dents et même à un strabisme passager, ou au contraire se généraliser et se présenter sous la forme d'une véritable attaque d'éclampsie(1); ces attaques durent tantôt une ou deux heures seulement, dans d'autres cas plusieurs jours, et la mort peut survenir avant que l'enfant ait repris connaissance ; parfois elles se montrent à plusieurs reprises. »

Medin a montré qu'au contraire les convulsions étaient assez rares et ne survenaient guère que dans les cas évoluant dans la suite comme des encéphalites, sans constituer d'ailleurs un symptôme alarmant au point de vue de la vie. C'est aussi l'opinion de Wickman.

Les convulsions se voient surtout chez l'enfant en bas âge.

(1) Wickman a vu également une forme éclamptique chez une femme enceinte de 27 ans, qui succomba (voir obs. XIV).

En admettant qu'elles relèvent d'une irritation de l'écorce cérébrale, nous serions assez tenté de croire que le médullovirus manifeste sa présence assez fréquemment *par des symptômes cérébraux chez le nourrisson, médullaires chez l'enfant, méningés chez l'adolescent et l'adulte,* ce qui ne signifie nullement qu'on ne puisse voir toutes les formes de la maladie de Heine-Medin à tout âge. Le médullovirus se diffuse dans tout le névraxe et dans ses enveloppes ; le cerveau étant extrêmement fragile au début de la vie, la moelle au cours de l'enfance, nous pensons que ces deux segments sont particulièrement exposés jusqu'à la puberté. A partir de ce moment, l'axe cérébro-spinal étant plus résistant, les symptômes méningés seuls, parfois, révéleront la souffrance du système nerveux (voir *Forme, cérébrale,* p. 156 et *Méningites pures à médullovirus,* p. 245).

Le *délire* enfin a été signalé, mais il est rare et habituellement peu intense (Wickman, Netter (obs. LII,) Krause, Eichelberg). Le *sommeil* est toutefois assez agité et entrecoupé parfois de cris, de cauchemars, de soubresauts (Müller).

4° Troubles urinaires. — L'intégrité des sphincters au cours de la paralysie infantile est une notion classique. Pierre Marie signale cependant l'incontinence des urines comme un symptôme possible de la période d'invasion. Nous avons déjà mentionné plus haut l'existence de l'incontinence des matières dans quelques cas. Les troubles du sphincter vésical se voient plus fréquemment encore, surtout *la rétention d'urine.* (Wickman, Zappert, Müller, etc. Voir également notre observation, p. 275; celle d'Aviragnet, p. 161 et celles de Medin, Wickman, Netter, etc.).

Elle peut durer plusieurs jours, nécessitant le cathétérisme, mais elle disparaît généralement dès l'apparition des paralysies, qui respectent toujours la vessie. Au cours de l'épidémie suédoise de 1905, Wickman a eu, maintes fois, l'occasion d'observer la rétention d'urine, que Medin avait lui-même déjà rencontrée chez deux sujets. Petren et Ehrenberg l'ont notée chez 7 malades ; soit dans 24 p. 100 de leurs cas.

M. Comby a soigné tout récemment deux enfants atteints de poliomyélite qui présentèrent le même symptôme au début de leur maladie.

Parfois, on constate d'abord de l'incontinence, puis de la rétention (voir obs. XLIV), ou l'inverse (cas 118 de Wickman, voir p. 284).

Nous verrons, dans notre seconde partie, que les paralysies post-méningitiques ont presque toujours été des formes de la maladie de Heine-Medin. Les troubles sphinctériens signalés par Achard et Grenet chez un nourrisson, par Froin, chez un sujet atteint de paralysie ascendante méritent donc d'être rappelés ici (voir obs. XII et XCIV).

Contrairement à l'opinion admise jusqu'ici, la présence de troubles urinaires au début de la maladie, de même que celle de douleurs, ne permet donc pas d'écarter le diagnostic de poliomyélite. Bien plus, elle est, assez fréquemment observée. Sur 99 cas rassemblés à la fin de ce travail, nous trouvons, en effet, 18 fois des troubles sphinctériens, soit dans plus de 1/6 des cas.

Examen des urines : Müller a pratiqué *l'examen des urines* de 12 malades. Il a noté que les urines étaient souvent rares ; il attribue ce fait à l'hypersécrétion sudorale et parfois à la diarrhée concomitante. Il n'a jamais constaté la présence d'albumine ou de sucre.

5° **Troubles respiratoires.** — Les voies respiratoires sont parfois atteintes au début de la maladie de Heine-Medin (Eichelberg, Stiefler, Müller). Ce dernier auteur a pu noter dans la moitié des cas, du *coryza*, des *bronchites*, des *broncho-pneumonies* qui peuvent faire penser à l'influenza. Ces catarrhes de la période d'invasion sont à distinguer des complications broncho-pulmonaires qui peuvent survenir dans les cas graves, lorsque les muscles respiratoires sont paralysés.

D'ailleurs la dyspnée de la période fébrile n'est pas toujours la conséquence d'une infection des voies respiratoires. Elle peut être déjà un indice de la parésie des muscles respiratoires et en particulier des intercostaux.

6° **Troubles cutanés.** — Les *exanthèmes scarlatiniformes ou morbilliformes* signalés par divers auteurs (Heine, Leegard, Lovell, Wickman, Müller, Sabrazès [obs. XXI], Rüssel, Hutinel et Babonnex, [obs. LXVII], etc.), apparaissent généralement pendant la période fébrile; on sait d'ailleurs que les éruptions se développent mal sur les organes paralysés.

L'*herpès* a été rencontré (Wickman, Müller), mais il est exceptionnel, et en présence d'un syndrome méningé, c'est un signe d'une certaine valeur au point de vue du diagnostic car il permettra plutôt de songer à une méningite cérébro-spinale.

L'*hypersécrétion sudorale* est un symptôme très fréquent, mentionné par Eichelberg, Langermann, mais sur lequel Müller surtout a attiré l'attention. Ce dernier auteur a pu le constater chez les trois quarts de ses malades. Chez la fillette atteinte du syndrome de Landry, admise dans le service de M. Comby le 3e jour de la maladie (voir obs. LXX) nous avons noté une transpiration intense, sans connaître la valeur attachée à ce symptôme au début de la maladie de Heine-Medin. Tout le corps de l'enfant était baigné constamment de sueurs, et il nous a semblé que la transpiration était plus abondante au niveau des membres paralysés. Même chez les sujets présentant de la déperdition d'eau à la suite d'une diarrhée intense, Müller a pu constater une forte hypersécrétion sudorale. L'abondance de la transpiration est surtout notée dans les formes ascendantes.

7° **Examen du sang.** — Müller a examiné le sang de 15 enfants atteints de paralysie infantile, au début de la maladie. Malgré des températures élevées de 39° et au delà, il a pu constater que le chiffre des globules blancs restait parfois normal, mais plus souvent dénotait de la *leucopénie*. Krause, Reckzeh ont obtenu les mêmes résultats.

Le chiffre des leucocytes tombe à 5.000 et même à 3.000,

avec prédominance des lymphocytes. La Fétra, à New-York,
par contre a vu 6 fois le chiffre des globules blancs atteindre
10 à 20.000. L'étude hématologique de la maladie de Heine-
Medin à donc besoin d'être reprise.

De tous les symptômes de la période d'invasion que nous
venons de décrire les plus importants nous paraissent être
la *fièvre*, les *troubles gastro-intestinaux*, la *céphalée*, les *douleurs de la nuque*, la *rachialgie*, l'*hyperesthésie*, et l'*hypersécrétion sudorale*. Ces symptômes ne se retrouvent pas habituellement au complet ; quand ils existent ils peuvent durer
quelques heures à quelques jours, parfois même persister
plus d'une semaine et l'on croit, durant ce temps, se trouver
en présence d'une maladie infectieuse banale ou d'une fièvre
éruptive anormale.

L'intensité des prodromes ne permet pas d'établir un pronostic quelconque des paralysies à venir. Celles-ci peuvent
d'ailleurs apparaître d'une façon soudaine, la période fébrile
ayant passé inaperçue ou ayant fait défaut.

§ 3. — Période de paralysies.

Les paralysies, lorsqu'elles apparaissent, peuvent atteindre
des segments de l'organisme différents suivant le siège des
lésions. Mais, le plus fréquemment (241 cas sur 266, Zappert), le médullovirus, ainsi que l'indique le nom que nous
lui avons donné, provoque une inflammation prédominant au
niveau de la moelle. Cette lésion donne bien le tableau de la
paralysie infantile classique qui constitue la *forme spinale de
la maladie de Heine-Medin*. C'est cette forme que nous pren-
drons comme type de notre description, réservant l'étude des
autres variétés pour un chapitre spécial.

Forme spinale de la maladie de Heine-Medin.

Pour la description de cette forme, nous distinguerons trois
phases : période d'apparition des paralysies, période de ré-

gression, période d'atrophie avec déformation. Dans l'étude des symptômes, nous insisterons surtout sur les données acquises au cours des épidémies récentes.

1° **Période d'apparition des paralysies.** — La température, tout au moins dans les cas de moyenne intensité, est revenue à la normale lorsque surviennent les paralysies.

1° Troubles moteurs. — Ils apparaissent habituellement du deuxième au cinquième jour, s'ajoutant aux autres signes initiaux qui peuvent persister quelque temps. Parfois ils apparaissent plus tôt, au bout de vingt-quatre heures, ou plus tard après une ou deux semaines.

Les troubles moteurs peuvent aussi être les premiers en date et attirer seuls l'attention des parents qui viennent consulter parce que l'enfant ne peut plus se servir de ses mem_bres, ne peut plus remuer la tête ou ne peut plus s'asseoir. Dans certains cas, l'enfant se rendait encore régulièrement à l'école, les jours précédents, mais il était sujet à des chutes fréquentes sans motif plausible. Un matin, au réveil, il se trouve dans l'impossibilité de se lever comme à l'ordinaire. (*Paralysie du matin* de West.) (Voir obs. I.)

Les paralysies peuvent frapper un muscle isolé, un groupe musculaire, un ou plusieurs segments de l'organisme, parfois la majeure partie de la musculature. Dans ces derniers cas elles procèdent d'une façon progressive, atteignant leur maximum en quelques heures, mais plus souvent en quelques jours. On assiste alors à des poussées successives, à la suite desquelles les paralysies gagnent en intensité ou en étendue (généralisation, forme ascendante, forme descendante).

A. *Siège des paralysies.* — Medin a pu suivre de jour en jour 65 cas de la maladie que nous étudions, dont 42 revêtirent la forme spinale. Les paralysies dans ces derniers cas portèrent sur :

```
Les deux membres inférieurs . . . . . . . . . .  20 fois.
Le membre inférieur droit  . . . . . . . . . . .   6 —
    —          —      gauche . . . . . . . . . .   4 —
```

Le membre supérieur gauche . . . . 4 fois.
—   —   droit. . . . . 2 —
Les membres supérieurs et inférieurs . . . . . . 1 —
Les membres supérieurs, inférieurs et les muscles
   du cou. . . . . 1 —
Les membres supérieurs, inférieurs et les muscles
   thoraciques et abdominaux . . . . 2 —
Les membres supérieurs, inférieurs et les muscles du
   tronc et du cou . . . . 2 —
Toute la musculature . . . . 1 —
Localisation indéterminée . . . . 1 —

a) *Paralysie des membres.* — La statistique précédente
montre avec netteté la fréquence de la paralysie des membres
et surtout celle des membres inférieurs. Le tableau suivant

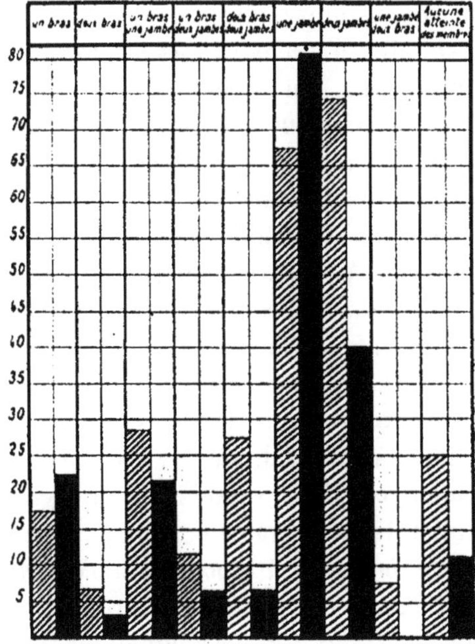

FIG. 17. — Paralysie des membres au début et à la fin de la période d'observation (d'après ZAPPERT).

Paralysies du début.
Paralysies de la fin.

emprunté au rapport de Zappert fournit des résultats concordants ; il montre en outre la localisation des paralysies d'une
part au début, d'autre part à la fin de la période pendant laquelle les malades ont été soumis à l'observation du médecin.

La paralysie donne donc lieu habituellement à une monoplégie ou à une paraplégie des membres inférieurs. Il est à
noter qu'en cas d'atteinte d'une jambe ou d'un bras, la paralysie est souvent croisée, la jambe du côté droit, par exemple
étant immobile en même temps que le bras du côté gauche.
D'autres fois, la paralysie revêt une forme hémiplégique, le
bras et la jambe du même côté étant paralysés. Lorsque les
quatre membres sont frappés, l'enfant est couché dans son
lit, inerte, incapable de tout mouvement.

Certains groupes musculaires sont frappés avec prédilection, ou avec plus d'intensité lorsque tous les muscles du
membre sont atteints. Au membre supérieur, *les muscles de
l'épaule et en particulier le deltoïde* sont le plus souvent
atteints, puis, le triceps, l'extenseur commun des doigts,
l'extenseur propre du pouce, le court supinateur, les inter-
osseux, les muscles de l'éminence thénar et ceux de l'éminence hypothénar. Au membre inférieur, la paralysie frappe
surtout le *groupe des péroniers*, puis l'extenseur propre du
gros orteil, le jambier antérieur, l'extenseur commun des
orteils, etc. Sperk explique cette fréquence de la localisation
de la paralysie sur certains muscles par la « théorie du plus
grand fonctionnement d'Edinger » : les muscles le plus cou-
ramment employés, donc soumis aux plus grandes fatigues,
sont aussi atteints en premier et le plus fortement.

La *paralysie infantile à topographie radiculaire* a été signalée par différents auteurs entre autres Dejerine, Cestan et
Huet, Cestan et Pujol. Ces derniers auteurs ont publié tout
récemment un cas des plus intéressants dont voici le résumé :

Malade de 27 ans.
Face intacte.
Membres supérieurs : *Droit* : atrophie des muscles du groupe radi-

culaire supérieur : deltoïde, sus et sous-épineux, biceps, long supinateur, brachial antérieur, grand pectoral (*type scapulo-huméral*). *Gauche*,
atrophie des muscles du groupe radiculaire inférieur : muscles des
mains et muscles fléchisseurs.

Membres inférieurs. Droit : paralysé dans sa totalité. *Gauche* : intact.

b) *Paralysie du cou*. — La participation des muscles de la
nuque, comme celle des muscles du tronc et des muscles de
l'abdomen en particulier, est plus fréquente que ne l'admettent les auteurs classiques. Il n'est pas rare en effet de voir
les enfants, couchés dans leur lit, la tête fortement rejetée en
arrière. Il leur est absolument impossible de la relever et si
on les aide à s'asseoir, la tête ballante retombe immédiatement sur le plan du lit.

Exceptionnellement, la paralysie de la nuque peut exister
seule (1 cas de Wickman) ; généralement on la rencontre en
même temps que d'autres paralysies des membres. Elle dénote
naturellement des lésions médullaires élevées, et peut causer
des appréhensions au point de vue d'une atteinte ultérieure du
bulbe. Erb donnait à cette forme de la maladie de Heine-
Medin le nom de *poliomyélite antérieure aiguë supérieure*.

La *paralysie du centre cilio-spinal* a été observée deux fois
par Wickman. L'atteinte de ce centre dont les fibres centri-
fuges suivent la première racine dorsale se traduit par du
myosis, le rétrécissement de la fente palpébrale et la rétraction du globe oculaire.

c) *Paralysie du tronc*. — Les *muscles du dos* et en particulier des gouttières vertébrales sont souvent paralysés : l'enfant ne peut s'asseoir dans son lit tout seul, et si on l'aide,
il retombe lourdement en arrière dès qu'on le lâche, parfois
même en avant, entraîné par le poids de la tête.

Les paralysies du grand dorsal et du grand dentelé ont été
signalées. Le trapèze est parfois atteint, mais sa partie supérieure, innervée par le spinal, demeure intacte.

Les *muscles de l'abdomen* sont assez fréquemment atteints,
du moins au stade de début. La localisation des paralysies à

leur niveau, mentionnée par Duchenne, de Boulogne, est tombée dans l'oubli après lui, malgré les communications de Medin.

Les travaux récents de Oppenheim, Ibrahim et Hermann, de Wickman, ont de nouveau attiré l'attention des cliniciens sur elle. Sur 29 sujets, examinés par Petren, 15 présentèrent des troubles moteurs des muscles abdominaux.

Dans les cas typiques, le ventre est augmenté de volume, légèrement météorisé. Si on demande à l'enfant de s'asseoir, on constate que les muscles abdominaux restent absolument flasques et cet aspect est surtout caractéristique lorsque la paralysie prédomine d'un côté, auquel cas on peut voir une déviation de l'ombilic (Wickman). Il est possible que le muscle psoas-iliaque soit lui-même touché et que son impotence contribue à immobiliser l'enfant dans le décubitus horizontal. La paralysie de la sangle abdominale entraîne tout naturellement de la constipation.

Les paralysies ou plutôt les parésies des muscles du tronc, fréquentes au début de la maladie de Heine-Medin lorsque les lésions sont étendues, disparaissent en général assez vite.

Notons enfin qu'on peut être témoin d'une atteinte *des muscles respiratoires*, sans que l'issue fatale s'en suive fatalement. Zappert rapporte un cas semblable qu'il prit pour un croup et traita par des injections de sérum. Les muscles intercostaux sont assez souvent frappés, le diaphragme plus rarement, (1 cas de Wickman, 3 cas de Petren) ; leur paralysie devient surtout manifeste lorsque l'enfant fait le moindre effort, parce qu'alors on le voit se cyanoser et être pris d'un accès de dyspnée.

B. *Caractère des paralysies*. — Les auteurs classiques admettent que les paralysies sont souvent complètes d'emblée. Il n'en est rien. Il semble au contraire que dans la majorité des cas, les troubles moteurs se manifestent tout d'abord par une simple faiblesse. Autrement dit, la parésie précède habituellement la paralysie. Pendant quelques jours, le sujet peut encore exécuter les mouvements usuels, mais avec difficulté.

Lorsque les membres supérieurs sont pris, il devient maladroit de ses mains; lorsque ce sont les membres inférieurs il pourra encore se tenir debout, alors qu'il lui sera devenu impossible de marcher.

En général, la parésie devient plus marquée, mais assez souvent elle rétrocède rapidement et la guérison complète survient. Ces faits sont importants à connaître, parce qu'ils servent de transition entre les formes paralytiques et les formes abortives qui n'aboutissent pas au stade de paralysie.

Presque toujours les paralysies sont flasques, dès le début et pendant toute la durée de la maladie. La tonicité musculaire est considérablement diminuée et les membres n'offrent aucune résistance; quand on les soulève, ils retombent immédiatement. Au bout d'un certain temps, survient également une grande laxité articulaire qui permet de donner aux mouvements des membres une amplitude exagérée.

Exceptionnellement, quelques auteurs ont pu voir des *paralysies spasmodiques* au cours de la forme spinale de la maladie de Heine-Medin. Nous disons, au cours de la forme spinale, parce que la spasmodicité est beaucoup moins rare dans la forme encéphalique.

Lorsqu'on a affaire à des contractures, il est souvent difficile de déterminer le siège exact des lésions qui les provoquent. Les paralysies spasmodiques d'origine médullaire seraient associées à des douleurs, à des troubles trophiques et sphinctériens, alors que celles d'origine cérébrale donneraient lieu uniquement à des manifestations motrices.

On peut voir parfois coexister des paralysies flasques et spasmodiques (voir plus loin, p. 136). L'observation de Paisseau et Troisier (voir obs. LXVI, p. 284) en fournit un très bon exemple. Müller a vu coexister chez un sujet une paralysie spasmodique d'une jambe avec une parésie flasque du bras du même côté, et chez un autre, une parésie spasmodique du bras avec une paralysie flasque de la jambe.

Certaines observations montrent que la spasmodicité peut n'exister qu'au début, d'autres qu'elle peut être secondaire. Un des malades de Müller, atteint d'une paraplégie flasque présenta au stade de régression une parésie spasmodique d'un des membres inférieurs avec exagération du réflexe rotulien et signe de Babinski dénotant une atteinte du faisceau pyramidal. Ce fait montre que Petren avait tort de dire que les paralysies qui peuvent être spasmodiques d'emblée ne le deviennent jamais secondairement.

Parfois la prédominance d'un groupe musculaire sur le groupe antagoniste (des fléchisseurs respectés par exemple sur les extenseurs malades) donne lieu à des contractures, sans qu'on puisse en déduire qu'il s'agit d'une paralysie spasmodique.

En tout cas *il est nettement établi que la maladie de Heine-Medin peut donner lieu à de la spasticité*. Le tout est de savoir si cette spasticité ne doit pas être mise sur le compte d'une atteinte cérébrale, que l'anatomie pathologique nous a montré toujours exister, même au cours des formes purement spinales cliniquement.

2° ÉTUDES DES RÉFLEXES. — Les réflexes tendineux sont abolis et les réflexes cutanés sont diminués ou absents, disent les ouvrages classiques. Cette proposition est exacte, mais elle est trop absolue.

A. *Réflexes tendineux*. — La disparition des réflexes tendineux, et particulièrement des réflexes rotuliens est généralement un signe précoce de la poliomyélite, lié à l'altération si fréquente de la moelle lombaire. La disparition du réflexe patellaire précède habituellement l'apparition de la paraplégie: mais elle peut s'observer alors même que les membres inférieurs sont respectés. Dans certains cas, elle coexiste avec une paralysie des membres supérieurs, dénotant à elle seule l'atteinte des segments médullaires inférieurs; d'autres fois, elle est l'unique symptôme qui permette de soupçonner que le système nerveux a été touché par le médullovirus au cours d'une forme abortive. En même temps que l'abolition du réflexe rotulien, on peut voir ou non la disparition des réflexes achilléen, olécranien, etc., d'un seul ou des deux côtés. Dans les formes spinales supérieures, le réflexe rotulien est souvent respecté.

Toutes ces données sont conformes à la théorie classique, par contre *la spasticité des membres avec exagération des réflexes n'a guère été admise jusqu'ici, et pourtant les faits sont là pour prouver qu'on peut les observer.* Aussi croyons-nous utile d'insister sur ce point, en notant les différentes éventualités observées :

α) On peut constater l'exagération des réflexes rotuliens. — (Voir obs. de Bernard et Maury, XCIII.)

β) On peut constater la disparition du réflexe rotulien en même temps que l'exagération du réflexe achilléen du même côté (Müller, Zappert) avec en outre parfois un signe de Babinski positif (Claude).

γ) On peut constater l'absence de réflexe rotulien d'un côté, en même temps qu'une exagération manifeste du réflexe rotulien, avec parfois clonus du pied, du côté opposé (Zappert) ou signe de Babinski positif (Netter et Devé, voir obs. XLIV).

Zappert explique ces symptômes paradoxaux par l'envahissement des voies pyramidales du même côté ou du côté opposé au foyer poliomyélitique. Le processus inflammatoire ne restant pas localisé à la substance grise, mais ayant tendance à diffuser, détermine une dégénérescence descendante des voies pyramidales et à sa suite l'exagération des réflexes. Il faut penser à cette éventualité pour ne pas mettre la spasticité unilatérale sur le compte d'une localisation cérébrale du médullovirus.

δ) On peut constater une abolition des réflexes des membres supérieurs avec exagération des réflexes des membres inférieurs. (Cas de Paisseau et Troisier, obs. LXVI.)

L'observation suivante de Claude et Vetter, communiquée tout dernièrement à la Société de neurologie en est un bel exemple.

Un jeune homme de 20 ans est atteint de poliomyélite antérieure aiguë, ayant débuté brusquement par une période fébrile avec *réactions méningées* légères. *Une période de douleurs très vives* dans les membres supérieurs a précédé de quelques jours l'apparition de la paralysie. Celle-ci est restée localisée aux membres supérieurs. Il n'existe pas de troubles de la sensibilité. *Les réflexes des deux membres supérieurs sont abolis; aux membres inférieurs, les réflexes rotuliens et achilléens sont nettement exagérés des deux côtés*; et cela dès le début de la maladie. Il n'y a pas de trépidation spinale, pas de signe de Babinski, mais la manœuvre d'Oppenheim provoque l'extension de l'orteil des deux côtés.

En résumé, il s'agit d'une poliomyélite avec flaccidité supérieure, spasticité inférieure ; cette dernière étant due à ce fait que les lésions ont également intéressé les cordons antéro-latéraux et en particulier les faisceaux pyramidaux.

Wickman raconte avoir vu à l'hôpital des Enfants-Malades, dans le service du docteur Méry, un garçon de 12 ans, admis pour une adénopathie tuberculeuse. Il avait une paralysie infantile typique du bras gauche. Cependant à gauche, on constatait une exagération du réflexe rotulien, en même temps qu'un léger clonus du pied.

Le même auteur a vu un adulte présenter une paralysie du facial et de l'hypoglosse avec exagération marquée des réflexes rotuliens (obs. LXIV).

c) On peut voir une exagération passagère des réflexes précéder leur disparition (Müller).

Ce fait s'observerait surtout dans les méningo-myélites. Au stade méningé, l'amplitude du réflexe est augmentée parfois, pour diminuer ou disparaître au stade paralytique (cas de Parmentier, obs. LXXXII).

WICKMAN a vu un malade présenter une *exagération des réflexes au début*, alors que sans avoir de paralysie appréciable, il se plaignait de simple faiblesse des jambes. Il s'agissait en somme d'une parésie, mais trois semaines plus tard, il présentait une paraplégie complète des membres inférieurs avec abolition totale des réflexes.

d) On peut voir enfin, au stade de régression, les réflexes devenir normaux et même s'exagérer, en même temps qu'apparaît parfois une trépidation épileptoïde. Ces faits ont été constatés par Förster, Müller, Job et Froment (voir obs. XLV), etc. Nous avons vu nous même chez un petit malade l'exagération des réflexes rotuliens à la période de régression des paralysies (obs. XXII). L'observation suivante de Wickman est également très probante à cet égard :

A.-A. S., garçon de 10 ans.

18 VII 1905. — Début par céphalée, fièvre, vomissements. Quelques jours plus tard, raideur de la nuque, rachialgie, station debout impossible.

29 VII. — Raideur de la nuque. Tête rejetée en arrière. Opisthotonos. Genoux en flexion; l'extension des jambes est douloureuse. Les pieds sont immobiles et flasques, les orteils font quelques mouvements. Parésie des muscles abdominaux. *Abolition des réflexes rotuliens, mais exagération des réflexes crémastériens et abdominaux.*

Au bout de 7 semaines de repos au lit, la marche devint possible.

22 IX 1905. — Démarche vacillante. Jambe atrophiée et flasque. Tonicité des muscles de la cuisse diminuée. Tous les mouvements des membres inférieurs sont possibles, mais diminués.

Signe de Lasègue bilatéral. Pas de contractures musculaires.

Les réflexes rotuliens sont notablement exagérés des deux côtés. Pas de clonus du pied.

En somme, chez cet enfant atteint d'une méningo-myélite à médullovirus, les réflexes rotuliens, abolis le 29 août étaient exagérés le 22 octobre. Dans le cas de Parmentier, précédemment cité, on constatait une évolution inverse. La formule de la réflectivité dans les formes méningées de la maladie de Heine-Medin est donc variable.

B. *Réflexes cutanés.* — Le *réflexe abdominal* disparaît habituellement lorsque la paraplégie des membres inférieurs est très étendue ou lorsque les muscles du tronc participent au processus morbide. Cependant Wickman et d'autres auteurs ont observé une paralysie des muscles abdominaux avec conservation du réflexe.

Le *réflexe crémastérien* fait parfois défaut, mais il persiste plus souvent que le réflexe abdominal (Förster).

Le *réflexe plantaire* donne lieu habituellement à la flexion des orteils. Cependant *le phénomène de Babinski* a été maintes fois constaté. M. Babinski, lui-même, a vu un malade atteint de poliomyélite antérieure aiguë avec extension de l'orteil et il signale que dans certaines observations avec autopsies on a pu noter des lésions étendues aux cordons antéro-latéraux. Deux malades observés par M. Netter, l'un avec Devé, l'autre avec Halipré, présentaient le signe de Babinski d'un côté (voir obs. XLIV).

Le malade suivi par Guinon et Paris présentait le signe de Babinski, quinze jours après le début. Il s'agissait vraisemblablement d'une irritation passagère du faisceau pyramidal, car Courtellemont, un mois après déterminait la flexion de l'orteil (voir obs. XXIX).

M. Lesné, chez la fillette qu'il a examinée à Salies-de-Béarn, trouve également le signe de Babinski (obs. LXXII). Ce signe est également noté par Pierre Marie chez l'adulte dont l'observation sera résumée plus loin (voir p. 162), mais dans ce cas l'autopsie, pratiquée par Rossi, révéla des lésions encéphaliques.

L'existence de ce symptôme est assez naturelle vu la diffusion du processus inflammatoire médullaire ; on le relèverait beaucoup plus souvent sans doute si on le recherchait systématiquement, mais il ne faut pas oublier qu'à l'âge où la maladie atteint le plus d'enfants (de la deuxième à la troisième année) ce signe n'a pas la valeur qu'on lui accorde chez l'adulte.

L'étude des réflexes au cours de la maladie de Heine-Medin montre donc que toutes les modalités peuvent se voir. La formule classique est trop rigide et les observations futures devront établir les exceptions qu'elle comporte.

2° EXAMEN ÉLECTRIQUE. — Delherm et Laquerrière viennent de publier tout récemment dans *la Gazette des hôpitaux* (10 janvier 1911) un article traitant de cet examen. Notre compétence faisant ici défaut, nous leur cédons volontiers la parole, en adaptant toutefois leur description, au point de vue des formes, à notre classification

Dans la forme spinale, habituellement observée, on trouve presque toujours un muscle ou un groupe musculaire en réaction de dégénérescence persistante, ce qui indique une atteinte profonde des cornes antérieures. Mais il n'est pas rare d'observer des cas avec réaction de dégénérescence passagère ou ébauche de réaction de dégénérescence, se comportant comme une névrite grave ou moyenne, au point de vue de l'évolution ultérieure.

Enfin, il est assez fréquent de voir certains sujets, qui ne diffèrent guère cliniquement des précédents, avoir *des réactions électriques plus atténuées* (inexcitabilité faradique, hypoexcitabilité galvanique, ou même simplement diminution aux deux modes d'excitation) et se comporter comme s'ils étaient atteints de troubles assez comparables à la paralysie diphtérique.

En somme, des examens pratiqués ces derniers temps par Delherm et Laquerrière, il résulte qu'*on peut observer tous les degrés de gravité dans la forme spinale* et qu'à côté des formes sévères qui ne pardonnent pas à certains groupes musculaires, il est des formes bénignes, susceptibles de guérir complètement.

L'électro-diagnostic sur lequel Duchenne, de Boulogne, avait attiré l'attention a donc une portée pratique considérable puisqu'il permet de préciser dans une certaine mesure le pronostic. On devra donc dans tous les cas y avoir recours de bonne heure, pour savoir quels muscles seront épargnés, et quels muscles seront sacrifiés. Ces derniers, en effet, présentent vers le dixième ou le quinzième jour la réaction de dégénérescence; et si des électrodiagnostics successifs intercalés entre des périodes du traitement montrent que ces réactions ne changent pas, il y a lieu de craindre que la réaction de dégénérescence ne soit définitive.

Nous devons savoir cependant que les idées sur la réaction

de dégénérescence elle-même se sont un peu modifiées. Jusqu'ici son existence était d'un pronostic fâcheux ; les auteurs modernes la considèrent comme un peu moins effrayante qu'autrefois. A leur avis elle ne comporte pas un égal pronostic dans tous les cas ; et lorsqu'on la constate, on ne doit pas perdre tout espoir.

4° TROUBLES SENSITIFS. — Il est tout à fait exceptionnel, disent les auteurs classiques, d'observer dans la poliomyélite des troubles sensitifs. Cette proposition est exacte en ce qui concerne la période chronique de la maladie. Mais au stade aigu, et au début des paralysies, il n'est pas rare d'observer des troubles sensitifs. Nous avons déjà parlé de l'hyperesthésie et de la douleur provoquée par la pression des masses musculaires et des troncs nerveux. Ces symptômes peuvent persister parfois des semaines et même des mois et nous les étudierons avec la forme douloureuse de la maladie de Heine-Medin (voir p. 172).

Les troubles que nous aurons en vue ici sont ceux de la sensibilité objective, troubles niés pendant longtemps par les auteurs. Il faut reconnaître d'ailleurs que chez les tout petits, chez ceux qui forment en somme le gros du contingent des poliomyélitiques, à la période aiguë leur recherche n'est guère aisée, sinon impossible. C'est à l'adolescent et à l'adulte qu'il faut s'adresser pour être fixé sur ce point ; néanmoins on peut, chez l'enfant également, constater de la diminution de la sensibilité. Pour Müller elle serait habituelle au début, mais resterait souvent méconnue parceque passagère. Nous avons nous-même, chez une fillette de 4 ans, constaté, de l'hypoesthésie (voir obs. LXX). On peut d'ailleurs, d'après le seul examen des coupes, s'attendre à trouver ce symptôme, puisque l'infiltration envahit souvent et les cornes et les racines postérieures.

MEDIN, dans un cas, a constaté une anesthésie totale des membres, et l'attribue à une association de poliomyélite et de polynévrite. Nous avons vu que cette interprétation ne résiste pas à la critique, mais au point de vue clinique, le fait demeure.

WERNICKE a vu un homme de 32 ans atteint de paraplégie flasque totale présenter des troubles de la sensibilité au niveau du membre inférieur gauche, jusqu'à hauteur de la crête iliaque et caractérisés par de l'hypoesthésie avec sensibilité hésitante à la température.

WICKMAN, chez un homme de 23 ans, atteint de paraplégie flasque des membres inférieurs, a constaté à leur niveau la disparition de la sensibilité à la douleur.

KRAUSE a vu, pendant des semaines, un enfant présenter une anesthésie complète.

MÖLLER a vu chez un enfant la disparition de la sensibilité à la douleur et à la température au niveau de son membre supérieur paralysé.

Le même auteur, chez un adulte, a constaté une dissociation des troubles sensitifs: conservation de la sensibilité au toucher avec diminution à la douleur et à la température.

Cette dissociation de la sensibilité, observée par Müller, indiquerait une atteinte élective de la corne postérieure (Strümpell), l'existence d'une poliomyélite à la fois antérieure et postérieure.

En résumé, les troubles moteurs dominent le tableau clinique de la forme spinale de la maladie de Heine-Medin, mais les troubles sensitifs peuvent être notés. *En tout cas, leur existence ne permettra pas d'écarter d'emblée le diagnostic de poliomyélite.*

5° TROUBLES TROPHIQUES. — Ils sont généralement insignifiants à cette période. Quelques auteurs ont noté des troubles vaso-moteurs, à rapprocher des érythèmes du début.

L'abaissement local de la température au niveau des membres paralysés, peut être précoce, mais il est surtout accentué de même que les autres troubles trophiques, à la période d'atrophie.

L'hypersécrétion sudorale localisée aux segments malades a également été notée par les anciens auteurs (Rilliet et Barthez).

6° TROUBLES SPHINCTÉRIENS. — Nous avons vu qu'à la période d'invasion ces troubles n'étaient pas rares. A la période de paralysies au contraire, on ne les rencontre presque jamais et Heine, Medin, Wickman sont d'accord sur ce point avec les auteurs classiques.

Toutefois, exceptionnellement, le fonctionnement défectueux des sphincters peut persister quelque temps.

WICKMAN a vu chez un malade les troubles de la miction durer plusieurs mois.

FOERSTER a observé un sujet qui présenta de l'incontinence d'urine pendant 11 jours.

MÜLLER, a vu une malade adulte éprouver pendant des semaines de la difficulté pour vider sa vessie.

7° INTELLIGENCE. — L'intelligence demeure toujours intacte. Aucune observation ne relève le moindre trouble psychique.

2° **Période de régression des paralysies.** — Les paralysies atteignent d'emblée ou progressivement leur degré maximum, puis elles restent stationnaires et au bout de quelques jours habituellement elles commencent à diminuer d'intensité et d'étendue. La régression est donc précoce, mais sa marche est extrêmement lente. Elle peut durer des semaines, *plus souvent des mois et même des années*, fait important à connaître pour ne pas désespérer d'une amélioration lointaine et continuer avec persévérance le traitement.

La régression ne porte pas également sur tous les muscles. Il en est qui récupèrent rapidement leur fonctionnement. Il en est d'autres qui resteront longtemps et parfois définitivement compromis.

Les territoires musculaires sur lesquels la paralysie reste cantonnée sont habituellement ceux qui ont été frappés en premier et ceux qui constituent les groupes de prédilection de la poliomyélite (voir p. 151).

L'examen électrique permet souvent de prévoir dès l'apparition des paralysies, celles qui persisteront, ou du moins seront longues à s'atténuer.

La flaccidité des paralysies avec abolition des réflexes est la règle à cette période, mais cette règle comporte quelques exceptions sur lesquelles nous avons déjà insisté.

3º Période d'atrophie et de déformations. — Certaines formes de maladies de Heine-Medin n'aboutissent pas au stade de paralysie.

De même, certaines formes spinales donnent lieu à des paralysies transitoires sans que l'amyotrophie s'en suive. Mais en règle générale l'atrophie ne tarde pas à apparaître au niveau des territoires paralysés, entraînant à sa suite des difformités qui s'accentueront à mesure que l'enfant grandit.

1º ATROPHIES. — L'atrophie devient manifeste vers le deuxième mois, mais elle peut survenir plus tôt.

La seule inspection du malade permet de constater la gracilité des membres paralysés qui contraste fortement avec l'aspect des membres sains.

Si on pratique un examen détaillé, on constate que l'atrophie porte sur tous les plans : les muscles, les os, les ligaments, la peau et même les vaisseaux sont frappés.

a) *Muscles.* — « Les muscles définitivement frappés sont voués à l'atrophie » (Dejerine et A. Thomas). Les masses musculaires paralysées semblent fondre littéralement, réduisant le muscle à l'épaisseur d'une simple lame. Parfois une adipose locale sous-cutanée masque l'affaissement déterminé par l'atrophie.

Cette atrophie peut porter sur tous les muscles d'un membre, mais elle se confine habituellement à certains groupes musculaires dont la paralysie donne lieu à une gêne fonctionnelle caractéristique. Aux membres inférieurs, l'atteinte des muscles de la région antéro-externe de la jambe détermine du *steppage*. Quand le triceps crural est frappé, le malade couché est dans l'impossibilité de détacher le talon du plan du lit ; quand il marche, pour maintenir son genou droit, il est obligé de suppléer à l'action du triceps en appuyant sa main sur la face antérieure de la cuisse (Hoffa). Si le tenseur du fascia lata est demeuré intact le malade substitue son action à celle du triceps paralysé. On voit alors le mouvement d'extension et de soulèvement du membre inférieur se faire, mais seulement combiné avec la rotation en dehors (Kirmisson).

Au membre supérieur, si le deltoïde est touché, l'élévation du bras devient impossible. Au niveau du tronc, la paralysie du grand dentelé empêche l'élévation du bras au-dessus de l'horizontale, celle des muscles des gouttières vertébrales renverse le tronc en arrière. L'atteinte des muscles abdominaux provoque la saillie des fessiers, et la démarche de l'enfant ressemble à celle d'une femme enceinte.

Assez souvent les muscles ne sont pas lésés dans leur totalité. Certains faisceaux peuvent rester intacts, tranchant sur leurs congénères paralysés (ce fait se voit souvent au niveau du deltoïde dont la partie antérieure ou postérieure peut seule être atrophiée) et dans les faisceaux malades, certaines fibres peuvent être respectées.

b) *Os*. — La maladie de Heine-Medin frappant surtout les sujets du premier âge, son retentissement sur le système osseux est souvent très prononcé. Nous avons étudié ses lésions au chapitre d'anatomie pathologique. Elles sont également manifestes à la *radiographie* qui montre une diminution des os dans toutes leurs dimensions, mais surtout dans le sens de la largeur ; ils apparaissent lisses et plus transparents qu'à l'état normal (Achard et Lévi).

Le développement de l'os est compromis et il en résulte un raccourcissement du membre d'autant plus accentué que l'enfant a été frappé plus jeune. Enfin, l'os devient fragile et les petits paralytiques deviennent candidats aux fractures.

c) *Articulations*. — La laxité articulaire est elle-même une conséquence du processus atrophique. Elle permet une amplitude exagérée des mouvements (membre de polichinelle) et prédisposera aux luxations, comme l'atrophie des os prédispose aux fractures.

d) *Peau et vaisseaux*. — Nous étudions ensemble leur

atrophie parce qu'elle commande *aux troubles trophiques* si importants à la phase chronique de la poliomyélite.

Les membres malades présentent habituellement un aspect violacé, cyanosé. Si on touche les téguments, on constate qu'ils sont absolument froids. Ils sont d'ailleurs, plus que les membres sains, exposés aux traumatismes et aux infections. Les engelures, les ulcérations, les escarres surviennent à leur niveau avec la plus grande facilité et sont très rebelles. Les éruptions s'y développent toutefois difficilement (Jolly, Thibierge) sauf peut-être les éruptions de purpura (Voisin).

La peau, parfois couverte de poils abondants, est habituellement lisse et amincie ; mais elle présente au niveau des points soumis à des frottements des callosités qui peuvent se transformer en durillons douloureux.

2° Difformités. — L'arrêt de développement des os, le processus atrophiant, les paralysies de certains groupes musculaires et la rétraction des groupes antagonistes respectés ne tardent pas à entraîner des déformations qui avec l'âge peuvent devenir extrêmement accentuées, rendant les enfants infirmes.

Les rétractions fibro-tendineuses interviennent ultérieurement, en sorte que les lésions passent par deux phases successives : une phase de déformations corrigibles, suivie d'une phase de déformations permanentes.

A) *Membre inférieur.* — La paralysie infantile peut limiter son action à la racine du membre, déterminant une déformation de la hanche, ce qui est rare ; ou à l'extrémité, donnant lieu au pied bot paralytique, ce qui est très fréquent.

a) *Pied bot paralytique.* — Il résulte habituellement de l'atteinte des muscles de la région antéro-externe de la jambe et de la rétraction du tendon d'Achille, qui produit *l'équinisme pur.* Cet équinisme pur est constaté très rarement pour le pied bot d'origine congénitale. Le pied paralytique se distingue en outre de ce dernier, d'après le professeur Kirmisson, en ce qu'il est beaucoup moins raide, beaucoup

moins fixé dans son attitude vicieuse par la rétraction des muscles et des ligaments. L'équinisme de la paralysie infantile peut dans certains cas cependant, se combiner au varus, et tout à fait exceptionnellement au valgus.

Le pied bot talus paralytique a été signalé. Il est dû à la paralysie du groupe musculaire postérieur de la jambe ; mais les muscles de la couche profonde conservent souvent leur contractilité imprimant aux orteils une flexion forcée qui donne naissance au *pied creux*. Enfin la rétraction des muscles péroniers latéraux peut produire un *pied valgus* et si ces dernières difformités s'associent, on se trouve en présence d'un *pied creux talus valgus*.

b) *Déformation de la hanche.* — La paralysie des muscles pelvi-trochantériens et des fessiers peut entraîner de véritables *luxations paralytiques de la hanche*. Elles se produisent généralement en avant, la tête du fémur venant faire saillie à la base du triangle de Scarpa : la cuisse se place en flexion, avec abduction et rotation en dehors.

Dans cette position, seuls les mouvements de flexion, provoqués par le psoas iliaque, sont conservés et permettent une marche très pénible.

Vulpian, Verneuil et Reclus admettaient même que la luxation congénitale de la hanche est en réalité acquise et due à une paralysie infantile passée inaperçue. Contre cette théorie, le professeur Kirmisson objecte que la luxation paralytique dans la fosse iliaque avec adduction du membre ne se rencontre, pour ainsi dire, jamais.

c) *Déformation du genou.* — Elle est exceptionnelle et peut donner lieu à un *genu valgum paralytique*, par flexion avec abduction du genou, résultant de la paralysie des muscles de la patte d'oie et de la rétraction du biceps; ou à un *genu recurvatum*, par paralysie des fléchisseurs de la jambe, entraînant l'hyperextension du membre.

B) *Membre supérieur.* — Les déformations sont plus rares, et à l'inverse du membre inférieur, elles portent plutôt sur la racine que sur l'extrémité. On peut constater l'*aplatissement du moignon de l'épaule*, avec chute du bras, accolé au tronc, et exceptionnellement une *main bote*.

C) *Tronc*. — La *scoliose* de la paralysie infantile est habituellement secondaire. C'est une scoliose de compensation, destinée à atténuer le raccourcissement d'un des membres inférieurs paralysés isolément. D'ailleurs l'équinisme du pied obvie de son côté au défaut de longueur du membre. Mais la scoliose primitive a été signalée (Kirmisson et Sainton, Miraillié); elle résulte d'une paralysie unilatérale persistante des muscles des gouttières vertébrales. En présence d'une scoliose paralytique, il est facile de savoir si elle est primitive ou secondaire, en ayant recours à l'examen électrique, qui dans le premier cas, montre que l'excitabilité des muscles est insuffisante ou nulle d'un côté.

La *lordose* par paralysie des muscles sacro-lombaires (Duchenne, de Boulogne) et la *cyphose*, par paralysie des extenseurs du rachis, sont exceptionnelles.

CHAPITRE VIII

FORMES CLINIQUES

La *forme spinale* ou *poliomyélitique* de la maladie de
Heine-Medin est celle qu'on rencontre le plus fréquemment.
Nous avons vu en effet précédemment que sur 65 sujets
observés par Medin, 42 avaient présenté uniquement des
paralysies des membres, du tronc ou du cou. Les 23 autres
malades étaient atteints de :

Paralysie spinale lombaire, paralysie du nerf moteur oculaire externe 2
Paralysie spinale lombaire, paralysie du nerf moteur oculaire
commun. 1
Paralysie totale, paralysie du nerf facial 1
    —   —   et du moteur oculaire
commun. 1
Paralysie spinale lombaire, paralysie du nerf facial. Polyné-
vrite 1
Paralysie totale, paralysie du pneumogastrique. Polynévrite. . . 1
Paralysie spinale, paralysie bulbaire 2
Monoplégie faciale. 3
Polynévrite aiguë 1
Polynévrite avec ataxie 3
    —   —   Paralysie faciale. 1
    —   —   Paralysie du nerf moteur oculaire ex-
terne et du nerf hypoglosse. 1
Poliencéphalite aiguë. 2
    —   —   Paralysie du nerf moteur oculaire ex-
terne 2
    —   —   Polynévrite, Paralysie du nerf facial,
du nerf hypoglosse et de son accessoire 1
                                                    —
                                                23

D'après la statistique de Medin 64 p. 100 des cas seraient des formes spinales. Mais cette proportion est trop élevée, car il ne tient pas compte des formes abortives également très fréquentes en temps d'épidémie, ainsi que le fait remarquer Wickman.

Cet auteur, élève de Medin, distingue les formes suivantes (1) :

1° Forme poliomyélitique ;

2° Formes ascendante et descendante ;

3° Forme bulbaire ou protubérantielle ;

4° Forme encéphalique ;

5° Forme ataxique ;

7° Forme méningitique ;

8° Formes abortives.

Nous nous inspirerons de cette classification, mais nous décrirons la forme polynévritique sous le nom de forme douloureuse pour les raisons déjà exposées précédemment. Wickman lui-même n'a jamais rencontré de lésions au niveau des nerfs dans les formes qu'il appelle polynévritiques, sans doute par respect pour la mémoire de son maître. Le terme de forme douloureuse offre l'avantage de ne pas tenir compte du siège encore incertain des lésions qui la déterminent, et pour cette raison nous la rapprochons dans notre classification de la forme ataxique.

Nous distinguerons les formes suivantes :

I. *Formes d'après le siège des lésions :*
    1° Forme spinale ;
    2° Forme bulbo-protubérantielle ;
    3° Forme cérébrale ;
    4° Forme méningée.

II. *Formes d'après la marche des lésions :*
    1° Forme ascendante ;
    2° Forme descendante.

(1) Pour l'historique de ces formes, voir p. 35.

III. *Formes d'après les symptômes :*
    1° Forme ataxique ;
    2° Forme douloureuse.
IV. *Formes abortives :*
V. *Formes d'après l'âge :*
    1° Formes du nourrisson ;
    2° Formes de l'adulte.

Avant d'étudier ces formes de la maladie de Heine-Medin, en détail, nous répéterons ce que nous avons dit au début : le médullovirus peut leur donner naissance, mais les lésions et le tableau clinique qui les caractérisent peuvent également être déterminés par d'autres agents microbiens.

§ 1. — Formes d'après le siège des lésions.

1° **Forme spinale.** — C'est elle qui a servi de type pour notre description. Nous n'y reviendrons pas.

2° **Forme bulbo-protubérantielle.** — La maladie de Heine-Medin peut se manifester sous cette forme ainsi que le prouvent les arguments suivants :

1. Arguments anatomo-pathologiques. — Nous avons vu que l'envahissement du bulbe par le processus inflammatoire était pour ainsi dire constant, du moins dans les cas mortels (voir p. 83).

Il est même étonnant, ainsi que le fait remarquer Zappert, que les troubles fonctionnels bulbaires et protubérantiels ne soient pas plus souvent relevés. L'explication fournie par Wickman à ce point de vue semble assez plausible. Le syndrome bulbaire, caractérisé surtout par la dysarthrie et la dysphagie ne s'observe qu'exceptionnellement en dehors des cas mortels, parce que l'atteinte des nerfs craniens est généralement unilatérale. Nous verrons plus loin, en effet, que deux cas seulement de diplégie faciale ont été notés, l'un par

Medin, l'autre par Müller. Les muscles présidant à la déglutition étant innervés par plusieurs nerfs, les conditions requises pour que les troubles de cette fonction deviennent manifestes sont rarement réalisées.

2. ARGUMENTS EXPÉRIMENTAUX. — Nous avons vu que Levaditi et Stanesco avaient déterminé une paralysie du facial et du moteur oculaire commun gauches chez un Macacus cynomolgus en injectant dans son cerveau et dans son péritoine une émulsion de moelle provenant d'un singe infecté (voir p. 57 et fig. 2). .

3. ARGUMENTS ÉPIDÉMIOLOGIQUES. — Le tableau des formes bulbaires rassemblées par Medin a été publié plus haut. Wickman en rapporte de multiples exemples observés au cours de l'épidémie suédoise de 1905, de même Zappert au cours de l'épidémie viennoise de 1908, Müller au cours de l'épidémie de Marbourg, etc.

L'histoire de deux frères suivis par Wickman à Stockholm est extrêmement probante :

Le premier sujet atteint de maladie de Heine-Medin dans cette ville, devint malade le 27 août à Oerebro et présenta les symptômes habituels de la période de début. Les jours suivants, se sentant mieux, il put regagner la capitale avec sa famille, mais le 3 septembre des paralysies apparurent et il succomba ayant présenté le *syndrome de Landry*.

Son frère tomba malade à son tour le 6 septembre, et fit une *paralysie du nerf facial et du nerf hypoglosse* du même côté.

4. ARGUMENTS CLINIQUES. — Nous avons vu que le médullovirus peut se localiser au niveau des segments supérieurs de la moelle cervicale déterminant la variété décrite par Erb, sous le nom de *poliomyélite antérieure aiguë supérieure*. De là à admettre théoriquement la lésion possible du bulbe il n'y a qu'un pas, souvent franchi d'ailleurs en pratique, ainsi que le démontrent, d'une part, l'atteinte simultanée des nerfs craniens et des nerfs spinaux, d'autre part l'envahissement du bulbe, que l'on observe au cours de la forme ascendante.

L'atteinte du bulbe par le médullovirus est donc certaine,

et certains faits étiquetés jusqu'ici *polioencéphalite inférieure* ou *paralysie bulbaire aiguë* rentrent dans le cadre de notre étude. Cliniquement les symptômes initiaux, sont ceux que nous avons décrits (voir p. 120). A la période des paralysies, on peut distinguer deux groupes de faits :

A) Les paralysies des nerfs craniens coïncidant avec les paralysies spinales.

B) Les paralysies isolées des nerfs craniens.

A) *Paralysies des nerfs craniens coïncidant avec les paralysies spinales.* — Ces cas sont relativement fréquents et Zappert à lui seul a pu en rassembler 25 à Vienne et dans la Basse-Autriche en 1908. En voici deux exemples résumés :

— Fille de 10 ans. Début au commencement d'octobre par des douleurs violentes, une rétention vésicale passagère, de la fièvre et de la diplopie. L'examen dénote une *paralysie du muscle grand oblique gauche et du nerf facial du même côté* ; une *paralysie des quatre membres, des muscles du dos et du cou*. Plus tard régression de tous les troubles moteurs, avec persistance d'une paraplégie complète des deux membres inférieurs.

— Garçon de 8 ans. Début par de très violentes douleurs, avec agitation. *Parésie des membres supérieurs et inférieurs. Paralysie de la paupière supérieure gauche. Guérison complète.*

Il semble que dans les cas observés par Zappert les lésions aient été peu sévères, car la guérison survint en général assez rapidement.

B) *Paralysies isolées des nerfs craniens.* — Les paralysies isolées sont très importantes à bien connaître, parce qu'en dehors de la notion d'épidémicité, leur cause réelle peut échapper. En examinant le malade avec soin on trouvera souvent une abolition des réflexes rotuliens qui suffit à indiquer l'envahissement de la moelle par le processus inflammatoire.

Nous allons, dans ce paragraphe, étudier toutes les paralysies des branches craniennes observées au cours de la maladie de Heine-Medin ; non seulement de celles qui sont en rapport intime avec la région bulbo-protubérantielle mais aussi de celles qui partent de segments plus élevés du névraxe, et en particulier des nerfs moteurs de l'œil. Wickman a étudié ces paralysies avec beaucoup de soin et nous ferons de nombreux emprunts à son travail.

a) La *paralysie du nerf facial* est une de celles qu'on observe le plus fréquemment. Zappert, au cours de l'épidémie viennoise, a pu en observer 5 exemples chez des enfants de 2 à 3 ans.

Les deux branches, supérieure et inférieure, sont en général également touchées et on note tous les symptômes habituels de la paralysie faciale.

Cette paralysie de la septième branche due au médullovirus est habituellement assez bénigne ; il s'agit souvent d'une simple parésie qui rétrocède dans la suite ; et ce fait s'explique peut-être par le rôle de la congestion et de l'œdème dans le mécanisme des lésions (voir p. 116). Cependant, Wickman a pu noter des lésions au niveau même du noyau du facial chez un sujet atteint d'une paralysie passagère de la septième branche gauche.

La paralysie faciale est généralement unilatérale, cependant Müller a constaté chez un malade, en même temps qu'une paralysie totale du facial gauche, une légère parésie du facial droit. Il s'agissait donc d'une *diplégie faciale*, qui aurait été rencontrée une fois également par Medin.

Hutinel et Babonneix ont observé chez un de leurs malades (obs. LXVII) *une paralysie alterne à type de Millard-Gübler* : paralysie faciale et parésie du moteur oculaire commun du côté de la lésion, paralysie des membres du côté opposé.

b) La *paralysie du nerf hypoglosse* est plus rare; en tout cas, elle est plus difficile à déceler, surtout chez les tout petits et lorsqu'elle est unilatérale, ce qui est de règle.

Lorsqu'elle est accentuée, la langue est déviée du côté paralysé, on constate une certaine flaccidité de la moitié atteinte qui peut plus tard s'atrophier et les sujets se plaignent d'éprouver une certaine difficulté à exécuter les mouvements linguaux.

c) Les *paralysies oculaires* ne sont pas fréquentes. M. Klippel en a rapporté un cas en 1905 sous le nom d'ophtalmoplégie nucléaire et poliomyélite antérieure.

Le *nerf moteur oculaire externe* semble être atteint plus souvent que le *nerf moteur oculaire commun*: sa paralysie entraîne de la diplopie (voir obs. de Lesné, LXXII). Parfois on note du strabisme. Parfois les deux nerfs sont paralysés simultanément. Cette ophtalmoplégie externe totale pourrait même être bilatérale. Medin et Wickman ont chacun vu un enfant qui était dans l'impossibilité absolue de remuer l'un ou l'autre globe oculaire.

Dans le cas de Wickman, le muscle releveur de la paupière était respecté, mais le *ptosis* a été également noté chez certains sujets.

Müller, de son côté, a vu deux enfants présenter du *nystagmus* prononcé au début de la maladie. Le même auteur a constaté de l'*inégalité pupillaire* chez deux sujets, mais Wickman n'a jamais relevé ce symptôme.

Le *fond de l'œil* présente habituellement un aspect normal, et Müller écrit que l'existence de lésions à son niveau doit faire penser à une autre affection que la maladie de Heine-Medin. Cependant Tedeschi a constaté une amaurose complète avec *atrophie du nerf optique* gauche chez une fillette de 7 ans, qui fit une poliomyélite à l'âge de 10 mois, ayant laissé comme séquelles de l'atrophie du bras gauche et de l'hémiatrophie faciale. Wickman, lui-même, publie l'observation suivante :

Une fillette de 14 ans est malade depuis deux mois. Elle présente une paraplégie atrophique prononcée des deux membres inférieurs avec abolition des réflexes patellaires et de l'excitabilité faradique, une paralysie complète de la musculature abdominale, une parésie des membres supérieurs et une parésie légère du moteur oculaire externe gauche.

L'examen ophtalmoscopique montra à gauche, le bord temporal de la papille net, le bord nasal indistinct. A droite, toute la papille présentait une teinte grisâtre sale et ses bords étaient absolument indistincts.

Pour expliquer la production de cette névrite optique, Wickman admet la possibilité d'une propagation du processus inflammatoire cérébral au nerf; mais le fait n'a pas été recherché au cours des autopsies. Dans un cas de l'auteur suédois, les nerfs optiques étaient indemnes mais au niveau de la surface inférieure du chiasma, on pouvait constater une infiltration pie-mérienne très accentuée, suffisante pour expliquer les troubles de la vue.

d) Les *paralysies du glosso-pharyngien, du pneumogastrique et du spinal* ont été signalées. Avec Wickman nous les étudierons ensemble, car leurs fonctions sont souvent associées.

Des *troubles de la déglutition avec dysphagie* s'observent surtout dans les cas mortels. La *paralysie unilatérale du voile du palais* a été observée chez un sujet par Wickman, et chez un autre par Müller.

Les *troubles de la parole* ont été signalés par Medin, Huet, Wickman, Müller. Les enfants se trouvent parfois dans l'impossibilité d'émettre des sons à haute voix, fait qui semble dû à l'atteinte de la musculature respiratoire et pharyngée.

Les *troubles respiratoires* ne sont pas rares au cours des formes graves. Nous les avons déjà mentionnés en montrant qu'ils peuvent être la conséquence d'une atteinte des centres qui commandent au fonctionnement des muscles intercostaux et du diaphragme ; mais parfois ils peuvent relever d'une lésion du noyau du pneumogastrique. Chez un malade, Wickman a constaté une respiration du type Cheyne-Stokes.

Le pronostic de la forme bulbaire n'est pas aussi mauvais que l'on pourrait penser. Sur 13 sujets atteints de parésies faciales observés par Müller, 3 seulement succombèrent. Quoi qu'il en soit, l'atteinte du bulbe est toujours une cause d'appréhension légitime.

3° **Forme cérébrale.** — L'atteinte des hémisphères cérébraux par le médullovirus a donné lieu à de nombreuses controverses (voir p. 36) sur lesquelles nous ne reviendrons pas. Nous mentionnerons seulement ici, comme nous avons fait pour la forme bulbaire, les arguments de divers ordres qui nous autorisent à décrire la forme cérébrale dans le groupe des affections réunies sous le nom de maladie de Heine-Medin.

1. Arguments anatomo-pathologiques. — Les autopsies pratiquées par Lamy, Redlich, Rossi, Wickman, Harbitz et Scheel, etc., démontrent qu'à tous les stades de la maladie, on peut observer simultanément une inflammation de la moelle et de l'encéphale. Nous avons vu que Harbitz et Scheel, en particulier, ayant étudié les hémisphères cérébraux de 11 sujets morts de poliomyélite ont trouvé une infiltration diffuse au pourtour de la scissure de Sylvius et au niveau des circonvolutions centrales (voir p. 87).

Wickman, dans son livre, réunit un certain nombre de cas qui plaident en faveur de l'identité de l'encéphalite et de la poliomyélite : nous croyons utile de les résumer ici, car ils montrent bien l'existence de foyers cérébraux au cours de poliomyélites typiques.

Redlich, chez un sujet mort le 10e jour, trouva au niveau de l'écorce cérébrale une congestion des vaisseaux avec infiltration périvasculaire sans foyers nets. Par contre, il en vit au niveau des noyaux gris, de la capsule interne et du centre ovale.

Wickman, lui-même, chez un sujet, vit en plusieurs points des deux hémisphères de nombreux foyers de cellules rondes (A droite : lobe pariétal, circonvolutions centrales ; à gauche : circonvolution de Broca et partie supérieure des circonvolutions centrales) avec infiltrations périvasculaires et petites nappes hémorragiques de ci, de là. Les ganglions centraux présentaient des lésions similaires.

Chez un autre malade, il vit également une infiltration périvasculaire au niveau de l'écorce cérébrale.

Landsteiner et Popper, chez l'enfant dont la moelle servit à pratiquer la première inoculation chez le singe, rencontrèrent également au niveau de l'écorce cérébrale des vaisseaux entourés de cellules rondes et des foyers leucocytaires disséminés (voir p. 50).

Les autopsies précédentes furent pratiquées au stade aigu de la maladie; dans le cas de Redlich l'atteinte de la moelle semble avoir été secondaire à celle du cerveau; dans les deux cas de Wickman, ce fut l'inverse. Mais des lésions semblables furent également rencontrées à un stade très avancé.

LAMY, chez un homme de 43 ans présentant depuis son enfance une paralysie atrophique de la jambe droite, trouva à côté des lésions du renflement lombaire quatre foyers au niveau du cerveau, un au niveau du lobe pariétal et les trois autres, au niveau du lobe frontal.

D'autre part, les altérations anatomo-pathologiques des encéphalites aiguës décrites par les classiques rappellent singulièrement celles que nous venons de signaler. Ici comme là, les lésions peuvent occuper toutes les parties de l'encéphale, mais se cantonnent de préférence au niveau de la substance grise. Ici comme là, la multiplicité des foyers est la règle et les troubles sont en partie la résultante de processus congestifs et œdémateux.

En somme, ce rapprochement démontre simplement que quelle que soit leur cause, les lésions de l'encéphalite aiguë n'ont rien de systématisé. Nous retiendrons simplement qu'on peut les rencontrer en même temps que la poliomyélite, et nous allons voir que *de même qu'un grand nombre d'autres agents microbiens, le médullovirus est susceptible de frapper l'encéphale.*

2. ARGUMENTS EXPÉRIMENTAUX. — Nous venons de voir que l'enfant dont la moelle fut inoculée avec succès au singe, par Landsteiner et Popper, présenta des lésions au niveau des hémisphères cérébraux. De leur côté, *le Cynocephalus hamadrias et le Macacus rhesus, paralysés à la suite de l'inoculation, présentèrent les altérations typiques de la poliomyélite et de la polioencéphalite* (voir p. 51).

Ces expériences de la plus haute importance, ne démontraient donc pas seulement l'existence du médullovirus, mais encore sa localisation possible sur l'encéphale.

D'ailleurs nous avons vu que Landsteiner et Levaditi chez un certain nombre de singes sacrifiés à la période aiguë avaient trouvé des foyers inflammatoires discrets autour de la substance grise de l'écorce cérébrale et des noyaux centraux (voir p. 61). Chez un animal ayant survécu à la période aiguë les mêmes auteurs ont pu également déceler des lésions cérébrales (voir p. 63).

Notons, enfin, que Flexner et Lewis ont pu trouver le médullovirus au niveau de l'écorce cérébrale.

Sans doute, chez l'animal comme chez l'homme, l'atteinte de l'encéphale est beaucoup plus rare que celle de la moelle ou même du bulbe (1). Les raisons de cette moindre vulnérabilité sont encore obscures; n'empêche que les faits expérimentaux rappelés plus haut conservent toute leur valeur, et ne permettent plus de nier l'existence de l'*encéphalite à médullovirus.*

Cette encéphalite coïncide généralement avec la poliomyélite, mais on peut concevoir son existence isolée, difficile à dépister cliniquement parce que la recherche du médullovirus n'est pas entrée dans le domaine de la pratique.

Dans certains cas, les encéphales aiguës ont pu être rattachées à la grippe (Comby, Prickett et Batten, Sheffield), à la rougeole (Guy J. Branson), aux oreillons (W. Findlay), à la coqueluche (Comby, Baginski, etc.), à la diphtérie, à la fièvre typhoïde, à la pneumonie, à la tuberculose, etc. Rien ne s'oppose, en effet, théoriquement à ce que les différents agents de ces infections frappent l'encéphale ; pourtant, ainsi que le fait remarquer Charlier : *l'examen bactériologique des foyers a presque toujours été négatif,* tant par la recherche histologique des microbes dans le foyer que par les essais de culture.

Hutinel et Babonneix en concluent que l'encéphalite aiguë

____

(1) Les *inoculations intracérébrales* de Levaditi, Landsteiner, Flexner et Lewis, etc., ont également donné naissance à des formes poliomyélitiques (voir Étude expérimentale). Ce fait prouve encore que l'encéphale n'est pas favorable au développement du médullovirus.

n'est pas d'origine infectieuse mais toxique et citent à l'appui de leur opinion les expériences réalisées par Claude, Murri, Oberthür et Dopter, etc., qui réussirent à déterminer des lésions encéphaliques par injections de toxines dans la circulation générale.

Il est possible que les toxines puissent à elles seules provoquer l'encéphalite; mais nous savons que le médullovirus est un germe invisible et non cultivable sur les milieux ordinaires. Il est donc tout naturel, en admettant qu'il fût en cause, qu'il ait échappé à nos moyens d'investigation. Désormais, en présence d'une encéphalite dont la nature reste ignorée, il conviendra de pratiquer une émulsion cérébrale et de l'inoculer au singe, pour dépister, le cas échéant, le médullovirus.

Encore une fois, l'encéphalite n'est pas une affection spécifique ; elle peut être causée par différents agents microbiens au nombre desquels se trouve le médullovirus, et ce fait suffit à distinguer une forme cérébrale de la maladie de Heine-Medin. Quant aux encéphalites décrites comme secondaires à la méningite cérébro-spinale, il est possible qu'elles aient été déterminées par le méningocoque, mais toutes les fois que celui-ci n'a pu être décélé avec certitude, on peut également admettre qu'il s'agissait d'une méningo-encéphalite à médullovirus. (Voir deuxième partie, p. 243).

3. Arguments cliniques et étiologiques. — Wickman a rassemblé la plupart des cas publiés qui révèlent un lien étiologique entre les paralysies infantiles spinale et cérébrale. Ces cas peuvent être groupés en deux catégories :

A) *Cas familiaux de maladie de Heine-Medin déterminant des paralysies spasmodiques chez certains enfants, flasques chez d'autres :*

Cas de Möbius. — Deux frères, jusque-là bien portants, tombent tous les deux malades. Après avoir présenté de la fièvre avec malaise et troubles digestifs, ils deviennent paralysés : le premier présentait une *paralysie flasque, atrophique du deltoïde et des fléchisseurs des bras ;* —

le second, une *hémiparésie spasmodique, avec mouvements chordiformes de la main*.

Cas de Medin. — Au cours des deux épidémies de Stockholm, cet auteur eut l'occasion de suivre quatre enfants atteints d'encéphalite. Trois d'entre eux présentèrent une *hémiplégie spasmodique*, et deux, en outre des *mouvements choréiques et athétosiques*.

Cas de William Pasteur. — Cette observation particulièrement intéressante a été résumée plus haut (voir p. 107).

Cas de Buccelli. — Au cours de la petite épidémie génoise de 1897, cet auteur vit, dans quelques familles, certains enfants atteints de *formes spinales*, d'autres de *formes cérébrales*.

Cas de Hoffmann. — Deux enfants, observés par lui, furent atteints simultanément, l'un de *paralysie flasque*, l'autre d'*hémiplégie spasmodique*.

Cas de Strümpell. — En 1887, Strümpell vit survenir une *hémiplégie spasmodique* chez un enfant à la suite d'une rougeole; or dans un village voisin, trois enfants venaient d'être atteints de *poliomyélite aiguë*.

Cas d'Aviragnet. — En septembre 1907, cet auteur fut témoin d'une petite épidémie familiale dans l'Aisne : une fillette de 7 ans, un garçon de 5 ans et une autre fillette de 22 mois sont pris les 6, 7 et 8 septembre de fièvre avec troubles gastro-intestinaux.

La fille aînée présente, le 4ᵉ jour, des phénomènes méningés avec parésie et ataxie des membres inférieurs et du membre supérieur gauche avec abolition des réflexes, douleurs spontanées et provoquées, *rétention d'urine passagère*.

L'autre sœur présente une semaine plus tard du strabisme.

Le garçon, enfin, présente un mois plus tard une difficulté de la marche avec *exagération du réflexe rotulien, signe de Babinski* et *ébauche de trépidation épileptoïde* du membre inférieur droit.

Chez ces trois malades, la guérison a été à peu près complète.

B) *Cas individuels de paralysies spasmodiques associées à des paralysies flasques.* — Nous avons déjà dit dans notre historique que ces cas avaient été prévus théoriquement par Pierre Marie avant d'être observés cliniquement (voir p. 37). Les faits suivants sont rassemblés par Wickman :

Cas de Williams. — Fille de 11 ans. Depuis l'âge de 5 ans, à la suite de céphalée et de convulsions, elle fit une *hémiplégie droite organique avec aphasie*. La paralysie faciale s'améliora progressivement et l'enfant recouvra la parole, après 14 mois.

En l'examinant, six ans plus tard, Williams put constater une *paralysie spasmodique du membre supérieur droit*, avec contracture en flexion du coude et du poignet et mouvements choréiques incessants. Le bras droit était plus fort que le gauche ; par contre le *membre inférieur droit était atrophié* et les péroniers présentaient la réaction de dégénérescence.

CAS DE NEURATH. — Fille de 16 ans. A l'âge de 6 ans, au cours d'une maladie aiguë fébrile, elle fut atteinte d'une parésie du bras droit et de la jambe gauche, en même temps que d'*aphasie* et de rétention d'urine. Le médecin qualifia la maladie qui dura deux semaines, de méningite.

Deux ans plus tard seulement, on remarqua que la jambe droite aussi était atteinte.

Examen : Face : parésie du facial droit, surtout du facial inférieur. *Membres supérieurs : Parésie faible du membre supérieur droit avec légers spasmes.* Réflexes nets des deux côtés.

Membres inférieurs : A droite, pied en valgus équin. Réflexes patellaire et achilléen nets. A *gauche, membre atrophié, flasque,* cyanosé et froid. Réflexe patellaire normal, réflexe achilléen aboli.

CAS DE CALABRESE. — Sujet, qui à la suite d'un début aigu fébrile présente une *hémiplégie gauche spasmodique* et une *paralysie flasque de la jambe droite.*

CAS DE NEGRO. — Paralysie flasque atrophique de la jambe droite, avec à gauche contracture du groupe péronier et exagération du réflexe rotulien.

Ce cas, d'après Wickmann, serait susceptible d'un certain nombre d'objections.

CAS DE PIERRE MARIE ET ROSSI. — Homme de 34 ans, atteint de paraplégie des membres inférieurs, datant vraisemblablement de la plus tendre enfance, mais les troubles étaient bien différents d'un côté à l'autre.

Membre inférieur droit : paralysie spasmodique, avec flexion du genou et exagération du réflexe rotulien et pied équin.

Membre inférieur gauche : paralysie infantile typique, jambe atrophiée flasque avec abolition du réflexe rotulien, mais de ce côté signe de Babinski.

Autopsie (Rossi). — Quelques années plus tard le malade succomba à une maladie intercurrente. On trouva des *lésions encéphaliques* étendues, bilatérales et symétriques, surtout marquées au niveau du lobe frontal, de la surface interne du lobule paracentral et du corps calleux. Au niveau de la moelle dorsale, un foyer de sclérose occupait la corne antérieure gauche et s'étendait jusqu'à la moelle sacrée, à travers la moelle lombaire.

CAS DE WICKMAN. — Wickman a vu un cas très similaire, au cours de l'épidémie de Stockholm de 1899.

Fille de 11 ans. Premiers pas à un an, mais trois semaines plus tard elle présenta brusquement de la fièvre et des symptômes généraux

passagers, suivis de parésie des jambes. Au bout d'un an, l'enfant se
traînait à terre, mais était incapable de se tenir debout ou de marcher;
la parole était conservée; mais elle éprouvait une certaine difficulté
à prononcer certains mots.

Examen (mars 1903). — *Parésie très prononcée des membres inférieurs,
surtout à gauche. Démarche parétique* (lorsque l'enfant est soutenue),
non spasmodique. Les mouvements passifs ne sont praticables à
droite qu'au bout d'un certain nombre de tentatives. Des deux côtés,
les articulations du pied et du genou présentent une flaccidité anormale. *Réflexe rotulien, absent à gauche, exagéré à droite. Réflexe achilléen, exagéré à gauche, absent à droite.*

Excitabilité galvanique et faradique des muscles fessiers et de la
cuisse très diminuée. Excitabilité des muscles de la jambe intense, à
droite, diminuée à gauche. Pas de D R.

L'intelligence semble beaucoup diminuée.

(Été 1907). — *Membres supérieurs :* absolument normaux. *Membres inférieurs.* Démarche toujours très défectueuse. *A gauche :* atrophie de
la cuisse. *Disparition du réflexe rotulien. A droite : Réflexe rotulien
exagéré.* Pas de contracture, mais l'exécution des mouvements passifs
dénote une certaine rigidité du genou. Pas de troubles de la sensibilité.

De tout ce qui précède il résulte que le médullovirus peut
déterminer des lésions encéphaliques ; il n'en est pas moins
vrai que *la forme cérébrale de la maladie de Heine-Medin est
extrêmement rare,* puisque Wickman lui-même, sur plusieurs
centaines de cas, n'a eu l'occasion d'en observer qu'un exemple unique, revêtant l'aspect d'une monoplégie spasmodique.
La statistique de Medin, portant sur 65 cas, nous fournit
d'autre part les chiffres suivants :

Polioencéphalite aiguë . . . . 2 cas
       Paralysie du moteur oculaire externe . . 2 —
       Paralysie du nerf facial et de l'hypoglosse . 1 —

Au cours des récentes épidémies suédoises, allemandes,
autrichiennes, américaines, le nombre des cas de formes
cérébrales fut également très réduit, à tel point que Feer
(de Heidelberg) en conclut que le rapprochement établi par
Strümpell et Marie entre la poliomyélite et la polioencéphalite
n'est pas défendable.

Nous ne saurions accepter cette opinion. Nous avons déjà dit que la rareté de l'atteinte des segments supérieurs du névraxe par le médullovirus chez le singe n'excluait pas leur possibilité. De même chez l'homme.

Reste à trouver la raison de la rareté de l'encéphalite à médullovirus. Le spirochète de Schaudinn, chez l'enfant syphilitique héréditaire manifeste une prédilection marquée pour les parties supérieures du système nerveux, et lorsqu'il atteint la moelle, ce qui est très rare, il a encore tendance à occuper ses régions les plus élevées. Le médullovirus, à l'inverse de l'agent de la syphilis, préfère la moelle et surtout les zones basses. C'est un fait qu'il est bien difficile d'expliquer.

Wickman admet que les lésions débutent généralement par la moelle sacrée ou lombaire et présentent une progression ascendante, en sorte que le médullovirus avant d'atteindre l'encéphale doit franchir une étape bulbaire, étape habituellement fatale pour le sujet. Cette explication, satisfaisante pour un certain nombre de cas, ne convient pas à tous. D'ailleurs, le bulbe et l'encéphale peuvent être lésés sans que leur atteinte se manifeste cliniquement, ainsi que le prouvent les autopsies tardives de singes paralysés, ayant résisté à l'inoculation.

Ayant démontré l'existence de la forme cérébrale, t reconnu sa rareté, il nous reste à étudier sa symptomatologie. L'encéphalite peut se manifester par des symptômes complexes qu'il est parfois difficile de rattacher à leur véritable cause. D'autres fois certains signes seront attribués à des lésions cérébrales et relèveront d'altérations médullaires : certaines contractures par exemple.

Cependant quelques tableaux cliniques peuvent sans hésitation être mis sur le compte de l'encéphalite.

L'*hémiplégie spasmodique*, en particulier, survenant à la suite de manifestations aiguës fébriles et caractérisées par des paralysies spasmodiques des membres d'un côté du corps, avec exagération des réflexes et contractures consécutives, témoignera d'une lésion cérébrale (hémiplégie cérébrale spasmodique).

Elle coïncide souvent ainsi que nous l'avons vu, avec d'autres paralysies flasques.

D'autres fois, les lésions encéphaliques plus localisées ne donnent lieu qu'à une simple *monoplégie spasmodique* (cas de Wickman, p. 162).

La spasticité ne se manifeste pas toujours par des contractures nettes. Quelquefois (même cas de Wickman) on note simplement une *exagération des réflexes*. Cette exagération, dans le cas particulier de Wickman, en raison de l'intégrité absolue des membres supérieurs pourrait être attribuée à une lésion des voies pyramidales au niveau de la moelle dorsale. L'auteur suédois, tout en admettant que de simples lésions médullaires peuvent donner lieu au même tableau clinique, ne croit pas qu'elles soient en cause. Nous partageons cette opinion, et nous faisons remarquer en outre que la fillette observée par Wickman présentait des troubles de l'intelligence, troubles également en faveur de l'encéphalite.

L'atrophie, séquelle habituelle de la poliomyélite, fait défaut dans l'encéphalite. En conséquence, *l'absence d'atrophie* d'un membre en état de spasticité, devra faire penser à une localisation cérébrale du processus morbide (Wickman).

Mais la forme cérébrale peut déterminer d'autres manifestations que les paralysies spasmodiques. Ces dernières supposent une lésion des circonvolutions de la zone motrice, qui parfois sont indemnes, alors que les régions voisines sont altérées. Les symptômes suivants peuvent, en effet, également être considérés comme dus à des altérations encéphaliques.

Les *convulsions*, généralisées ou localisées, s'observent parfois, surtout chez les tout petits. (Voir obs. XX, XXI et XCIV.) Les deux observations suivantes rapportées par Wickman sont des plus intéressantes :

Un nourrisson, observé par le docteur Behrmann de Kungsör, présente des *convulsions*. Deux semaines plus tard, son frère est atteint d'une poliomyélite aiguë typique.

— Un nourrisson de 12 mois présente des *convulsions* extrêmement violentes, surtout du côté droit, à tel point qu'à chaque instant le médecin traitant craignait une issue fatale. Ces convulsions ne cessèrent que sous la narcose ; mais ensuite survint une *immobilité absolue des membres du côté droit*, immobilité qui ne dura que six à sept heures.

Les convulsions signalées assez souvent au début de la poliomyélite sont dues sans doute aussi à l'atteinte précoce de l'encéphale (obs. LVIII et LIX).

Les *crises épileptiformes*, sans paralysies ont été signalées par Freud ; les mouvements choréiques et athétosiques, par Medin (voir p. 161), comme pouvant relever d'une localisation cérébrale du médullovirus. L'*aphasie*, signalée par certains auteurs, entre autres Medin, est également un indice de lésions encéphalique (obs. X, LXVIII et LXIX) lorsqu'elle ne s'accompagne pas de troubles de la déglutition qui pourraient faire penser à une lésion de l'hypoglosse (Netter, obs. LXXVI ; de même la *céphalée*, le *délire*, et la *torpeur*.

L'observation suivante, publiée par Medin, réunit à peu près tous les symptômes de la forme cérébrale.

Garçon de 4 ans. Successivement il présenta des douleurs de tête, des grimaces, des cris perçants, des mouvements violents des bras, puis il fut atteint de *parésie avec contracture des membres inférieurs*. Ensuite apparurent des secousses de la langue, des *mouvements choréiques du bras droit*, du *nystagmus*, du renversement de la tête en arrière. L'enfant extrêmement agité devint *aphasique*. On nota encore du *strabisme convergent* et des *convulsions généralisées*. Les *réflexes rotuliens étaient exagérés* et il présentait de la *trépidation épileptoïde*.

Malgré la gravité de ces symptômes, l'enfant guérit complètement en deux mois.

4° **Forme méningée.** — Cette forme que nous nommons, suivant les cas, *méningo-myélite ou méningite à médullovirus*, sera étudiée à part dans notre seconde partie.

§ 2. — Formes d'après la marche des lésions.

Les lésions de la poliomyélite suivent habituellement une progression ascendante; mais dans quelques cas plus rares, elles s'étendent vers les régions inférieures de la moelle.

1° **Forme ascendante.** — Les lésions de la poliomyélite ont presque toujours tendance à atteindre les centres supérieurs. La forme ascendante est donc assez commune ; les paralysies débutent par les membres inférieurs, puis gagnent les membres supérieurs et les muscles du cou. Si le processus inflammatoire respecte le bulbe ou se contente de le frôler, la forme ascendante n'est qu'une variante de la forme spinale. Si, au contraire, l'atteinte du bulbe est profonde, si le centre respiratoire est frappé, la situation devient dramatique. Les paralysies d'abord localisées aux membres inférieurs, envahissent progressivement tous les muscles du corps et entraînent habituellement la mort en 3 ou 4 jours (voir p. 270 et 271). Cette forme ascendante revêt donc tous les caractères du syndrome de Landry.

Dans une communication faite devant la Société de pédiatrie, le 18 octobre 1910, nous n'avions pu citer qu'une quinzaine de cas de maladie de Landry chez l'enfant et nous considérions ce syndrome comme exceptionnel au-dessous de quinze ans. Les recherches bibliographiques que nous avons entreprises depuis nous obligent à rectifier cette opinion. Le syndrome de Landry sans être courant dans l'enfance, n'est pas aussi rare que nous le prétendions.

La maladie de Heine-Medin en particulier (1), surtout dans

(1) V. au chapitre de l'*Historique*, p. 38.

les cas mortels, donne lieu à une paralysie aiguë ascendante.
Sur les 159 malades de Wickman qui succombèrent au cours
des deux premières semaines de la maladie, 32 présentèrent
le syndrome de Landry.

Comme pour les formes précédentes, nombreux sont les
arguments qui permettent d'envisager certaines maladies de
Landry comme appartenant au groupe des affections rangées
sous le nom de maladie de Heine-Medin.

Dans notre historique nous avons signalé les nombreuses
observations qui établissent que la paralysie ascendante aiguë
est souvent sous la dépendance d'une lésion médullaire prédominant au niveau de la substance grise et des cornes antérieures.

Notre cas personnel en est un très bel exemple.

La maladie de Landry peut donc être envisagée dans bien
des cas comme une poliomyélite ascendante. Reste à démontrer que ce processus peut être dû au médullovirus. C'est ce
que nous allons faire :

1. ARGUMENTS EXPÉRIMENTAUX. — Nous avons décrit avec
Landsteiner et Levaditi, la *forme ascendante de la maladie de
Heine-Medin du singe* (voir p. 56). Nous avons vu qu'elle
rappelle absolument le syndrome de Landry et qu'elle détermine la mort en deux ou trois jours.

2. ARGUMENTS CLINIQUES ET ÉPIDÉMIOLOGIQUES. — La fréquence des cas de maladie de Landry au cours des épidémies
de maladie de Heine-Medin montre bien qu'elle peut être déterminée par le médullovirus, alors même que fait défaut la
preuve bactériologique.

Nous avons mentionné déjà les 32 cas observés par Wickman (1), au cours de l'épidémie de 1905. Zappert en a réuni
14 cas, à Vienne et dans la Basse-Autriche (1908), Rissler,
Harbitz et Scheel et tous les auteurs, témoins d'épidémies,
ont vu de nombreux sujets atteints de maladie de Landry. Le

____

(1) Voir l'observation de deux frères suivis par Wickman I n. p. 112.

docteur Lesné a été appelé, en août 1910, à Salies-de-Béarn, auprès de deux enfants qui, l'un et l'autre, présentèrent une forme ascendante, mais le premier succomba le troisième jour, ayant présenté un véritable syndrome de Landry; alors que le second survécut, en restant paralysé des membres.

Le docteur Lesné a bien voulu nous communiquer ces deux intéressantes observations (obs. LXXI et LXXII. p. 289).

Nous avons vu nous-même apparaître le syndrome de Landry, en septembre 1910, à l'hôpital des Enfants-Malades chez une fillette de quatre ans, qui fut emportée le cinquième jour de la maladie (obs. LXX, p. 285). Or, à la même époque, nous suivions cinq autres enfants atteints de poliomyélite, dans le même hôpital (obs. II, XXII, XXIII, LXX, LXXV et LXXX).

A l'occasion de ce cas, M. Netter fit une communication à la Société de Pédiatrie le 15 novembre 1910, et déclara avoir connaissance à cette date de 8 cas recueillis en France depuis l'été 1909 et terminés par la mort.

Nous admettrons donc avec Harbitz et Scheel et Wickman, l'identité de nature de la poliomyélite et de la maladie de Landry, dans un certain nombre de cas.

Le syndrome de Landry déterminé par le médullovirus peut se dessiner dès le début de la maladie, mais en général il n'apparaît qu'au bout de quelques jours. A la suite de fièvre, avec nausées et vomissements, des douleurs surviennent au niveau de la nuque, du rachis et des extrémités. Très rapidement l'enfant est plongé dans une torpeur profonde qui contraste avec la conservation intégrale de l'intelligence, les membres inférieurs sont parésiés, les réflexes disparaissent. Le lendemain, en général, la paralysie se complète ; les jambes sont flasques et immobiles, l'enfant éprouve les plus grandes difficultés à s'asseoir, déjà les membres supérieurs deviennent malhabiles, la déglutition s'effectue péniblement, la parole es hésitante et bientôt le petit malade cyanosé, couvert de sueurs, en proie à une forte dyspnée, succombe par simple arrêt de la respiration, le troisième jour ou le quatrième jour.

La forme ascendante respecte parfois les membres inférieurs. La paralysie débute par les membres supérieurs, puis envahit le bulbe, entraînant la mort, sans que la moitié inférieure du corps ait été atteinte (cas n° 500 de Wickman).

La marche peut être très rapide et l'enfant emporté en vingt-quatre heures (obs. XI), ou plus lente, la mort survenant en huit à quinze jours. Enfin, on a pu exceptionnellement noter un syndrome de Landry à marche subaiguë :

NERVATH, en juillet 1908, vit, à la suite d'une fièvre de trois jours, un enfant atteint de paraplégie des membres inférieurs.

Trois mois plus tard les bras devenaient paralysés et quelques mois plus tard encore, les muscles du dos et du cou étaient atteints. Enfin les troubles de la parole et de la déglutition survinrent à leur tour.

Ce cas s'explique peut-être par la formation de nouveaux foyers dus au réveil du processus inflammatoire.

Nous avons dit précédemment que la forme ascendante n'est pas toujours mortelle; il semble que le pronostic de la maladie de Landry elle-même ne soit pas toujours désespéré. Au cours de la progression des lésions, les troubles respiratoires dus à l'atteinte du bulbe peuvent apparaître sans que la vie du sujet soit compromise; le cas d'Armand-Delille et Denéchau (obs. LXXIII) en est un exemple.

3° **Forme descendante.** — Landry décrivit également une paralysie progressive aiguë à marche descendante. Elle peut être déterminée, comme la forme ascendante, par le médullo-virus.

Wickman en a observé 13 cas, au cours de l'épidémie de 1905. Nous en avons vu un exemple à l'hôpital des Enfants-Malades, au mois de septembre dernier (obs. LXXV).

A la suite des signes habituels de la période d'invasion on voit apparaître tout d'abord des paralysies des nerfs crâniens ou des membres supérieurs, puis progressivement, les muscles du tronc et des membres inférieurs sont atteints en totalité ou en partie.

Cette forme est parfois mortelle, mais son pronostic est meilleur que celui de la forme ascendante.

§ 3. — Formes d'après les symptômes.

1° **Forme ataxique.** — Zappert juge inutile de conserver cette forme. L'ataxie n'est, en effet, qu'un symptôme, dont la lésion causale est difficile à localiser, et susceptible d'apparaître au cours des autres formes de la maladie de Heine-Medin. Cette remarque est exacte, néanmoins l'ataxie imprime souvent au tableau morbide une allure particulière qui justifie une dénomination spéciale.

L'observation suivante de Wickman démontre avec la plus grande netteté l'apparition simultanée de formes diverses et entre autres de la forme ataxique de la maladie de Heine-Medin dans une même famille.

Le 3 août 1903, une jeune fille tombe brusquement malade, présente des paralysies étendues et succombe le lendemain par atteinte des muscles respiratoires.

En même temps, ses deux frères se plaignent de céphalée, avec vomissements, diarrhée et somnolence. Le lendemain, ils ne présentent pas de paralysies des membres inférieurs, mais *leur démarche est incertaine, hésitante,* et ils risquent de tomber à chaque pas. En outre, les réflexes rotuliens étaient abolis chez le plus jeune, simplement affaiblis chez le plus âgé.

Une semaine plus tard, la démarche était redevenue normale, chez l'un et l'autre, et leurs réflexes rotuliens étaient faciles à provoquer. Dans cette même famille, trois autres enfants furent atteints de formes abortives : ils présentèrent les signes initiaux de la maladie sans troubles moteurs.

L'ataxie serait assez fréquente au niveau des membres paralysés ; d'ailleurs les lésions cérébelleuses, dont elle dépend peut-être, ont été signalées (voir p. 87). Ce qui fait qu'elle passe généralement inaperçue, c'est l'existence de paralysies complètes ; les membres étant absolument inertes et le sujet immobilisé au lit, il ne saurait être question des troubles ataxiques. Mais chez les malades simplement parésiés, on les observe assez souvent et ils se manifestent par une démarche titubante avec chutes fréquentes.

L'ataxie de la maladie de Heine-Medin peut être d'origine cérébelleuse, mais plus souvent elle est en rapport avec des lésions bulbo-protubérantielles ou pédonculaires (Wickman) qui frappent les fibres qui aboutissent au cervelet ou en partent.

L'exagération concomitante des réflexes, notée par Medin et par Wickman, chacun dans un cas, est également favorable à la localisation bulbaire de la lésion ; elle s'explique en effet, par l'atteinte des voies pyramidales au cours de la traversée du bulbe (Wickman).

2° **Forme douloureuse.** — En étudiant l'historique de la maladie de Heine-Medin, nous avons déjà dit que depuis Laborde (thèse de 1864) de nombreux auteurs avaient signalé l'existence de douleurs au cours de la paralysie infantile (voir p. 23).

Dans notre description de la période d'invasion, nous avons signalé l'existence de douleurs spontanées de la nuque et de la rachialgie, et nous avons insisté tout particulièrement sur l'hyperesthésie du début, signe de grande valeur pour le diagnostic précoce de la maladie.

Nous avons montré que les troubles sensitifs, considérés comme exceptionnels par les auteurs classiques étaient au contraire fréquents, tout au moins pendant les premiers jours. Dans certains cas, ils deviennent prépondérants ou persistent très longtemps, imprimant une allure spéciale à l'affection, qui, sans la notion d'épidémie, pourrait être qualifiée de polynévrite aiguë.

Nous pourrions donc appeler cette forme « polynévrite à

médullovirus », mais le terme de polynévrite est impropre, puisque les nerfs sont respectés (voir p. 89) (1).

Cette forme débute comme les précédentes, mais d'emblée les douleurs sont particulièrement intenses, avant même que les paralysies soient nettes.

Chez les tout petits, elles provoquent des cris qui deviennent plus intenses dès qu'on touche l'enfant, parfois même dès qu'on approche du lit. Chez les enfants plus âgés, il est plus facile d'analyser les symptômes.

Les douleurs spontanées siègent au niveau des muscles du cou, du dos et des lombes. Les moindres mouvements de la colonne vertébrale sont extrêmement pénibles. Assez souvent ces douleurs irradient vers les membres qui seront ensuite paralysés, donnant lieu à des élancements, exagérés par la station debout ou la marche. Les articulations sont respectées, néanmoins le tableau morbide peut en imposer pour un rhumatisme articulaire aigu. Ces douleurs sont continues, mais présentent par moments des exacerbations.

L'*hyperesthésie* est très marquée. Parfois, le plus léger attouchement, en un point quelconque des téguments provoque une réaction douloureuse, mais plus souvent cette hyperesthésie est localisée, et déterminée par la pression d'un groupe musculaire ou d'un tronc nerveux déterminés. Le signe de Lasègue (2) dans ces cas est assez fréquent.

La sensibilité aux trois modes est généralement intacte, mais chez certains sujets, on peut noter exceptionnellement les troubles mentionnés précédemment (voir p. 141).

Les douleurs spontanées disparaissent en général très vite dès que la fièvre tombe et que surviennent les paralysies.

(1) Les douleurs, au cours de la maladie de Heine-Medin, sont dues, très vraisemblablement, à la *méningo-radiculite* concomitante.

(2) Petren insiste sur ce fait que les deux signes, le signe de Lasègue et le signe de Kernig, sont identiques, quoique décrits, l'un dans la sciatique, l'autre dans la méningite. Kernig dans une étude récente, recommande d'ailleurs de rechercher son signe, comme on recherche le signe de Lasègue, dans la sciatique.

Les douleurs, provoquées par les mouvements passifs et la pression des masses musculaires ou des nerfs, persistent plus longtemps et on peut les constater plusieurs semaines, parfois plusieurs mois après le début des symptômes (voir obs. XVII).

Bullard a signalé des paralysies flasques s'accompagnant de douleurs pendant « un mois, deux mois et même plus, après que la phase aiguë de la maladie a cessé ». Il les considérait comme fort suspectes d'une origine méningitique, parce qu'il ne pouvait admettre que la période douloureuse de la poliomyélite se prolongeât plus d'une semaine.

Il est très vraisemblable, en effet, qu'un processus méningé intervient en pareille circonstance ; mais nous savons que la participation des méninges est extrêmement fréquente au cours de la maladie de Heine-Medin ; les faits visés par Bullard ne sont donc vraisemblablement que des méningo-myélites à médullovirus revêtant la forme douloureuse.

Le pronostic de cette forme est le même que celui de la forme commune, et nous voyons là encore une raison de ne pas lui conserver l'épithète de « polynévritique » qui impliquerait la guérison complète à plus ou moins brève échéance, contrairement à ce qu'on observe dans les cas dits poliomyélitiques. Or les formes douloureuses peuvent laisser persister après elles des séquelles, et nous verrons que les formes spinales pures peuvent guérir complètement.

Duquennoy, en décrivant les formes à début douloureux, faisait remarquer qu'elles se voient surtout chez l'adulte. Sans doute chez celui-ci, il est plus facile d'étudier les troubles sensitifs que chez l'enfant, mais il ne semble pas que ce dernier soit moins exposé à la souffrance déterminée par le processus inflammatoire.

§ 4. — Formes abortives.

Il est extrêmement fréquent, dit Wickman, de voir dans l'entourage immédiat des sujets atteints de poliomyélite typique des enfants ou des adultes présenter les symptômes du début de la maladie de Heine-Medin, sans que ces manifestations soient suivies de paralysies. Ces cas constituent des formes abortives.

Apparaissant à l'état sporadique ou survenant dans les grands centres, ces formes passent forcément inaperçues et elles resteront difficiles à dépister tant que les méthodes de recherche du médullovirus seront aussi délicates qu'elles le sont à l'heure actuelle. C'est dans les petits foyers épidémiques que leur existence se révèle ainsi que nous l'avons établi précédemment (voir p. 107).

L'histoire de l'épidémie de Trästena, rapportée par Wickman, bien typique à cet égard, est reproduite tout au long à la fin de ce travail (voir p. 259). Des 500 habitants de cette petite paroisse, en moins de deux mois, 49 présentèrent les symptômes d'une maladie infectieuse aiguë; mais 26 seulement devinrent ensuite paralysés. Il est bien difficile d'admettre qu'en ce court laps de temps, 23 habitants de la commune aient pu tomber malades, sans que leur affection, pour la plupart d'entre eux tout au moins, présentât un rapport avec la maladie de Heine-Medin. (Toutes les observations de l'épidémie de Trästena sont résumées p. 262.) D'ailleurs, la lecture du schéma de l'épidémie (p. 260) établit de quelle façon ces formes abortives se combinent aux formes typiques. Sur 18 maisons, 7 présentèrent les deux formes, 8 des formes paralytiques seulement, 3 des formes abortives, et nous avons vu que sans l'existence de ces dernières, la propagation dans le temps et dans l'espace du médullovirus serait inexpliquée.

D'autre part, nous avons vu, en dehors même des épidémies,

certains cas de contagion familiale présenter tous les caractères des formes abortives (voir l'observation de William Pasteur, p. 107).

Ces caractères cliniques plaident eux-mêmes en faveur d'un lien étiologique entre les formes que nous visons et les formes habituelles de la maladie, puisqu'ils rappellent absolument le tableau d'invasion de ces dernières.

Les symptômes sont ceux d'une infection générale sans phénomènes de localisation particuliers et nous les décrirons d'après Wickman, qui eut l'occasion d'étudier 157 cas de formes abortives.

Le début est généralement brusque, mais peut être précédé pendant plusieurs jours de prodromes : le sujet est fatigué, abattu, mal en train. La fièvre atteint 38°, 39° et parfois davantage. En même temps le malade se plaint de céphalée, et présente fréquemment des troubles gastro-intestinaux, en particulier, des nausées, des vomissements et de la diarrhée. Dans certains cas, apparaissent de violentes courbatures avec douleurs au niveau des membres, plus ou moins généralisées, qui peuvent en imposer pour un début de grippe. D'autres fois enfin, on note des symptômes méningés, tels que raideur de la nuque, rachialgie, léger Kernig, etc.

En somme, on peut, avec Wickman, distinguer les quatre types suivants de formes abortives :

a) *Forme sans localisation :* elle présente uniquement des symptômes d'infection générale ;

b) *Forme grippale*, dans laquelle les manifestations douloureuses sont très intenses ;

c) *Forme gastro-intestinale*, caractérisée par l'atteinte prédominante des voies digestives ;

d) *Forme méningée* enfin, qui n'est autre qu'une *méningite due au médullovirus* et que nous étudierons plus loin.

Ces différents types ont ceci de commun, que les manifestations qu'ils déterminent sont habituellement passagères. En général, au bout de quelques jours toute trace d'infection a disparu. D'autre part elles ne donnent pas lieu à des paralysies, mais certains cas de maladie de Heine-Medin peuvent servir de transition entre ces formes abortives et les formes spinales communes (voir p. 241).

La prédilection du médullovirus pour la moelle se manifeste très fréquemment au cours des simples formes abortives par une abolition des réflexes rotuliens. Il faudra donc toujours rechercher ces derniers avec grand soin chez tous les sujets suspects de maladie de Heine-Medin.

Ainsi que nous le verrons plus tard, les cas décrits par Guillain et Richet fils nous paraissent devoir être considérés comme des formes abortives de la maladie de Heine-Medin, à cause de la fréquence insolite des cas de poliomyélite à l'époque où ces auteurs observaient leurs malades et aussi en raison de l'abolition des réflexes rotuliens précisément, chez leurs sujets.

D'ailleurs, les troubles médullaires peuvent être extrêmement discrets, alors même que les lésions sont accentuées. Wickman a pu constater des altérations profondes au niveau de la moelle et des noyaux bulbaires, chez un sujet qui ne présentait aucune paralysie.

Exceptionnellement, on a pu noter une exagération des réflexes rotuliens, au cours des formes abortives (2 cas de Wickman).

Outre la simple abolition des réflexes patellaires, on observe parfois de la faiblesse des jambes ou une parésie transitoire; d'autres fois encore des paralysies nettes, mais de très courte durée et guérissant complètement : bref tous les degrés peuvent se rencontrer entre la forme abortive la plus atténuée et la forme spinale la plus nette. (Cas de William Pasteur.)

La fréquence des formes abortives est extrêmement difficile à déterminer, parce qu'habituellement elles passent inaperçues. Mais elles présentent un intérêt considérable :

Au point de vue pathogénique, elles montrent que le médullovirus peut circuler dans l'organisme sans se localiser au niveau du système nerveux. Leur notion élargit donc considérablement le cadre des affections groupées sous le nom de maladie de Heine-Medin, dont les travaux futurs devront fixer les limites.

Au point de vue épidémiologique, ces formes, si bénignes pour l'individu, sont extrêmement dangereuses pour la collectivité, car les sujets atteints, porteurs de germe, ne présentent souvent que des troubles minimes et passagers.

§ 5. — Formes d'après l'âge.

Les différentes formes que nous venons de décrire peuvent se rencontrer à toutes les périodes de la vie. Chez le nourrisson et chez l'adulte, on peut noter toutefois quelques particularités dont nous dirons quelques mots.

1° **Formes du nourrisson.** — Chez le nourrisson, on voit assez souvent apparaître des *convulsions*, sans doute en raison de la fragilité particulière de l'encéphale au début de l'existence.

Les symptômes d'invasion passent presque toujours inaperçus, aussi les paralysies semblent-elles s'installer d'emblée. Ces dernières, lorsqu'elles sont atténuées et localisées aux membres inférieurs, peuvent elles-mêmes n'être pas remarquées des parents, tant que les enfants ne marchent pas.

Les paralysies des membres supérieurs sont plus faciles à constater; les bras des petits malades sont étendus inertes et retombent lourdement sur le plan du lit lorsqu'on les soulève (obs. XX).

Enfin, les sensations du nourrisson étant difficiles à connaître, l'analyse des phénomènes douloureux est particulièrement délicate. Toutefois la souffrance semble n'être pas rare chez eux, car ils crient plus que normalement, surtout quand on s'approche d'eux ou qu'on les examine.

2° **Formes de l'adulte.** — Les différentes formes de la maladie de Heine-Medin se voient chez l'adulte; mais elles revêtent assez souvent chez lui un caractère de gravité particulière (Wickman). (Voir p. 187.)

D'autre part, les formes abortives nous semblent être plus fréquemment méningées que chez l'enfant. Nous aurons l'occasion de revenir sur ce dernier point.

CHAPITRE IX

ÉVOLUTION. TERMINAISON. PRONOSTIC.

La poliomyélite est rarement mortelle, disent les auteurs classiques, mais elle laisse le plus souvent à sa suite des difformités incurables. Ces deux propositions ne sauraient être admises pour la maladie de Heine-Medin, ainsi que l'a établi Wickman. Il faut tenir compte, en effet, d'une part, de la bénignité habituelle des cas abortifs; d'autre part de la gravité du syndrome de Landry, déterminé par le médullo-virus.

Ces formes jusqu'ici n'étaient généralement pas rattachées à la poliomyélite; la discordance des chiffres fournis par les statistiques ancienne et récente, s'explique donc aisément; mais la forme spinale commune, semble elle-même pouvoir aboutir à la guérison complète plus fréquemment qu'on ne l'admettait jusqu'ici.

Avant d'étudier ces différents modes de terminaison de la maladie, nous dirons quelques mots de son évolution.

§ 1. — Évolution.

L'évolution de la maladie est très variable suivant les formes. La marche de la forme spinale elle-même, que nous avons déjà prise pour type de notre description, diffère suivant les cas.

En étudiant sa symptomatologie, nous avons montré qu'elle présentait une phase aiguë d'une durée moyenne de 2 à 5 jours, suivie d'une phase de paralysies, celle-ci se divisant elle-même en une période d'apparition des troubles moteurs, une période de régression et une période d'atrophie avec déformations. Il n'est pas rare que la poliomyélite s'arrête à l'un des stades précédents, sans parcourir le cycle évolutif habituel.

D'autre part, nous avons vu que souvent, dès les premiers jours, les paralysies présentent leur maximum d'extension, pour se localiser ensuite à certains groupes musculaires; mais d'autres fois, les paralysies s'installent par poussées successives ou bien leur marche envahissante est très lente, et pendant des semaines on peut suivre les progrès des lésions. Souvent, dans ces cas, on est en droit d'invoquer une reprise du processus inflammatoire, reprise que nous allons maintenant étudier et qui peut revêtir deux aspects différents : lorsque les lésions primitives ne sont pas complètement éteintes, on peut la qualifier de *rechute* ; dans le cas contraire, *de récidive*.

1° **Rechutes**. — La possibilité d'une rechute fébrile avec apparition de nouvelles paralysies au stade de réparation des lésions, par conséquent plusieurs semaines après le début des signes initiaux, a été notée déjà par Medin et Leegard. D'ailleurs au chapitre d'Étude expérimentale, nous avons mentionné les rechutes observées chez le singe par Rœmer et par Levaditi et Stanesco (voir p. 59).

L'observation suivante publiée par Zappert fournit un exemple d'une forme à rechutes de la maladie de Heine-Medin :

Enfant de 17 mois, soigné à la clinique d'Escherich. Début en octobre par de l'abattement, de la fièvre et des *convulsions* localisées à droite. Deux jours plus tard, *hémiplégie droite* (facial y compris). L'état du petit malade s'améliorait, lorsqu'*un mois après*, un *nouvel accès* survint. Il présenta des *convulsions* au niveau des deux côtés de la face et des membres gauches. Bientôt il perdit toute notion de ce qui se passait autour de lui; des *paralysies du côté gauche* apparurent et finalement il succomba.

L'autopsie montra une congestion de l'écorce cérébrale, des noyaux centraux et de la moelle dorsale, et l'examen histologique, les lésions typiques de la poliomyélite.

Le même auteur rapporte l'histoire suivante :

Joseph Kn..., 5 ans. En septembre 1908; il est renversé par un cycliste. Trois semaines plus tard, apparition de violentes douleurs dorsales avec pertes de connaissance passagères.

Paralysie des quatre membres qui le retiennent deux mois à l'hôpital. Il sort amélioré.

Le 1er octobre 1909, il est pris à nouveau de *convulsions*, de vomissements répétés, et présente cette fois une *hémiplégie droite totale*, accompagnée de douleurs dorsales et de céphalée.

De telles rechutes sont toutefois assez rares et beaucoup d'auteurs n'ont pu en observer.

2° **Récidives.** — D'après Harbitz et Scheel, il semblerait que lorsqu'un district a été frappé par la maladie de Heine-Medin, il reste indemne l'année qui suit. Nous avons vu d'autre part que les expériences de Flexner et Lewis, de Levaditi et Landsteiner ont établi que les singes ayant survécu à la poliomyélite supportent sans nul trouble apparent une inoculation de doses de médullovirus mortelles pour les témoins (voir p. 72).

L'infection de l'organisme par le médullovirus crée donc l'immunité, mais cette immunité est de courte durée puisqu'elle ne dépasserait pas 25 jours en moyenne (Landsteiner et Levaditi). En sorte que les faits cliniques considérés comme des récidives de la maladie de Heine-Medin, ne sont pas en contradiction avec les données de laboratoire.

La reprise des accidents de la paralysie infantile classique, à un âge plus ou moins avancé, a été constatée depuis longtemps et s'observe surtout chez l'homme. Elle peut survenir de bonne heure ou très tardivement (55 ans dans le cas de Landouzy-Dejerine). Dejerine et Thomas ont rassemblé les principales observations de récidives de poliomyélite et les lignes qui suivent sont empruntées à leur travail.

La récidive peut se faire *in situ* et le membre déjà lésé est envahi totalement par la paralysie et l'atrophie, ou bien la paralysie atteint un membre jusque-là indemne, ou frappé d'une façon passagère lors de la première attaque. L'aspect clinique est variable : *poliomyélite aiguë de l'adulte* dans 4 cas (Ballet et Dutil, Sauze, Coudouin, Thomas [de Genève]); *paralysie générale spinale antérieure subaiguë*, dans 2 cas (Landouzy et Dejerine, Carrieu) mais surtout *atrophie musculaire progressive, type Aran-Duchenne.*

Signalée par Charcot et Raymond, par Carrieu, par Vulpian, par Seeligmüller, cette forme a été étudiée par de très nombreux auteurs : Hayem, Oulmont et Neumann, Pitres, Ballet et Dutil, Rendu, Sterne, Bernheim et Lannois, Garbsch, etc., et plus récemment par Brissaud, Langer, Filbry, Cestan, Parkes Weber, Étienne, etc.

En même temps que l'amyotrophie et parfois sans elle, on peut voir survenir encore une *scoliose tardive*, sur laquelle Pierre Marie a attiré l'attention. Cet auteur en a observé 2 cas et les mêmes faits ont été signalés par Heine et par Sauze.

Les reprises tardives ne s'observent pas seulement dans la forme poliomyélitique, elles peuvent également se voir dans la forme encéphalique.

Je veux, dit Pierre Marie, restant sur le terrain de la clinique, à propos des faits de reprise du processus amyotrophique, appeler votre attention sur une nouvelle analogie entre la paralysie spinale infantile et l'hémiplégie cérébrale infantile. En effet, dans cette dernière affection, il est fréquent de voir, cinq, huit, dix ans après l'apparition de l'hémiplégie et alors que les lésions semblaient être depuis longtemps passées purement et simplement à l'état de cicatrices ; il est fréquent, dis-je, de voir survenir des attaques d'épilepsie et souvent aussi, en même temps que celle-ci, une reprise des phénomènes de paralysie, absolument comme dans les cas de paralysie infantile auxquels je fais allusion. Cette dernière analogie entre les deux affections me paraît valoir la peine d'être signalée, car elle montre bien qu'on n'a pas à faire là à un fait fortuit mais à un processus qui est dans l'essence même de ces affections.

Nous avons insisté sur ces récidives tardives car nous admettons l'identité habituelle de la paralysie infantile classique et de la forme spinale de la maladie de Heine-Medin.

Aucun cas de nouvelle atteinte chez les sujets frappés au cours des dernières épidémies n'a été signalé et Wickman lui-même n'a pu en observer.

Cependant ZAPPERT raconte qu'un enfant fut pris à la suite de symptômes fébriles, d'une paralysie passagère de la jambe qui guérit complètement; l'année suivante, une poliomyélite typique s'installa.

Bien que le délai entre la première atteinte et la récidive n'ait été que d'un an, dans le cas de Zappert, cette observation est intéressante, car elle laisse entrevoir la possibilité de réveils tardifs des accidents paralytiques de la maladie de Heine-Medin, réveils qui seront sans doute observés en plus grand nombre dans quelques années seulement.

Quant à la cause de ces reprises, elle n'est pas encore nettement élucidée. Il est difficile d'admettre que le médullovirus puisse rester latent dans l'organisme pendant 3o et 4o années, et il est plus naturel de supposer que le système nerveux, en état de moindre résistance, à la suite de la lésion initiale se trouve davantage exposé à l'infection déterminée par le même médullovirus ou par un autre agent microbien. La nature du germe en cause ne pourra être reconnue que par les méthodes de laboratoire futures.

§ 2. — Terminaison.

1° **Guérison.** — La guérison complète est plus fréquente que ne l'admettent les auteurs classiques. En règle générale, les formes abortives aboutissent rapidement à la guérison, mais les formes spinales elles-mêmes peuvent disparaître sans laisser de traces. Zappert a noté la guérison complète dans 13,8 p. 100 des cas (37 fois pour 266 malades), Müller, dans 15 p. 100, G. Stiefler dans 22 p. 100 des cas, chiffre également donné par Leegard.

Lorsque la guérison doit survenir, les paralysies ne sont en général que transitoires et disparaissent au bout de quelques jours, parfois de quelques semaines. Même lorsque les paralysies ont été très intenses, même lorsque l'atrophie est survenue, on peut encore escompter un retour complet à l'état normal et cette notion nous oblige à traiter avec persévérance, pendant des années, les sujets atteints de paralysies.

La proportion de guérisons est très variable avec les épidémies. Ainsi Koplik, aux États-Unis, a vu presque tous ses malades guérir : les paralysies même étendues disparurent complètement ou ne laissèrent après elles que des vestiges insignifiants.

3° **Séquelles.** — Si l'on fait abstraction des formes abortives, dont le nombre de cas est difficile à établir, on voit néanmoins que la plupart des sujets atteints de maladie de Heine-Medin, conservent des paralysies persistantes (55,56 p. 100 des cas, d'après la statistique de Leegard). Le siège habituel de ces paralysies est établi par le tableau de Zappert qui donne la localisation des paralysies des membres au début et à la fin de la période d'observation (voir p. 130).

Ce tableau montre que les paralysies intéressant plus de deux membres n'ont aucune tendance à rester stationnaires. Ou bien elles s'améliorent, ou bien elles s'étendent et se terminent par la mort. Le plus souvent, la poliomyélite aboutit à la paralysie flasque et atrophique d'un membre inférieur, plus rarement des deux, ou d'un seul membre supérieur. Elle peut également se terminer par les autres déformations que nous avons étudiées au chapitre de symptomatologie (voir p. 144).

L'encéphalite, due au médullovirus, peut guérir complètement, mais souvent, elle laisse aussi après elle des infirmités
graves : paralysie cérébrale infantile à type hémiplégique ou
diplégique, atrophies musculaires diverses ; mouvements
choréiformes, aléthosiques, épileptiques, etc.

La maladie de Heine-Medin est peut-être une cause fréquente de sclérose cérébrale infantile et les méningo-encéphalites chroniques qu'on trouve chez beaucoup d'idiots, suc-
cèdent peut-être à un stade de méningo-encéphalite aiguë
déterminée par le médullovirus chez les enfants en bas âge.
Cette hypothèse a toutefois besoin d'être confirmée.

3° **Mort.** — La mortalité varie beaucoup avec les épidémies,
ainsi qu'on peut s'en rendre compte par le tableau suivant :

AUTEURS	ÉPIDÉMIES		Nombre total des cas.	CHIFFRE	POURCENTAGE
				de la mortalité.	
L. REGARD . . .	Norvège.	1890	51	2	3,70 p. 100
HARBITZ et SCHEEL.	—	1905	1,053	145	13,8 —
WICKMAN . . .	Suède.	1905	1,025	115	11,1 — (1)
RÖSSEL	Canada.	1908	38	2	5,26 —
ZAPPERT . . .	Basse-Autriche.	1908	266	29	10,8 —
G. STIEFLER.	Haute-Autriche.	1909	77	10	12,99 —
KRAUSE . . .	Westphalie . . .	1909	436	66	15,1 —
MÖLLER . . .	Hesse-Nassau. .	1909	100	16	16 —
Total.			3.010	415	

En additionnant ces différents chiffres nous constatons que
pour 3.049 cas de paralysies, le nombre des décès s'est
élevé à 415. *La mortalité moyenne des formes paralytiques
est donc de 13,61 p. 100*, et ce résultat nous montre que la
poliomyélite est beaucoup plus meurtrière qu'on ne croyait.

En tenant compte des formes abortives, le pourcentage des

(1) Möller fait remarquer très justement que le chiffre de 12.2 p. 100, donné
par Wickman, doit être le résultat d'une erreur typographique : ce dernier
auteur indique, en effet, comme pourcentage de 115 décès pour 1.025 cas le
chiffre de 12.2 p. 100 au lieu de 11,1 p. 100.

décès serait naturellement abaissé. Le chiffre de 14,1, fourni
par Wickman, englobe par exemple tous les cas ; il attein-
drait 16,7 p. 100, pour les seules formes paralytiques.

Au cours d'une même épidémie la mortalité varie encore
d'un foyer à l'autre. Ainsi, pour toute l'épidémie suédoise de
1905, le pourcentage de décès fut de 14,1. Pour la seule pa·

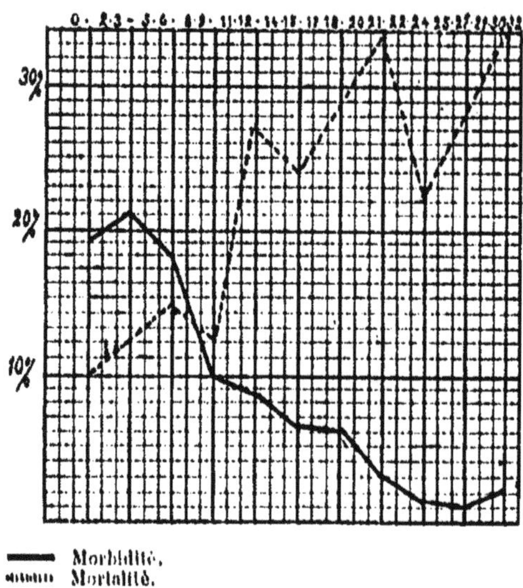

Fig. 18. — Courbe de la mortalité et de la morbidité de la maladie de Heine-
Medin, suivant l'âge des sujets. (Schéma de Wickman.)

roisse de Trästena, par contre (voir p. 261) il atteignit 42,3
puisque sur 26 malades atteints de paralysies, 11 succombèrent. Dans cette petite commune, de 500 habitants, 7 sujets
atteints de maladie de Heine-Medin furent enterrés un même
dimanche. Ailleurs, à Alvidaberg, par exemple, la mortalité
ne fut même pas de 10 p. 100 (4 décès sur 41 cas).

*La mortalité semble d'autant plus fréquente que le ma-
lade est plus âgé* et l'on peut dire avec Wickman que la courbe
de la morbidité de la maladie de Heine-Medin s'abaisse avec
l'âge, alors qu'au contraire la courbe de la mortalité aug-

mente (voir schéma, fig. 18). Ainsi de o à 11 ans, Wickman a relevé une mortalité de 12,2 p. 100 et de 27,9 p. 100 de 12 à 32 ans.

Le pronostic de la maladie de Heine-Medin est donc beaucoup plus sérieux *quoad vitam* chez l'adulte que chez l'enfant. Ce fait avait jusqu'ici échappé aux observateurs ; d'après Wickman, sans doute parce que le syndrome de Landry n'était pas rattaché à la maladie que nous étudions.

La mort est surtout à craindre la première semaine, ainsi qu'il ressort du tableau suivant de Wickman indiquant la date du décès dans 143 cas.

Décès le	jour	
Décès le 1er jour		1
— 2e —		6
— 3e —		22
— 4e —		30
— 5e —		28
— 6e —		15
— 7e —		16
— 8e —		3
— 9e —		5
— 10e —		7
— 11e —		2
— 12e —		1
— 13e —		2
— 14e —		1
— 15e —		1

Quatorze malades succombèrent après la deuxième semaine, mais à la suite de maladies intercurrentes.

La mort dans la maladie de Heine-Medin peut en effet survenir de différentes façons. Le plus souvent, ainsi que nous l'avons vu, elle résulte de l'apparition du syndrome de Landry — et le malade succombe par atteinte du bulbe, le centre respiratoire étant paralysé. Dans les formes bulbaires, le sujet peut naturellement être emporté sans qu'il y ait paralysie ascendante, dès les premiers jours.

Plus tard, lorsque le stade aigu est passé, les malades et les enfants en particulier restent encore exposés aux autres infections, et en particulier ils peuvent contracter une pneumonie ou une broncho-pneumonie souvent mortelles (obs. XLII).

Reckzeh a vu un malade convalescent de poliomyélite, succomber brusquement à la suite d'une myocardite analogue à celles qu'on peut observer à la suite de la diphtérie.

La tuberculose, d'après Gilbert et Garnier, s'installerait assez souvent chez les anciens paralytiques infantiles; cependant il ne semble pas que ces derniers, soumis à une bonne hygiène, soient plus atteints que les autres sujets.

§ 3. — Pronostic.

Des lignes précédentes, il résulte donc, ainsi que nous l'avons déjà dit, que la mort d'une part, la guérison complète d'autre part, sont plus fréquentes dans la maladie de Heine-Medin que ne l'admettaient les auteurs classiques. Il importe donc, pendant la première semaine, d'être plus pessimiste au point de vue de la vie du malade qu'on ne l'était jusqu'ici ; plus optimiste ensuite au point de vue du retour complet des fonctions des segments atteints.

A la période aiguë, quelle que soit l'intensité des symptômes, il est absolument impossible de dire si les paralysies doivent apparaître ou non, car le début des formes abortives est souvent analogue à celui des autres.

Une fois les paralysies installées, on pourra craindre une issue fatale pendant les premiers jours, et le quatrième en particulier est à considérer comme jour critique (Wickman). Passé la première semaine, les appréhensions au point de vue de la vie deviendront de moins en moins justifiées, et c'est alors que nous serons interrogés sur l'avenir des muscles atteints. Or, il est très difficile de dire, quels muscles resteront paralysés et quel sera le degré de leur paralysie. Seul l'examen électrique pourra fournir des indications utiles sur lesquelles nous ne reviendrons pas (se reporter à la p. 139).

CHAPITRE X

DIAGNOSTIC

Nous avons vu que la maladie de Heine-Medin peut donner naissance à toute une série de formes relevant de lésions diffuses mais prédominant au niveau de certains étages du névraxe. Cette seule constatation suffit à établir que tous les syndromes nerveux peuvent être réalisés, théoriquement du moins, par le médullovirus. Ces syndromes reconnus, la difficulté consistera surtout à déceler l'agent causal ; et à ce point de vue deux causes d'erreur devront être évitées : lorsque la notion d'épidimicité fera défaut, on devra songer néanmoins à la possibilité d'une infection de l'organisme par le médullovirus ; à l'inverse, en temps d'épidémie, on devra se défendre contre la tendance bien naturelle d'attribuer toutes les affections observées à ce germe.

§ 1. — Diagnostic clinique.

En raison même de l'aspect polymorphe des symptômes de la maladie de Heine-Medin nous ne pouvons ici passer en revue toutes les maladies susceptibles d'être confondues avec elle.

Nous nous bornerons à étudier les principales causes d'erreur, variables avec les formes.

Diagnostic de la période aiguë. — A la période de début, le diagnostic est très difficile, et toutes les erreurs peuvent être commises jusqu'à l'apparition des paralysies. Les formes abortives en particulier, en dehors de la notion d'épidémicité resteront généralement méconnues, les maladies habituelles de l'enfance étant incriminées dans ces cas avant la maladie de Heine-Medin.

Certains symptômes cependant permettront de penser que le médullovirus est en jeu, surtout si l'on a connaissance d'autres cas avérés. Dès les premiers jours, en effet, les sujets atteints présentent deux symptômes assez caractéristiques, d'une part l'hyperesthésie, d'autre part l'hypersécrétion sudorale (Müller). Le médullovirus frappant avec prédilection le système nerveux, on devra examiner ce dernier avec soin. La constatation d'une faiblesse musculaire localisée en certains points et surtout l'abolition ou la diminution des réflexes rotuliens, l'existence de symptômes méningés, même atténués (raideur de la nuque, signe de Kernig, etc.), pourront fournir des indications utiles.

Mais les causes d'erreur sont nombreuses et varient suivant les caractères de la maladie au début; comme les formes abortives en effet, le tableau initial peut revêtir quatre aspects différents :

1° *Début par des symptômes d'infection généralisée.* — La nature de l'affection passe souvent inaperçue, et on peut songer à l'apparition d'une quelconque des nombreuses maladies aiguës de l'enfance : rougeole, scarlatine, fièvre typhoïde, etc.

2° *Début par des symptômes douloureux.* — Lorsque la maladie débute par de la fièvre et des douleurs au niveau des membres, avec rachialgie, il faut éliminer avant tout l'*influenza*. Ce diagnostic est très délicat, car la grippe et la maladie de Heine-Medin peuvent présenter de nombreuses analogies, à tel point que Borström considérait la paralysie infantile comme une forme nerveuse de l'influenza. Cette hypothèse est certainement erronée, puisqu'au cours des épidémies de grippe on ne note qu'exceptionnellement des paralysies dues à l'atteinte de la moelle et des cornes antérieures en particulier (Wickman); d'autre part la grippe s'accompagne habituellement de catarrhes et donne lieu à des complications telles que l'otite, qu'on ne rencontre jamais dans la maladie de Heine-Medin.

A la période de paralysies, le diagnostic avec la grippe ne se pose que très rarement. En général, d'ailleurs, les paralysies grippales, comme les paralysies diphtériques s'installent tardivement, alors que les symptômes du début ont disparu depuis longtemps. Nous savons que les paralysies dues au médullovirus apparaissent au contraire dès les premiers jours de l'infection.

La maladie de Heine-Medin à début douloureux peut encore être confondue avec le *rhumatisme articulaire aigu*, surtout chez les petits, qui localisent mal leurs sensations. Un examen attentif permettra de constater que les sujets infectés par le médullovirus présentent des articulations indemnes. Cependant, au cours de l'épidémie suédoise de 1905, Wickman a pu relever deux fois une tuméfaction du genou, au cours de la maladie de Heine-Medin (obs. LXXXVII, cas 172 et d'ailleurs Leegard avait déjà observé un fait semblable en 1899.

3° *Début par des troubles gastro-intestinaux*. — On pourra penser à une *gastro-entérite* banale, à un début de *fièvre typhoïde*. Notons ici également qu'on peut diagnostiquer une *angine simple*, alors que celle-ci n'est qu'un symptôme prémonitoire de la maladie de Heine-Medin.

4° *Début par des symptômes méningés*. — Ce mode de début que nous étudierons plus loin en détail (voir p. 238, induit très fréquemment en erreur. Nous montrerons, en effet, qu'un certain nombre de méningites considérées comme tuberculeuses ou cérébro-spinales sont en réalité des méningites ou des méningo-myélites à médullovirus.

Diagnostic des différentes formes. — 1° Forme spinale. —

Le diagnostic de cette forme est très facile dans les cas habituels avec paralysies flasques, atrophies musculaires et abolition des réflexes. Le diagnostic avec la myélite aiguë diffuse n'est pas à poser puisque cette dernière, caractérisée par la paralysie des sphincters et des troubles de la sensibilité, peut être réalisée par le médullovirus.

Dans certains cas, on pourra songer aux affections suivantes :

Les diverses myopathies (type Landouzy-Dejerine, type Erb, type Möbius, etc.) sont caractérisées par la symétrie de l'atrophie qui débute par la face ou la racine des membres et présente une évolution lente, bien différente de celle de la paralysie infantile. D'autre part, le développement du squelette est beaucoup moins compromis par le processus atrophique. *L'atrophie musculaire progressive infantile, type Charcot-Marie* qui débute par les membres inférieurs, diffère également de la forme spinale de la maladie de Heine-Medin. Le mode de début, en effet, n'est pas aigu, mais progressif ; et on retrouve ici encore la symétrie des lésions.

L'amyotrophie spinale infantile étudiée par Hoffmann est une *affection familiale* qui présente certaines analogies avec la paralysie infantile, mais s'en distingue par la marche subaiguë ou lente des lésions et par leur disposition symétrique. Elle débute habituellement dès la première année par une faiblesse des membres inférieurs, puis, successivement, au bout de quelques mois, les muscles du dos, des membres supérieurs et du cou sont atteints à leur tour. Les réflexes tendineux sont abolis et l'on observe souvent une réaction de dégénérescence partielle ou totale. La mort survient habituellement avant la 5ᵉ année. Les lésions médullaires trouvées à l'autopsie sont assez comparables à celle de la poliomyélite aiguë, mais leur symétrie est constante.

L'hématomyélie peut donner lieu à des hésitations lorsque l'hémorragie est limitée aux cornes antérieures (Raymond). D'habitude, dans l'hématomyélie, on constate des troubles sensitifs et sphinctériens, mais nous avons vu qu'on peut les rencontrer dans la maladie de Heine-Medin ; toutefois, dans cette dernière, ces troubles sont beaucoup moins persistants ; en outre la notion du traumatisme qu'on relève à l'origine de l'hématomyélie fait défaut.

La *paralysie hystérique* est généralement facile à écarter, bien qu'elle puisse s'accompagner chez l'enfant d'une atrophie marquée. En effet les réflexes tendineux sont conservés, les réactions électriques normales et les troubles de la sensibilité plus marqués et plus fréquents que dans la paralysie infantile ; enfin on pourra relever l'existence des stigmates hystériques.

La *paraplégie du mal de Pott* est spasmodique, avec exagération des réflexes rotuliens et s'accompagne souvent de troubles sphinctériens. Ces caractères suffisaient à la différencier de la paralysie infantile classique ; mais nous avons vu que le médullovirus peut leur donner également naissance. Sans doute, lorsqu'on les rencontrera, on devra penser avant tout à la tuberculose vertébrale, et examiner méticuleusement le rachis de l'enfant mais on ne sera pas en droit d'éliminer *a priori* la poliomyélite.

A LA PÉRIODE DE DÉFORMATION, en présence d'un pied bot, ou d'une luxation de la hanche, on devra reconnaître leur origine congénitale ou acquise. Nous avons déjà insisté sur ces points (voir p. 146).

2° FORME BULBO-PROTUBÉRANTIELLE. — La forme bulbaire, donnant lieu à des troubles respiratoires a pu être exceptionnellement confondue avec le *croup* (Zappert).

En général, le diagnostic du siège des lésions nerveuses est facile, comme pour la forme spinale ; mais il est plus malaisé de les rattacher à leur véritable cause, surtout lorsqu'on a affaire à des cas sporadiques. La plupart des toxi-infections en effet peuvent donner lieu à des troubles bulbaires plus ou moins graves. Le diagnostic avec la *myélite hémorragique bulbaire de Leyden* n'est pas à faire, car cette affection n'est autre chose « que l'expression la plus complète des états pathologiques » créés au niveau du bulbe par les diverses maladies d'origine infectieuse ou toxique (Claude).

Il est possible que certaines paralysies des nerfs craniens et en particulier du nerf facial, de cause jusqu'ici indéterminée, soient à mettre sur le compte du médullovirus. L'avenir nous fixera à ce sujet.

3° FORME ENCÉPHALIQUE. — Le diagnostic est souvent très délicat, lorsque la notion d'épidémicité manque et les causes d'erreurs varient avec la nature des symptômes.

On devra éliminer l'*éclampsie infantile*, mais les convulsions peuvent se rencontrer au début de la maladie de Heine-Medin ; on devra donc se baser sur l'évolution. Dans certains cas le médullovirus provoque des *crises épileptiformes* qu'il sera parfois difficile de rattacher à leur véritable cause.

Les lésions encéphaliques en foyer (*tumeurs, abcès, hémorragie, ramollissement*) présentent en général des conditions étiologiques particulières; l'examen soigné du malade permet de relever des phénomènes de localisation plus précise, enfin l'évolution est différente de celle de la forme encéphalique de la maladie de Heine-Medin.

Ce qui caractérise en effet l'hémiplégie ou les monoplégies spasmodiques infantiles dues au médullovirus, c'est leur début aigu et leur installation à la suite des symptômes initiaux que nous avons décrits en détail précédemment, mais qui malheureusement peuvent passer inaperçus.

Ce même début se retrouve dans toutes les encéphalites dites primitives, mais dans les encéphalites secondaires, consécutives en particulier, à la grippe, à la diphtérie, aux oreillons, etc., un certain intervalle existe entre les manifestations de la maladie initiale et les paralysies consécutives.

En somme, à l'heure actuelle en présence d'une encéphalite primitive, on devra passer en revue toute la série des processus toxi-infectieux susceptibles de la provoquer, mais on devra réserver également une place à la maladie de Heine-

Medin. Les entérites signalées dans certains cas à l'origine des encéphalites, ne sont peut-être autre chose que des troubles gastro-intestinaux du stade aigu de la maladie que nous étudions.

Parmi les causes d'encéphalite, il en est une qui mérite d'être citée à part parce qu'elle donne lieu à un tableau morbide un peu spécial, décrit sous le nom de *polioencéphalite aiguë supérieure de Wernicke* : cette cause est l'alcoolisme (plus rarement un toxique autre, le soufre par exemple).

La polioencéphalite, type Wernicke, peut, comme la forme encéphalique de la maladie de Heine-Medin, donner lieu à des paralysies oculaires et à des troubles ataxiques, mais les caractères suivants permettraient, d'après Wickman, de différencier les deux affections.

a) La polioencéphalite à type Wernicke est caractérisée par un stade d'agitation avec délire, revêtant les caractères du *delirium tremens*, auquel fait suite une somnolence profonde pouvant aller jusqu'au coma. Cet état de somnolence se voit aussi dans la maladie de Heine-Medin, mais l'atteinte de la connaissance est rarement aussi profonde que dans la polio-encéphalite aiguë hémorragique supérieure.

b) Cette dernière évolue apyrétiquement; la maladie de Heine-Medin débute, au contraire, par un stade fébrile.

c) Enfin, ainsi que nous venons de le voir, la notion étiologique facilite le diagnostic.

Les différences cliniques et étiologiques sont donc nettes entre les deux formes, et Wickman pense qu'il y a lieu de distinguer une *polioencéphalite aiguë supérieure à type de Wernicke* et une autre *à type de Medin*. Nous acceptons la première, parce qu'elle présente certaines particularités, mais nous croyons moins justifié l'isolement de la seconde en type à part. Le médullovirus peut déterminer une encéphalite; mais le syndrome provoqué par cette lésion peut également résulter d'une infection par un autre agent microbien ; l'expression « type de Medin » est donc impropre, car elle semble établir la spécificité des polioencéphalites aiguës supérieures infectieuses.

4° FORME MÉNINGÉE. — Le diagnostic de cette forme est souvent très difficile. Il est étudié en détails plus loin (p. 250).

La *forme ascendante* (maladie de Landry), la *forme descendante*, la *forme ataxique* sont faciles à reconnaître, mais leur cause échappe souvent (1). Nous avons vu que le syndrome de Landry en particulier peut être dû aux agents infectieux les plus divers (voir p. 46). Toutes les fois qu'on le rencontrera, on devra penser que le médullovirus peut être en jeu.

5° FORME DOULOUREUSE. — Nous avons déjà dit que cette forme a pu être prise pour du *rhumatisme articulaire aigu*. Au début, la *coxalgie* pourrait en imposer pour une poliomyélite douloureuse, mais l'évolution permettra de fixer le diagnostic.

La pronation douloureuse des jeunes enfants ne prêtera guère à la confusion. C'est un simple accident, décrit à tort sous le nom de paralysie douloureuse. Il s'agit habituellement d'un enfant de 2 à 3 ans qui tombe, étant tenu par la main. La traction violente sur l'avant-bras pratiquée pour empêcher la chute provoque une douleur violente, suivie de paralysie immédiate du membre, qui pend immobile, en pronation, accolé au corps. Il s'agit en réalité, ainsi que l'a montré notre maître, M. Broca, d'une subluxation probable de la tête du rachis. La guérison instantanée par la réduction de la subluxation et les commémoratifs permettront donc d'éviter toute erreur de diagnostic.

La forme douloureuse est surtout difficile à différencier de la *polynévrite* ; car nous avons vu que la maladie de Heine-Medin peut s'accompagner de phénomènes douloureux et même d'anesthésies sans qu'on puisse trouver la moindre

---

(1) Les cas d'*ataxie aiguë avec guérison rapide*, décrits récemment par MM. Claude et Schaeffer, Guillain et Guy Laroche, sont à rapprocher des formes ataxiques de la maladie de Heine-Medin, de même que certaines méningites bénignes de cause indéterminée. Dans ces cas, la ponction lombaire révéla également une lymphocytose rachidienne.

lésion primitive des nerfs. Tous les auteurs admettaient jusqu'ici que seule l'évolution de l'affection permet d'établir un
diagnostic, les accidents polynévritiques purs aboutissant à
la guérison complète, même en cas d'atrophie, alors que
l'atteinte de la moelle donne lieu à des troubles trophiques
persistants. Cette distinction n'est plus valable puisque les
épidémies récentes de maladie de Heine-Medin ont prouvé
qu'on pouvait observer fréquemment des cas de guérison
complète. La polynévrite ne saurait être invoquée dans ces
cas, puisque, chez les sujets ayant succombé après avoir présenté également tous les symptômes polynévritiques, l'autopsie révélait l'intégrité absolue des troncs nerveux (voir
p. 89).

Une analyse minutieuse des symptômes permet toutefois
de noter quelques différences entre la polynévrite et la forme
douloureuse de la maladie de Heine-Medin :

a) Dans certains cas la notion étiologique permet d'écarter
le médullovirus (intoxication par l'alcool, ou maladie infectieuse antérieure : diphtérie, fièvre typhoïde, oreillons, etc.).
Chez un de nos petits malades (obs. LXXX) notre diagnostic
fut pendant quelque temps hésitant entre une polynévrite ourlienne et la forme douloureuse de la maladie de Heine-Medin.

b) Dans cette dernière, les paralysies s'installent rapidement, atteignant un grand nombre de muscles *sans aucune
symétrie*. Dans la polynévrite, les muscles des extrémités sont
les premiers atteints et la progression des paralysies est *lente
et symétrique*.

c) Les troubles sphinctériens peuvent se rencontrer dans
les deux affections, mais dans la maladie de Heine-Medin ils
sont toujours précoces, alors que dans la polynévrite, ils
peuvent survenir tôt ou tard.

d) Notons enfin que dans la maladie de Heine-Medin il
n'est pas rare, ainsi que nous le verrons, d'observer des symptômes de réaction méningée et en particulier de la lymphocytose rachidienne.

Dans la polynévrite, au contraire, on n'en trouve jamais (Schmiergeld).

6° FORME DU NOURRISSON. — Nous avons dit que chez le nourrisson, l'étude des symptômes de la maladie de Heine-Medin était souvent très délicate. D'autre part les causes d'erreur sont plus fréquentes que chez l'enfant plus âgé.

On devra éliminer en première ligne les *paralysies obstétricales*. Ces paralysies sont surtout faciles à reconnaître par leur étiologie. Elles surviennent à la suite des accouchements laborieux, et surtout après des applications de forceps.

Les plus communes sont les paralysies du plexus brachial, paralysies radiculaires, qui peuvent revêtir trois types : type radiculaire supérieur de Duchenne-Erb (comprenant le deltoïde, les sus et sous-épineux, le biceps et le brachial antérieur et souvent le coraco-brachial et le long supinateur; les autres muscles de l'avant-bras étant respectés); type radiculaire inférieur de Klumpke (paralysie du cubital et du médian avec troubles oculo-pupillaires); type radiculaire total. Nous avons vu que les atrophies de la paralysie infantile peuvent également présenter une disposition radiculaire, en particulier du premier type, Duchenne-Erb. La topographie des lésions ne permet donc pas d'établir un diagnostic certain. L'examen électrique de même ne fournit guère de renseignements.

Les paralysies obstétricales sont habituellement bénignes et disparaissent rapidement; mais cette notion n'intervient guère pour le diagnostic, car ce sont précisément celles qui persistent qui seront sujettes à confusion. Les anamnèses constituent donc le principal élément de diagnostic.

Chez le nourrisson on devra penser à la *pseudo-paralysie syphilitique de Parrot*. Elle peut en effet atteindre plusieurs membres à la fois et leur immobilité peut faire croire à des paralysies réelles. En réalité l'impotence fonctionnelle est la conséquence de la disjonction du cartilage épiphysaire et de la diaphyse des os longs, et un examen attentif permet de constater les symptômes suivants : les extrémités atteintes sont tuméfiées ; la palpation détermine à leur niveau de violentes douleurs et révèle une crépitation nette; les mouvements volontaires des doigts et des orteils sont conservés ; on peut constater d'autres lésions syphilitiques ; les réactions électriques sont normales.

Rappelons enfin qu'Oppenheim attirait l'attention, il y a une dizaine d'années, sur une paralysie flasque, en apparence congénitale, surtout marquée aux extrémités inférieures et présentant des degrés variables pouvant aller jusqu'à la paralysie complète. Cette *amyotonie congénitale* ne s'accompagne pas d'une atrophie véritable, mais elle présente comme la poliomyélite une abolition des réflexes tendineux et une diminution marquée de l'excitabilité électrique. Parfois l'hypotonie ligamenteuse qu'elle provoque donne lieu à une laxité anormale des articulations. La maladie de Heine-Medin se distingue de l'amyotonie congénitale, parce qu'elle survient chez un enfant jusque-là bien portant, et que le stade de paralysies fait suite à un stade aigu. Enfin la réaction de dégénérescence ne s'observe pas dans l'amyotonie congénitale.

Chez l'adulte, le diagnostic de la maladie de Heine-Medin ne présente rien de particulier. Quant aux *formes abortives* les causes d'erreur sont les mêmes que celles que nous avons signalées pour la période de début (voir p. 191).

En somme, si l'on excepte les formes abortives, le diagnostic différentiel des multiples formes de la maladie de Heine-Medin, apparaît en général aisé. Mais, pour les formes sporadiques en particulier, la difficulté consiste à déceler la cause des syndromes nerveux reconnus.

Toutes les formes, en effet, que nous avons étudiées, habituellement dues au médullovirus, peuvent résulter d'une infection du système nerveux par un autre agent microbien. La *syphilis*, en particulier, peut se trouver à l'origine des dif-

férents syndromes (1) ; on devra donc toujours la rechercher.
La lymphocytose rachidienne, décelée par la ponction lombaire, ne signifie rien au point de vue du diagnostic, car nous montrerons qu'elle est souvent relevée dans la maladie de Heine-Medin. On devra attacher surtout de l'importance à l'interrogatoire du sujet ou des parents s'il s'agit d'un enfant. On devra rechercher avec grand soin les stigmates d'hérédo-spécificité (lésions des organes des sens et des dents, ulcérations et cicatrices lombo-fessières, déformations osseuses).

On se rappellera que la participation des nerfs craniens est plus fréquente dans la syphilis et que cette dernière s'accompagne souvent du signe d'Argyll Robertson ou d'inégalité pupillaire. Enfin, en cas de doute, on instituera le traitement antisyphilitique qui provoque une amélioration rapide lorsque le spirochète de Schaudinn est en jeu.

§ 2. — Diagnostic par les méthodes de laboratoire.

Les méthodes de laboratoire seules permettront d'affirmer la présence dans l'organisme du médullovirus. Malheureusement, à l'heure actuelle, elles ne peuvent encore être utilisées dans la pratique courante.

1° Inoculations. — Nous avons vu que l'animal de choix est le singe (voir p. 50) ; mais les inoculations exigent des émulsions de moelle, de bulbe ou d'encéphale infectés ; ce procédé n'est donc utilisable que *post mortem*. Les inoculations de liquide céphalo-rachidien sont demeurées négatives.

Krause et Meinicke seraient parvenus à vérifier le diagnostic de poliomyélite aiguë par l'inoculation au lapin, de sang ou

(1) A l'autopsie d'un de ses malades, atteint de syphilis médullaire, le professeur Raymond a rencontré une méningo-myélite vasculaire diffuse, avec lésions considérables des cellules ganglionnaires des cornes antérieures, consécutives aux altérations méningo-vasculaires.

de liquide céphalo-rachidien de sujets suspects. Mais leurs résultats ont besoin d'être confirmés.

2° **Recherche du pouvoir neutralisant du sérum.** — Levaditi et Landsteiner, Leiner et Wiesner, Roemer et Joseph, Flexner et Lewis ont montré que le médullovirus, après un contact de plus d'une heure avec le sérum d'un singe qui a guéri, avec paralysies, peut être inoculé à un singe neuf sans provoquer d'accidents.

Netter et Levaditi, Flexner et F. Clark, se basant sur ces expériences ont pu établir que le sang de sujets humains atteints de poliomyélite aiguë épidémique est doué du même pouvoir neutralisant. Grâce à cette réaction *in vitro*, ces auteurs ont pu constater l'identité d'origine de la paralysie infantile classique et de la maladie de Heine-Medin (poliomyélite épidémique) et rattacher certaines formes abortives aux formes typiques. C'est ainsi que chez une fillette, dont le frère avait présenté des troubles divers, sans aucune trace de paralysie, Netter et Levaditi ont pu déceler le pouvoir neutralisant du sérum sur le médullovirus.

CHAPITRE XI

TRAITEMENT

§ 1. — Traitement médical.

1° Traitement prophylactique.

1° **Isolement.** — L'isolement des sujets atteints de maladie de Heine-Medin s'impose. En temps d'épidémie, on devra en outre considérer comme suspecte toute personne de l'entourage du malade ; l'accès des écoles en particulier devra être interdit à leur frères et sœurs (Netter), qui doivent être considérés comme porteurs de germes. Dans les grandes épidémies, il est même plus prudent de fermer momentanément les écoles, qui semblent être souvent des foyers de contagion (voir schémas, p. 260 et 265).

L'isolement rigoureux présente de nombreuses difficultés, d'autant plus que les cas abortifs passent souvent inaperçus. D'autre part, la durée de l'isolement est également difficile à fixer ; nous avons vu en effet (voir tableau, p. 119) que les cas de contagion familiale survenaient habituellement au bout de quelques jours, mais pouvaient apparaître également au bout de plusieurs semaines.

2° **Prophylaxie antiseptique.** — Il a été impossible jusqu'à présent de déceler le médullovirus dans la plupart des excrétions ou des sécrétions des hommes ou des singes atteints de maladie de Heine-Medin (voir p. 7). L'inoculation de la salive n'a donné que des résultats négatifs. Cependant Flexner et Lewis ont constaté la virulence de la muqueuse olfactive et du mucus naso-pharyngé. D'autre part nous avons vu que le germe pénétrait sans doute par les voies digestives.

Il semble donc indiqué, en temps d'épidémie, de pratiquer chez les malades, pour éviter la propagation du virus, et chez les sujets sains, pour éviter la contagion, des lavages fréquents de la bouche et du nez, avec une solution antiseptique.

Les expériences de Landsteiner et Levaditi ont montré que si le thymol ne paraît pas agir sur le médullovirus, par contre le menthol, le salol et surtout le permanganate de potasse et l'eau oxygénée détruisent le virus *in vitro*.

On pourra donc pratiquer avec avantage, plusieurs badigeonnages de la gorge avec un tampon d'ouate hydrophile trempée dans l'*eau oxygénée à 12 volumes*. En même temps, on pourra verser, trois à quatre fois par jour dans chaque narine, avec une petite cuiller ou mieux avec une seringue spéciale, 5 à 6 gouttes de :

> Huile d'amandes douces . . . . 20 grammes
> Menthol . . . . 0 gr. 10

Ou bien on pourra introduire dans chaque narine, un peu de la pommade suivante :

> Vaseline blanche . . . . 30 grammes
> Salol 3   —
> Menthol . . . . 0 gr. 25

3° Vaccination. — La vaccination de la maladie de Heine-Medin constituerait évidemment le traitement prophylactique le plus efficace. Plusieurs tentatives ont été faites chez l'animal, mais les résultats obtenus sont inconstants (voir p. 73).

Les expériences de Landsteiner et Levaditi ont montré que le sérum des singes qui survivent à une attaque aiguë de poliomyélite et qui jouissent d'un état réfractaire manifeste, possède des propriétés microbicides à l'égard du médullovirus, mais jusqu'ici l'action contrariante de ce sérum ne s'est manifestée qu'*in vitro* et non *in vivo*.

Landsteiner et Levaditi ont pu cependant déterminer un état réfractaire préventif en inoculant à des singes des moelles desséchées renfermant du médullovirus vivant. Flexner et Lewis ont obtenu des résultats semblables en injectant sous la peau des singes des dilutions progressivement concentrées de médullovirus.

La vaccination de la maladie de Heine-Medin est encore à la phase des tâtonnements, mais les quelques résultats encourageants obtenus permettent d'espérer qu'on sera un jour en état d'enrayer son développement.

2· Traitement symptomatique.

1° **A la période aiguë.** — Dès les premiers symptômes, il est extrêmement important de prescrire *le repos au lit, le plus absolu*. Même les sujets, atteints de formes abortives, doivent rester couchés huit à quinze jours.

Il n'est pas rare, en effet, de constater l'apparition ou l'extension des paralysies, chez les malades qui ne se sont pas soumis à cette règle. Comme médicaments, on pourra donner de *la quinine* contre la fièvre, de *l'aspirine* ou du *salicylate de soude* si les douleurs sont trop intenses.

En cas de troubles gastro-intestinaux, il est bon de purger les malades ; on pourra leur administrer *du calomel* (o gr. o5 par année d'âge).

Les bains chauds à 35°, d'une durée de un quart d'heure à vingt minutes sont également recommandable, dès cette période. Ils exercent, en effet, une influence sédative et calment les douleurs.

La ponction lombaire peut être employée dans un but thérapeutique. Müller, Krause, etc., auraient constaté qu'elle favorise la régression des paralysies. La ponction lombaire, en tout cas, n'offre pas d'inconvénients, et elle est utile au diagnostic, toutes les fois que l'on constate des symptômes méningés.

Au début, on peut encore pratiquer de *la révulsion* le long de la colonne vertébrale (frictions, cataplasmes sinapisés, ventouses scarifiées, pointes de feu) mais en général toutes ces manœuvres font souffrir les petits malades sans leur venir beaucoup en aide.

2° **A la période de régression et d'atrophie.** — Nous aurons surtout en vue le traitement de la poliomyélite ou forme spinale, qui est de beaucoup la plus commune.

Avant tout, il faut se conformer aux règles suivantes :

1° LE TRAITEMENT DOIT ÊTRE PRÉCOCE. — Dès que les symptômes de la période aiguë ont disparu, dès que la régression des paralysies est manifeste (entre la deuxième et la troisième semaine) on pourra avoir recours au massage et à l'emploi prudent de l'électricité.

2° LE TRAITEMENT DOIT ÊTRE PROLONGÉ, EXTRÊMEMENT PROLONGÉ. — Le traitement de la paralysie infantile est un traitement à long cours, très ingrat, mais qui réserve des surprises agréables à ceux qui ne se découragent pas trop tôt. Au bout de deux ans, trois ans, cinq ans et davantage, on peut encore obtenir des améliorations par un traitement bien conduit.

A. — Traitement local.

a) *Correction des attitudes vicieuses.* — Dès les premiers temps, on devra combattre la rétraction des muscles antago-nistes, en donnant au membre malade une attitude correcte à l'aide d'une gouttière ou d'appareils légers.

b) *Massage.* — Le massage devra être précoce et pratiqué au début par le médecin lui-même.

Les manœuvres consisteront d'abord en frictions légères, parce que les masses musculaires sont souvent très sensibles et que les fibres qui les composent ont besoin de ménagement. Plus tard, les pressions seront plus énergiques, les muscles étant dans le relâchement le plus complet (flexion de la cuisse sur le bassin, pour le quadriceps; flexion du pied sur la jambe pour le jambier antérieur, etc.) les masses atrophiées seront saisies, soit entre deux doigts qui les soulèveront progressivement, soit entre le pouce et l'os où elles s'insèrent (Barbarin).

Le massage devant être prolongé pendant longtemps, il est bon d'enseigner aux parents les manœuvres utiles, afin de leur confier la suite du traitement.

c) *Gymnastique*. — Les mouvements de gymnastique rendent de très grands services. Au début ils seront provoqués au besoin dans un bain, surtout si la douleur persiste. Plusieurs séances par jour permettront de lutter contre l'ankylose et l'atonie musculaire.

Dès que l'enfant sera capable d'esquisser le moindre mouvement lui-même, on devra faire la rééducation du membre malade.

Chez les grands enfants et les adultes qui se rendent compte de la nécessité de l'effort exigé d'eux, la tâche est facile; mais chez les tout petits, inconscients, il faut être armé d'une patience extrême. On s'efforcera de créer des jeux simples, adaptés aux mouvements qu'on désire développer; le maniement des cubes, par exemple, rendra souvent de grands services.

d) *Traitement électrique*. — L'électricité provoque une contraction musculaire analogue à la contraction volontaire; elle est donc particulièrement utile, car le travail des muscles atteints est indispensable si l'on veut éviter ou combattre l'atrophie.

A quel moment doit-on avoir recours à l'électricité? — Larat conseille l'électrisation le plus tôt possible, au cours de la période fébrile même. Zimmern et Bordet préconisent également le traitement précoce, qui doit être institué vers le quinzième jour de l'infection. Huet préfère attendre la fin de la période aiguë.

A quelle modalité électrique donner le choix ? — Cela dépend des résultats de l'exploration électrodiagnostique. Dans les cas très légers on pourra utiliser la faradisation dès le début, mais habituellement l'électrisation faradique est inutile car les fibres musculaires sont incapables de fournir des contractions.

Lorsque les muscles atteints ne peuvent se contracter qu'avec des excitations qui font en même temps contracter les antagonistes, il y a lieu de faire du galvanique constant sans interruptions, ni secousses (Delherm et Laquerrière). La galvanisation permet de déterminer une excitation des racines, des nerfs et de leurs terminaisons intramusculaires.

A l'aide d'une pile à courants continus, on pratiquera des séances quotidiennes d'électrisation, le pôle positif étant appliqué sur le rachis, le pôle négatif promené successivement sur les différents muscles paralysés. Au lieu de pratiquer systématiquement l'électrisation automatique par groupes musculaires, il est préférable d'électriser chaque muscle à son tour pendant quelques minutes et de revenir plusieurs fois sur chacun d'eux (Zimmern). On devra, pour prévenir les rétractions tendineuses, éviter d'exciter les muscles antagonistes. On peut également employer avec avantage le bain électrique, le pôle positif étant placé sur le rachis, le pôle négatif dans un baquet d'eau tiède dans lequel baigne le membre malade.

Zimmern et Bordet, se basant sur les travaux de Bergonié, recommandent les courants ondulés : faradiques ondulés, galvaniques intermittents ondulés, galvaniques ondulés, toutes les fois que l'état des muscles le permet.

Dans un article paru récemment (1), Delherm et Laquerrière ont indiqué les règles à suivre pour certaines formes, en particulier la forme douloureuse : *le traitement peut, à leur avis, être effectué à une période assez rapprochée du*

(1) DELHERM et LAQUERRIÈRE, Les aperçus nouveaux sur la paralysie infantile, envisagés au point de vue électrique. *Gaz. des Hôp.*, 10 janvier 1911.

début, mais on ne devra employer que le courant constant, à intensité tolérable, qui parfois calme les douleurs spontanées. Il faut éviter l'électrisation par secousses, qui peut réveiller les douleurs, même plusieurs semaines après leur disparition. Lorsque les phénomènes douloureux ont cessé, on doit faire des interruptions galvaniques ou faradiques, suivant les cas, et les compléter, dès qu'il est possible, par de l'ondulé et de l'électromécanothérapie.

Quels sont les muscles qu'il faut soumettre à l'électrisation? — Tous les muscles malades, y compris ceux qui présentent la réaction de dégénérescence même complète, car on a vu de tels muscles présenter des améliorations inespérées. Quant à la durée du traitement électrique, elle peut être extrêmement longue, c'est par années qu'il faut compter, mais il est bon de procéder par séries de 3 semaines à 1 mois, entrecoupées de périodes de repos de 15 jours environ.

B. — *Traitement général.*

En même temps qu'on aura recours aux manœuvres locales que nous venons d'indiquer, il sera utile de soumettre l'enfant à une bonne hygiène générale ; de stimuler son système nerveux par des *bains salés*, *des frictions ;* de fortifier son organisme par des *médicaments arsenicaux* ou *phosphorés ;* de le soumettre aux cures d'air et de soleil (séjour à la mer ou sur la montagne). Les cures termales de *Salies-de-Béarn, Salins-du-Jura, Salins-Moutiers, Briscous-Biarritz*, etc., sont très recommandables.

3° **Traitement causal.**

Nous avons vu que le médullovirus est détruit par certains antiseptiques, mais seulement *in vitro*. L'urotropine, éliminée en partie dans l'espace sous-arachnoïdien (Cushing et Crowe), aurait seule la même action *in vivo* (Flexner et Lewis). Elle a été employée dans la maladie de Heine-Medin, par

Roger S. Moriss, de Baltimore, mais sa valeur réelle chez l'homme n'est pas démontrée.

En somme la thérapeutique actuelle de la maladie de Heine-Medin, dispose de ressources encore bien faibles; seul un traitement spécifique, grâce à la *sérothérapie*, permettrait de combattre avec succès le médullovirus et d'empêcher la destruction des cellules motrices, s'il était institué dès les premières heures, avant l'éclosion des paralysies

MM. Netter et Levaditi ont montré que le sérum sanguin d'un enfant guéri de paralysie infantile conservait le pouvoir de neutraliser le médullovirus. Chez les sujets récemment guéris, ce pouvoir est particulièrement énergique. Il y a donc lieu d'espérer que des injections de sérum, provenant d'hommes ou d'animaux ayant été atteints de maladie de Heine-Medin, pourront, dans certaines conditions, favoriser la défense de l'organisme infecté par le médullovirus.

MM. Nobécourt et Danné ont pratiqué sur un enfant poliomyélitique une injection intrarachidienne de sérum humain, prélevé chez un enfant convalescent de la maladie. Ils ont pu constater à la suite de cette injection des réactions méningées anatomiques et cliniques. Anatomiquement, le liquide céphalo-rachidien présentait une augmentation de l'albumine et du nombre des leucocytes avec inversion de la formule leucocytaire (polynucléaires se substituant aux lymphocytes). Cliniquement, on put noter des troubles fonctionnels : céphalée, rachialgie, vomissements, exagération des contractures, fièvre, semblables à ceux qui suivent souvent les injections intrarachidiennes de sérum de cheval (Sicard et Salin).

§ 2. — Traitement chirurgical.

Le traitement chirurgical s'adresse aux difformités créées par la maladie de Heine-Medin. Il peut être préventif ou curatif.

1° **Traitement préventif.** — Il a pour but d'empêcher ou de corriger les attitudes vicieuses, avant la rétraction des antagonistes. On se servira d'appareils orthopédiques aussi légers que possible, car les téguments des paralytiques infantiles sont extrêmement fragiles.

2° **Traitement curatif.** — Lorsque les muscles sont complètement atrophiés sans espoir d'amélioration, et la rétraction des antagonistes manifeste, les déformations devenues permanentes ou irréductibles exigent des interventions spéciales.

La *ténotomie* est parfois nécessaire, avant l'application d'appareils, pour supprimer la contracture des muscles antagonistes. La ténotomie du tendon d'Achille fournit souvent de très bons résultats dans le traitement du pied bot paralytique.

La *transplantation tendineuse* (anastomoses musculo-tendineuses ou musculo-périostiques) est diversement appréciée. Imaginée en 1881 par Nicoladoni, elle resta dans l'oubli jusqu'en 1892, date à laquelle Drobnik étudia de nouveau la question.

D'après notre maître, M. Broca, la transplantation tendineuse, d'une façon générale, n'a pas tenu les promesses qu'on pouvait espérer. Cependant, dans certains cas spéciaux, la ténotomie suivie du *changement d'insertion* d'un tendon, peut fournir des résultats satisfaisants.

L'*arthrodèse*, qui a pour but de créer une ankylose artificielle des articulations, fournit souvent d'excellents résultats. Cette méthode, due à Albert de Vienne, rend la marche plus facile, grâce à la solidité qu'elle donne au membre inférieur. Elle peut être pratiquée sur le genou, mais la région de prédilection est le cou-de-pied. L'opération ne doit pas être pratiquée avant la septième ou huitième année (Broca).

On abrase complètement les cartilages articulaires, on met les surfaces osseuses en contact à l'aide de sutures ou de chevilles d'ivoire, et on les maintient dans cette position au moyen d'appareils plâtrés appropriés. L'arthrodèse tibio-tarsienne devra souvent être complétée par l'arthrodèse médio-tarsienne.

DEUXIÈME PARTIE

ÉTUDE DES MÉNINGO-MYÉLITES ET DES MÉNINGITES A MÉDULLOVIRUS DE LANDSTEINER ET POPPER

CHAPITRE PREMIER

DÉFINITION

En étudiant l'anatomie pathologique des formes paralytiques de la maladie de Heine-Medin (voir p. 78) nous avons vu que la pie-mère participe toujours, au moins histologiquement, au processus d'infiltration qui envahit le névraxe. Ce processus n'étant pas systématisé comme le pensaient les auteurs classiques, mais diffus, il est bien naturel que les lésions gagnent en largeur les enveloppes méningées, en rapport intime avec l'axe cérébro-spinal, de même qu'elles ont tendance à atteindre en hauteur les différents étages du système nerveux central. Il est même vraisemblable que l'inflammation méningée est primitive et précède toujours l'inflammation de la substance nerveuse (Harbitz et Scheel).

Quoi qu'il en soit, ces faits démontrent, une fois de plus, que les altérations purement nerveuses ou purement méningées sont exceptionnelles. La plupart des auteurs admettaient déjà que les symptômes de méningite traduisent habituellement la souffrance des éléments nobles sous-jacents; il est établi maintenant que les lésions de la moelle comme celles du cerveau dans la maladie de Heine-Medin, donnent lieu de leur côté aussi, à une réaction méningée. Cette atteinte simultanée de la substance nerveuse et de son enveloppe est d'ailleurs conforme à la loi de pathologie qui régit l'inflammation des différents viscères et de leurs séreuses (Courtellemont).

La réaction méningée étant constante, du moins anatomiquement, dans les variétés paralytiques de la maladie que nous étudions, il semblerait superflu de décrire à part une forme méningée. Mais le degré des lésions des enveloppes est plus ou moins marqué et surtout les manifestations cliniques qu'elles déterminent sont des plus variables. Nous pouvons, en effet, distinguer quatre cas différents :

1° *Les symptômes méningés font totalement défaut.*

2° *Les symptômes méningés sont au second plan.* — On note par exemple une céphalée légère, quelques vomissements, un très léger Kernig, une certaine raideur de la nuque, la ponction lombaire révèle une lymphocytose atténuée, mais dès le début, l'attention est attirée par les paralysies. C'est le cas le plus habituel; car il est fréquent, en cherchant bien, qu'on trouve un ou plusieurs des signes de la série méningée, à la période aiguë de la maladie de Heine-Medin, et en particulier une réaction cellulaire du liquide céphalo-rachidien.

3° *Les symptômes méningés occupent le premier plan.* — Les paralysies sont *précédées* par un stade méningé, qui en impose forcément pour une méningite tuberculeuse ou cérébro-spinale, jusqu'à l'apparition des troubles moteurs. Lorsque la notion d'épidémicité fait défaut, la confusion est presque fatale, surtout pour les esprits non prévenus. Cette seule raison suffirait à isoler cette forme particulière.

Lorsque la fièvre et les autres signes du stade aigu s'effacent, les symptômes méningés disparaissent généralement avec eux; mais d'autres fois ils persistent, s'associant aux

phénomènes paralytiques, en sorte que certains auteurs ont
cru se trouver en présence d'une méningite cérébro-spinale
avec paralysies concomitantes ou consécutives, là où d'autres
diagnostiquaient une paralysie infantile avec réaction méningée. Sans doute le méningocoque peut frapper simultanément la pie-mère et la moelle, donnant naissance au syndrome poliomyélitique; mais le médullovirus semble, encore
bien plus que lui, coutumier du fait. La part attribuée à la
méningite cérébro-spinale en ces dernières années ayant été
beaucoup trop belle, il y a lieu de réagir contre les empiéte-
ments du méningocoque, en rendant au médullovirus ce qui
paraît lui revenir de droit.

Le chapitre des séquelles de la méningite, dit M. André Moussous,
mérite d'être réédifié sur des assises nouvelles. Dans la liste qui sera
ouverte à cet effet ne devront figurer que les séquelles relatives à des
cas où le diagnostic de méningite cérébro-spinale aura été établi avec
toutes les garanties voulues.

4° *Les symptômes méningés occupent à eux seuls toute la
scène.* — La maladie débute comme dans le cas précédent,
mais les paralysies font complètement défaut. Il s'agit en
somme d'une forme abortive de la maladie de Heine-Medin,
qui évolue comme une méningite séreuse, difficile à attribuer
au médullovirus, à moins que dans l'entourage du malade des
cas typiques ne soient connus.

C'est à l'étude des deux derniers groupes que nous réservons cette seconde partie de notre travail.

Nous proposons la dénomination de *méningo-myélite à
médullovirus* pour les cas de maladie de Heine-Medin, caractérisés par des accidents méningés manifestes avec paralysies
concomitantes ou consécutives. Encore une fois, l'existence
d'une réaction méningée dans tous les cas de poliomyélite
ne s'oppose pas à l'isolement de cette forme; pas plus que
la réaction pleurale, constante au cours de la pneumonie ne
rend injustifiée la description du tableau spécial créé par la

pleuro-pneumonie à pneumocoques. En outre, le terme de méningo-myélite offre l'avantage d'établir un lien entre les formes poliomyélitiques, cliniquement pures, analogues a celles des auteurs classiques et les méningites, cliniquement pures également, dues au germe de la maladie de Heine-Medin et que nous proposons d'appeler *méningites à médullovirus*. Au cours des épidémies étrangères de ces dernières années, l'existence de ces méningites a été nettement établie, ainsi que nous le démontrerons. Ces méningites, sans la notion d'épidémicité, pourraient faire penser à d'autres pie-mérites, cérébro-spinale ou tuberculeuse, de pronostic beaucoup plus sombre. *Les méningites à médullovirus sont en effet bénignes*; et il est possible que certaines méningites sporadiques, de cause indéterminée, aboutissant rapidement à la guérison complète, soient de même nature.

Si l'on veut bien remarquer d'ailleurs que les méningites curables de cause inconnue, publiées récemment devant la Société médicale des Hôpitaux de Paris (E. Rist et J. Rolland; G. Laubry et G. Foy; Ch. Laubry et M. Parvu; Galliard et Bauffe; F. Widal, A. Lemierre, Cotoni et Kindberg; Georges Guillain et Ch. Richet fils); sont toujours survenues par petits groupes à la fois, à une époque, coïncidant avec la saison de prédilection du médullovirus; on est bien en droit de se demander, si ce dernier germe ne joue pas un rôle dans leur apparition.

En effet, nous verrons que le médullovirus peut déterminer des méningites bénignes; d'autre part nous savons déjà que cet agent microbien est invisible et filtrable.

En attendant, soit la découverte d'un nouveau germe de méningite, soit la recherche facile de la présence du médullovirus dans les humeurs de l'organisme, qui viendra confirmer ou rejeter l'hypothèse que nous formulons, avec M. Netter nous croyons devoir rattacher un certain nombre de méningites curables de nature indéterminée à la maladie de Heine-Medin.

CHAPITRE II

HISTORIQUE

En 1874, Leyden, dans ses cliniques des maladies de la
moelle signale l'existence de paralysies flasques consécutives
aux méningites, et montre leur analogie avec les paralysies
infantiles.

Mais, Pierre Marie mentionne le premier l'atteinte des
méninges au cours de la poliomyélite dans les lignes suivantes :

*J'ai la conviction, dit-il, qu'un certain nombre de décès considérés
comme dus à la méningite ne sont autre chose que des cas de paralysie
infantile méconnus et dont les lésions ont amené trop rapidement la
mort pour que le tableau clinique de cette affection ait pu se développer.*

Cependant le même auteur dit ailleurs :

Il semble probable que les douleurs vives, rachidiennes, irradiant
autour du tronc ou le long des membres, continues avec exacerbations, doivent être regardées *comme appartenant le plus souvent à la
méningite cérébro-spinale avec laquelle la paralysie infantile a été fréquemment confondue.*

Ces lignes reflètent bien l'état d'incertitude qui va régner
pendant longtemps sur la délimitation des domaines respec-
tifs de la méningite cérébro-spinale et de la poliomyélite. Les
auteurs, témoins de cas isolés de méningites, suivies de
paralysies, incriminent presque tous le méningocoque;
cependant quelques médecins étrangers ayant pu observer au

cours d'épidémies, d'assez nombreux exemples de paralysies infantiles précédées d'une phase méningée rattachent déjà ces formes à la poliomyélite.

Medin, dès 1890, mentionne l'existence de la raideur de la nuque et de l'opisthotonos au cours de la maladie et insiste sur les difficultés que présente le diagnostic au début, la poliomyélite revêtant tous les caractères de la méningite cérébro-spinale.

Pendant l'été de 1894, Caverley fut témoin aux États-Unis d'une épidémie de 126 cas qui pour la plupart revêtirent les caractères habituels de la paralysie infantile ; cependant il remarque que certains sujets présentaient des manifestations particulières, telles que de l'opisthotonos, des troubles oculaires et de l'hyperesthésie.

En 1897, Alamelle (de Nancy) étudie dans sa thèse les méningites séreuses et leurs reliquats, particulièrement chez l'enfant. *Il constate que ces méningites séreuses sont la cause la plus fréquente des paralysies flasques.*

En 1898, Schultze ayant observé des phénomènes méningés au cours d'une paralysie infantile et ayant décelé un diplocoque ressemblant morphologiquement au gonocoque dans le liquide céphalo-rachidien, émet l'opinion que la poliomyélite, l'encéphalite et la méningite cérébro-spinale sont dues toutes les trois au méningocoque (1).

En 1899, Bullard nie l'existence des méningites au début de la paralysie infantile, et d'après lui, les troubles moteurs consécutifs aux méningites ne relèvent jamais d'une poliomyélite. Les paralysies flasques post-méningitiques se distinguent des paralysies flasques infantiles, précisément par

(1. Ainsi que le font remarquer Guinon et Rist, l'examen bactériologique de Schultze n'est pas très probant ; la réaction de Gram n'est pas mentionnée, en effet, et les cultures sur agar glycériné sont demeurées négatives. Le méningocoque vu par cet auteur pouvait donc bien être du type Jäger, analogue à celui trouvé par Geirsvold et nous sommes assez tenté de considérer l'enfant suivi par Schultze comme atteint d'une méningo-myélite à médullovirus.

la notion des antécédents méningitiques et en outre, par l'existence de contractures du début, et la persistance de douleurs.

En 1900, M. Netter fait à la Société médicale des hôpitaux une communication sur les suites éloignées des méningites cérébro-spinales, et la même année, au Congrès de médecine de Paris, Concetti étudie les rapports de la paralysie infantile et de l'inflammation des méninges. Cet auteur a examiné le liquide céphalo-rachidien d'enfants atteints de paralysie infantile à la période de début, sans déceler de réaction méningée.

Le 1er février 1901, Rendu rapporte devant la Société médicale des hôpitaux de Paris, l'histoire d'un enfant atteint de méningite cérébro-spinale, compliqué de paralysies flasques pouvant faire penser à la poliomyélite. L'observation de ce malade, résumée plus loin (obs. LXXXI) est absolument superposable aux cas les plus typiques de méningo-myélite à médullovirus (1).

Le même jour, devant la même Société, Parmentier faisait une communication sur un cas similaire (obs. LXXXII) et se demandait s'il se trouvait en présence d'une méningite avec poliomyélite, avec névrite radiculaire, d'une poliomyélite analogue à la paralysie infantile ou d'une polynévrite douloureuse sans méningite (2)?

(1) Le stade fébrile du début avec douleurs violentes au niveau des membres inférieurs; l'apparition de symptômes méningés suivis bientôt de la suppression absolue des deux réflexes rotuliens; *l'aggravation non douleuse des troubles nerveux, coïncidant, chose remarquable, dit* RENDU, *avec la disparition presque complète de la fièvre*; la ponction lombaire donnant issue à un *liquide absolument transparent mais très albumineux et stérile*; les résultats de l'examen électrique; l'évolution ultérieure de la maladie enfin, sont autant de caractères qui nous autorisent à considérer ce cas comme une méningo-myélite à médullovirus.

(2) Le cas de PARMENTIER, selon toute vraisemblance, est un cas de maladie de Heine-Medin. Nous notons en effet le début brusque *au mois d'août*, par de la fièvre, des douleurs dans le cou et de la raideur de la nuque, puis opisthotonos et signe de Kernig. Après disparition de la fièvre et des phénomènes méningés, l'auteur observa l'atrophie généralisée des masses musculaires; l'abolition des réflexes succédant à leur exagération passagère, la diminution des douleurs, enfin une DR. très marquée.

Ces deux communications attirèrent de nouveau l'attention sur les séquelles des méningites cérébro-spinales, qui furent étudiées par Chauffard et par Joffroy.

Au mois de novembre de la même année, à propos de deux cas de monoplégie crurale, Brissaud et Londe, firent une étude sur le diagnostic de poliomyélite et de névrite aiguë (obs. XVII et obs. LXXXIII) (1).

En janvier 1902, Triboulet et Lippmann, publient l'histoire d'un enfant de 14 ans et demi atteint de poliomyélite antérieure aiguë, chez lequel la ponction lombaire révéla une mononucléose indiscutable qu'ils crurent devoir attribuer à une lésion chronique, peut-être tuberculeuse ou syphilitique, sans toutefois affirmer la nature de la lésion (obs. XXVIII).

La même année, Mackenzie rapporte l'histoire d'une épidémie de 17 cas de poliomyélite aiguë qu'il a observés à Dutchess Country (États-Unis). L'un des malades présenta tous les symptômes d'une méningite cérébro-spinale et l'auteur en conclut à l'identité de la poliomyélite et de la méningite cérébro-spinale, soutenue par Auerbach. Raymond et Sicard, en 1902 également, défendent une théorie semblable. A l'occasion d'un cas de méningite cérébro-spinale à forme de paralysie infantile, où la ponction lombaire leur révéla l'existence d'une polynucléose, ils étudièrent les rapports qui unissent la poliomyélite antérieure aiguë épidémique et la méningite cérébro-spinale, et semblèrent conclure à l'unité des deux affections. M. Sicard avait d'ailleurs examiné le liquide céphalo-rachidien dans 5 cas de paralysie infantile classique, et prélevé, l'un au cours de la période fébrile, les autres, au 4ᵉ, 5ᵉ, 11ᵉ et 21ᵉ jour du début de la convalescence, sans constater d'anomalies.

En 1903, Achard et Grenet, d'une part, Guinon et Paris

____

(1) Aux deux observations de BRISSAUD et LONDE, nous pouvons appliquer la remarque précédente. Notons spécialement le début, chez l'un des sujets le 3 août, chez l'autre le 2 octobre et surtout les caractères du liquide céphalo-rachidien; limpide et très riche en lymphocytes.

d'autre part font connaître deux autres cas de poliomyélite avec lymphocytose (obs. XXIX et obs. XCIV) (1).

Mais la même année, Guinon et Rist, publient deux autres cas de poliomyélite antérieure aiguë, chez un frère et une sœur, sans réaction méningée cytologique.

En 1904, Courtellemont publie à Paris une thèse très intéressante et très documentée, intitulée *Contribution à l'étude des accidents nerveux consécutifs aux méningites aiguës simples*. Il étudie en particulier les paralysies flasques post-méningitiques dont il a pu réunir une vingtaine d'observations.

Nous sommes obligé de nous étendre un peu sur ce travail très consciencieux, car presque toutes les observations de la thèse de Courtellemont sont à envisager comme des méningo-myélites à médullovirus. D'ailleurs, à chaque instant, l'auteur souligne lui-même les analogies frappantes entre les faits qu'il étudie et les poliomyélites antérieures aiguës.

Trois faits, dit-il, frappent vivement l'attention, quand on étudie l'étiologie et l'époque d'apparition de ces paralysies flasques : *la précocité du début, la forme clinique de la méningite et l'âge des sujets.*

1° *C'est du deuxième au quatrième jour* de la méningite que se montrent le plus souvent les troubles moteurs (7 cas sur 12 précisant la date exacte).

2° *Contrairement à ce que l'on observe pour les paralysies spasmodiques*, où la méningite revêt en général le type classique, ou la forme prolongée ou à rechutes ; ici, *elle se présente plutôt sous la forme fruste.*

3° Qu'on jette les yeux sur les observations publiées et *l'on sera frappé du jeune âge* des sujets atteints. Tandis que les formes spasmodiques surviennent à peu près aussi souvent chez les enfants que chez les adolescents ou adultes réunis, *les formes flasques sont beaucoup plus fréquentes chez les enfants qu'à tout autre âge.* Sur 17 cas, portant mention de l'âge, 2 concernent des adultes (cas de Froin), 4 se rapportent à des adolescents, âgés de 18 à 26 ans. *Tous les autres concernent des enfants, âgés la plupart d'un an à cinq ans.*

(1) Nous considérons ces deux cas comme des méningo-myélites à médullovirus probables.

Nous notons encore dans le travail de Courtellemont
d'autres points communs entre les formes paralytiques habituelles de la maladie de Heine-Medin et les paralysies flasques
post-méningitiques qu'il étudie :

Leur début, dit-il, se fait en général d'emblée, c'est-à-dire que la
paralysie se constitue, non en plusieurs temps, mais en une seule fois;
*dès le premier jour elle atteint comme étendue et comme intensité le degré
maximum qu'elle doive acquérir.* C'est le plus souvent, le matin, au
réveil par exemple, que le malade ou son entourage, ou le médecin
s'aperçoivent de l'impotence.

Plus loin, il insiste sur la tendance à l'amélioration des
accidents :

Ce mode particulier d'évolution a pour conséquence, soit d'amener
un petit nombre de faits à la guérison complète, soit simplement de
prolonger la période de régression. On voit des accidents s'amender
pendant des mois et des années.

L'évolution des cas étudiés par Courtellemont rappelle
donc celle des formes paralytiques de la maladie de Heine-
Medin. D'ailleurs dans presque tous ces cas, la nature de la
méningite fut ignorée, *l'origine méningococcique de l'infection ne fut certaine que chez deux sujets.* Nous ajouterons
également que chez deux malades seulement on put constater
un trouble du liquide céphalo-rachidien (cas de Schmid et
cas de Raymond et Sicard). *Tous les autres sujets ponctionnés présentaient un liquide céphalo-rachidien limpide à
contenu formé de lymphocytes* (7 cas).

Ceux-ci peuvent s'observer dans la méningite cérébro-
spinale, mais ils sont exceptionnels avant la période de
déclin.

La ressemblance entre les méningo-myélites à médullovirus
et les paralysies flasques post-méningitiques envisagées par
Courtellemont est donc frappante. Cet auteur écrit d'ailleurs
lui-même :

Tant de caractères communs suffisent à ébranler la conviction la *plus forte ; ils obligent à reconnaître qu'il existe entre les paralysies infantiles et les paralysies post-méningitiques des rapports intimes.*

Nous partageons cette opinion, admettant aujourd'hui, que celles-ci comme celles-là sont dues *fréquemment* au médullovirus; mais à l'époque où parut la thèse de Courtellemont, un grand nombre d'auteurs défendaient l'identité de la méningite cérébro-spinale et de la poliomyélite aiguë. La paralysie infantile était considérée comme due à la localisation médullaire du méningocoque. Cette théorie s'appuyait sur les arguments suivants :

1° Présence de méningocoques dans le liquide céphalorachidien des sujets atteints de poliomyélite aiguë.

Mais nous avons vu qu'il s'agissait en réalité d'un méningocoque du type Jaeger, qui n'a pas été retrouvé par les auteurs qui s'entouraient de toutes les précautions voulues (voir p. 47).

2° Coïncidence d'épidémies de méningite cérébro-spinale et de poliomyélite aiguë. Nous avons discuté également cette question et montré que la méningite cérébro-spinale était plutôt une maladie de la saison froide, la poliomyélite au contraire de la saison chaude (voir p. 47).

3° Fréquences des symptômes de méningite au cours de la poliomyélite aiguë épidémique.

Mais cette constatation démontrait simplement que les méninges sont en jeu, non le méningocoque.

En 1905, Wickman, au cours de l'épidémie suédoise, ayant eu l'occasion d'observer à maintes reprises des accidents méningés, décrit le premier, en détail *une forme méningée,* de la maladie de Heine-Medin. Il montre qu'elle peut être confondue avec la méningite cérébro-spinale et déclare qu'un grand nombre d'observations, étiquetées paralysies consécutives aux méningites aiguës, ne sont en réalité que des poliomyélites avec réaction méningée.

Cette opinion de Wickman fut confirmée par tous les auteurs qui dans la suite furent à même d'assister à des épidémies de maladie de Heine-Medin. Les travaux de Koplik, Heiman, Wallace, Schwarz, Harbitz et Scheel, Hochhaus, Krause, Zappert, Müller, etc., établirent que les réactions méningées, fréquentes au cours et surtout au début des poliomyélites aiguës épidémiques, peuvent dans certains cas dominer la scène morbide jusqu'à l'apparition des paralysies.

L'étude épidémiologique, pratiquée surtout à l'étranger, permit donc de rattacher à la maladie de Heine-Medin la plupart des paralysies post-méningitiques. L'étude cytologique du liquide céphalo-rachidien entreprise, particulièrement en France, vint confirmer l'existence d'une réaction méningée au cours de la paralysie infantile.

En 1906, Sicard, à l'occasion d'une communication de Raymond et Lejonne sur un cas de poliomyélite antérieure aiguë, survenue chez une jeune fille de 22 ans, modifie l'opinion émise par lui en 1902 et déclare avoir constaté la lymphocytose du liquide céphalo-rachidien chez la moitié des sujets atteints de paralysie infantile qu'il a ponctionnés.

La même année, Armand Delille et Denecheau publient l'histoire très intéressante d'une enfant qui présenta tous les symptômes d'une paralysie ascendante aiguë de Landry, avec menace de mort par phénomènes bulbaires et troubles sphinctériens et dont le liquide céphalo-rachidien renfermait de nombreux lymphocytes (obs. LXXXIII) (1).

En 1907, Camus et Sézary montrent également l'existence d'une réaction lymphocytaire du liquide céphalo-rachidien dans la paralysie infantile.

Au cours de l'été 1909, les poliomyélites ont été particulièrement fréquentes en France, et souvent elles se sont accompagnées de réactions méningées. M. Netter établit l'identité de ces cas avec ceux observés à l'étranger sous forme épidé-

(1) Ce cas était sans doute une forme ascendante de la maladie de Heine-Medin, un syndrome de Landry avec réaction méningée à médullovirus, semblable à celui que nous avons observé nous-même (obs. LXX), mais *ayant abouti à la guérison.*

mique et étudia à cette occasion les relations qui existent entre
la poliomyélite aiguë infantile et la méningite cérébro-spinale.

A la suite de cette communication, MM. P. Nobécourt et
Roger Voisin publièrent deux observations montrant l'association de la paralysie infantile et des réactions méningées
(obs. XXXII et obs. LXXXIX) et MM. Guinon et Simon deux
cas analogues : dans l'un les paralysies relevaient de lésions
médullaires, dans l'autre de lésions encéphaliques (obs. XXXI
et obs. LXV).

La notion d'une réaction méningée dans la paralysie infantile gagnait chaque jour du terrain. Dans son *Traité des
maladies des enfants*, le professeur Hutinel en collaboration
avec Roger Voisin, signale l'existence d'accidents méningés
au cours de la phase prodromique de la paralysie infantile :

On peut, dans certains cas, disent ces auteurs, observer presque
au complet le tableau de la méningite, avec raideur de la nuque,
signe de Kernig, douleurs, vomissements et la ponction lombaire
permet quelquefois de rattacher ce syndrome à une inflammation des
méninges. *Il traduit alors une irritation concomitante de l'encéphale
et de ses enveloppes.*

Petren et Ehrenberg, ayant suivi 29 cas de poliomyélite
aiguë de septembre 1907 à janvier 1909 étudient également
la forme méningée de la poliomyélite aiguë.

Ainsi que nous l'avons vu dans la première partie de notre
ouvrage, l'année 1910 fut particulièrement fertile en cas de
poliomyélite et aussi en travaux sur les méningo-myélites.
MM. Netter et Tinel, au Congrès de l'Association française de
pédiatrie, publient un rapport sur les modes de début de la
poliomyélite aiguë et notamment sur ses formes méningitiques. Cette dernière est étudiée par Job et Froment dans
un article sur la poliomyélite aiguë publiée dans la *Revue de
Médecine*. Mentionnons également les mémoires et communications de MM. Paisseau et Troisier, Eschbach; Triboulet,
Harvier et Vaudescal; Sabrazès; Léon Bernard et Maury. Ces
derniers auteurs ont publié à la Société médicale des hôpi-

taux, une note sur une petite épidémie de poliomyélite avec symptômes méningés survenue en Seine-et-Oise.

Nous-même, nous avons pu suivre pendant le mois de septembre 1910, à l'hôpital des Enfants-Malades, six sujets atteints de maladie de Heine-Medin qui présentèrent une atteinte simultanée du névraxe et des enveloppes de l'axe-cérébro-spinal. Leurs observations, qui firent l'objet d'une communication à la Société médicale des hôpitaux, sont publiées plus loin tout au long.

En exceptant le nourrisson (obs. XX) qui présenta des signes fonctionnels de méningite, mais chez lequel la ponction lombaire (pratiquée d'ailleurs tardivement) montra un liquide normal, nous trouvâmes chez les cinq autres enfants un syndrome méningé, sinon toujours complet cliniquement, du moins des plus nets et confirmé par les examens de laboratoire. La ponction lombaire révéla dans tous les cas un liquide clair, généralement hypertendu, riche en albumine et présentant une réaction lymphocytaire abondante.

Pour terminer notre historique des méningo-myélites et des méningites à médullovirus, nous signalerons simplement les multiples communications sur des syndromes méningés bénins et de nature indéterminée, faites en 1910 devant la Société médicale des hôpitaux par les auteurs dont nous avons mentionné les noms dans le premier chapitre (voir p. 216).

CHAPITRE III

ÉTUDE EXPÉRIMENTALE

Dans ce chapitre qui sera très court, après l'étude détaillée de la première partie (voir p. 49), nous établirons :

1° Que les émulsions de moelle provenant de certains sujets atteints de méningo-myélites, au cours des épidémies de maladie de Heine-Medin, ont déterminé chez le singe les symptômes et les lésions typiques de la poliomyélite aiguë, décrites précédemment (voir p. 54).

2° Que les singes auxquels on inocule le médullovirus présentent très fréquemment à l'autopsie des altérations des enveloppes méningées.

1° **Inoculation au singe d'émulsion nerveuse provenant d'un sujet atteint de méningo-myélite à médullovirus.** — Paul Römer et Karl Joseph provoquèrent chez un singe une maladie de Heine-Medin mortelle, en lui inoculant le virus d'un malade décédé le 14 décembre 1909 à la suite d'une poliomyélite antérieure, à l'Institut pathologique de Marbourg. Voici brièvement résumé le compte rendu de cette expérience.

Enfant de 3 ans.

2 *décembre* 1909. — Début par des symptômes de bronchite, puis *apparition de troubles graves de méningite.*

Mort dans la soirée du 13 décembre par paralysie des muscles respiratoires.

Autopsie : lésions typiques de poliomyélite.

Inoculaton au singe.

14 *janvier* 1910. — Inoculation du virus provenant du malade pré-

cédent et conservé trente et un jours dans un mélange glycériné à
50 p. 100. Injection intracérébrale de 5 centimètres cubes d'une émulsion contenant 5 p. 100 de cerveau et de moelle, et injection intra-
péritonéale de 5 centimètres cubes de la même émulsion.

   13. — Parésie du membre postérieur droit.
   24. — Paraplégie totale des deux membres postérieurs.
   Mort dans la nuit du 24 au 25.
   Autopsie : lésions histologiques typiques.

**2° Lésions méningées des singes atteints de maladie de
Heine-Medin.** — Nous avons déjà mentionné ces lésions en
particulier, en reproduisant l'observation de Landsteiner et
Levaditi (voir p. 52).

Rappelons que dans ce cas, la nécropsie révéla une hyperémie manifeste des méninges cérébrales. Le liquide céphalo-rachidien, retiré
par ponction de la dure-mère, au niveau du bulbe, était trouble et
contenait *de nombreux lymphocytes*. Au niveau de la région lombaire,
on décelait également *une infiltration des méninges séreuses par des
lymphocytes mononucléaires*.

Nous croyons utile de rappeler également que chez un
Callitriche, mort au soixante-septième jour, Levaditi et Stanesco trouvèrent, entre autres lésions cérébrales, un enrichissement des méninges en lymphocytes, en polyblastes et en de
rares polynucléaires (voir p. 63).

Knœpfelmacher, dans le laboratoire de Weichselbaum, ino-
cula dans le péritoine d'un *Macacus rhesus* une émulsion de
10 centimètres cubes de moelle cervicale provenant d'un enfant ayant succombé le sixième jour d'une poliomyélite.
L'animal présenta les premiers signes de malaise le huitième
jour; le onzième, il fut atteint de paralysie qui se généralisa
ensuite. A l'autopsie on trouva une *méningo-myélite*, prédominant au niveau des cornes antérieures. Meinicke, chez deux
singes (macaques) pratiqua l'examen du liquide céphalo-rachidien qui lui montra de nombreux lymphocytes.

Fexner et Clark ont étudié le *liquide céphalo-rachidien* des
singes inoculés. L'augmentation de la quantité d'albumine et
du nombre des globules blancs fut surtout manifeste avant

l'apparition des paralysies. Ces auteurs font remarquer que le liquide prélevé dès le début n'est pas toujours absolument clair. Si on l'agite doucement, on peut constater parfois un aspect légèrement trouble ou opalescent.

Les lymphocytes sont en grande majorité et il est exceptionnel de rencontrer un liquide trouble avec prédominance de polynucléaires.

Signalons enfin les résultats des autopsies de trois *macacus cynomolgus*, sacrifiés pendant la période d'*incubation* par LEVADITI et LANDSTEINER *pour essayer de préciser le début des lésions inflammatoires et dégénératives chez les animaux infectés expérimentalement*. Aucun des trois singes sacrifiés *deux, quatre, sept* jours après l'inoculation ne présenta d'altérations médullaires caractéristiques. Seuls les simiens tués le deuxième et le quatrième jour, présentèrent *quelques infiltrations à leucocytes polynucléaires des méninges cérébrales*; mais les auteurs ne purent préciser si ces infiltrations étaient dues au médullovirus ou à l'irritation consécutive à l'injection intracérébrale de l'émulsion nerveuse.

En somme l'étude expérimentale démontre l'existence de méningo-myélites à médullovirus. On peut admettre que dans certains cas, les lésions de la moelle étant très atténuées, celles des méninges prédominent et créent un tableau morbide particulier à évolution bénigne (méningites à médullovirus). Avant de considérer les méningites aiguës, non tuberculeuses, amicrobiennes, comme relevant de l'action vasomotrice de toxines microbiennes (Belfansi, Quincke, Hutinel), on devra se demander si elles ne sont pas amicrobiennes seulement en apparence, et si elles ne sont pas provoquées par un germe invisible et filtrable, tel que le médullovirus précisément.

CHAPITRE IV

ANATOMIE PATHOLOGIQUE

Les méningites simples à médullovirus sont bénignes. Les autopsies font donc défaut.

Les sujets ayant succombé à une méningo-myélite à médullovirus présentent les lésions que nous avons décrites dans la première partie (voir p. 74). L'autopsie permettra donc de rectifier un diagnostic demeuré hésitant entre une méningite cérébro-spinale et une forme méningée de la maladie de Heine-Medin. On trouvera en effet toutes les lésions typiques de la poliomyélite, en outre des altérations des enveloppes, et si le sujet a succombé au cours de la première semaine, cas le plus fréquent, il sera bien difficile de mettre les lésions médullaires sur le compte du méningocoque.

Dans ce chapitre, nous étudierons les lésions des méninges, leur retentissement sur les racines rachidiennes et les altérations du liquide céphalo-rachidien.

1° **Lésions des méninges.**

a) Lésions macroscopiques. — Dans les formes habituelles de la maladie de Heine-Medin, les méninges ne présentent en général aucune altération macroscopique; on note tout au plus une congestion légère au niveau des zones les plus atteintes. Dans les méningo-myélites, l'hyperémie et l'œdème des méninges cérébrales et spinales sont souvent très marquées et les gros vaisseaux pie-mériens dilatés. Strauss a observé ces lésions macroscopiques chez trois sujets morts au cours de l'épidémie de New-York (1907). Nous avons nous-même constaté un aspect semblable des méninges (obs. LXX).

b) Lésions microscopiques. — L'infiltration pie-mérienne histologique est la règle dans tous les cas de maladie de Heine-Medin, à tel point qu'Harbitz et Scheel admettent que le médullovirus atteint primitivement la méninge et secondairement l'axe cérébro-spinal (voir p. 114) par l'intermédiaire des vaisseaux.

Mais dans les formes ordinaires, les infiltrations cellulaires de la méninge molle sont nettes mais peu marquées et peu étendues. Dans un certain nombre de cas même, on note simplement un œdème pie-mérien, qui microscopiquement n'est guère apparent, mais se révèle par un éclat particulier de la pie-mère et par l'hypertension du liquide céphalo-rachidien (Wickman).

Dans les méningo-myélites, on constate en certains points, particulièrement au niveau des régions inférieures de la moelle, de véritables amas de cellules rondes. Également manifeste, bien que moins marquée au niveau du bulbe et du cerveau, dans les formes spinales simples, l'infiltration méningée ne gagne qu'exceptionnellement les parties supérieures du système nerveux central (Wickman). Dans les formes méningées, la méningo-encéphalite histologique se rencontre chez presque tous les sujets autopsiés.

Lorsque les lésions pie-mériennes sont très accentuées, on observe de véritables plaques de lepto-méningite, surtout au niveau de la moelle.

Nous avons déjà vu précédemment (voir p. 80) que les vaisseaux pie-mériens étaient entourés par un manchon de cellules rondes et parfois thrombosés.

L'espace sous-arachnoïdien est parfois indemne, alors même que la pie-mère est extrêmement infiltrée (Harbitz et Scheel) mais d'autrefois, il est envahi par les cellules rondes ou devient le siège d'une hémorragie assez abondante pour comprimer les racines rachidiennes (voir p. 78 et fig. 5).

La description de la nappe sanguine sous-arachnoïdienne que nous avons observée dans notre cas, serait en somme plutôt à sa place ici que dans la première partie.

Les lésions des méninges sont donc très manifestes, cependant on peut concevoir l'existence de formes cliniques méningées, sans que l'examen histologique révèle la moindre altération pie-mérienne.

En 1887, en effet, Schultze a décrit des *Méningites sans méningite* caractérisées par un syndrome clinique méningé des plus nets et l'absence de lésions des enveloppes ; seules des lésions médullaires étaient décelables. Wickman fait remarquer à ce sujet, que les symptômes méningés, dans les cas visés par Schultze, s'expliquent peut-être par la simple imbibition séreuse qu'on rencontre au niveau des méninges, comme au niveau de la moelle et du cerveau.

2° **Lésions des racines rachidiennes.** — Les lésions des racines ont été décrites (voir p. 88). Nous tenons seulement à faire remarquer ici que ces lésions s'observent surtout dans les formes méningées.

D'ailleurs, toute méningite quelle que soit sa nature, syphilitique, tuberculeuse, cérébro-spinale, pneumococcique, puerpérale, est susceptible de s'accompagner de lésions radiculaires (J. Tinel).

La méningite à médullovirus obéit à cette règle et *s'accompagne fréquemment de méningo-radiculite.* Ce fait explique sans doute la fréquence des formes douloureuses à début méningé.

3° **Liquide céphalo-rachidien.** — Dans ces dernières années de nombreuses ponctions lombaires ont été pratiquées dans les divers cas de poliomyélite, épidémique ou sporadique. Des résultats très variables ont été obtenus :

a) *Certains auteurs ont trouvé un liquide céphalo-rachidien normal :* Concetti, Sicard, Babinski et Nageotte, Guinon et Rist.

b) Raymond et Sicard, chez un sujet atteint de poliomyélite, ont constaté de la polynucléose du liquide céphalo-rachidien.

Il s'agissait vraisemblablement dans ce cas d'une paralysie, séquelle de méningite cérébro-spinale. La polynucléose n'a en effet jamais été observée au cours de la maladie de Heine-Medin; fait assez curieux, en somme, puisqu'il s'agit d'un processus aigu.

Notons également qu'au cours de la poliomyélite aiguë à médullovirus on n'a jamais noté de méningite purulente.

c) *Mais un plus grand nombre d'auteurs ont noté les caractères inflammatoires du liquide céphalo-rachidien avec lymphocytose prédominante* : Triboulet et Lippmann, Achard et Grenet, Guinon et Paris, Brissaud et Londe, Morvan, Nobécourt et Roger Voisin, Camus et Sézary, Guinon et Simon.

M. Netter a rapporté en 1909 et 1910 un certain nombre d'observations de maladie de Heine-Medin. Chez un grand nombre de sujets, le liquide céphalo-rachidien ne renfermait pas d'éléments cellulaires, mais chez quelques-uns, particulièrement chez ceux qui présentaient la forme méningée, le liquide était riche en lymphocytes.

A l'étranger, Staerke, Wickman, Koplik constatent également l'existence fréquente d'une lymphocytose rachidienne.

Krause, Müller notent que le liquide céphalo-rachidien est souvent hypertendu, riche en albumine et en mononucléaires (lymphocytes pour la plupart).

Notons enfin que dans certains cas la ponction lombaire établit l'existence d'une lymphocytose rachidienne, alors même que les signes méningés ont fait totalement défaut (cas de Levaditi, Froin et Pignot ; voir p. 53).

Dans les méningo-myélites et les méningites à médullovirus, le liquide céphalo-rachidien est presque toujours modifié et présente les caractères suivants : il est habituellement clair, transparent. Dans certains cas il est légèrement trouble, contenant de fins grumeaux. On peut enfin voir se constituer rapidement un réticulum fibrineux plus ou moins important dans le liquide retiré.

Il est habituellement hypertendu et présente de l'albumine en excès. Cette dernière se coagule parfois en masse, par addition d'acide nitrique.

Les éléments cellulaires sont plus ou moins abondants. La lymphocytose est prédominante, parfois semble exclusive. Le nombre des éléments observés dans un même champ microscopique est des plus variables suivant les cas, il peut osciller entre 3-4 et 3o et davantage (la technique étant la même). En général, la lymphocytose est surtout abondante les premiers jours ; dès qu'apparaissent les paralysies elle diminue et on a d'autant moins de chance de la constater, que la ponction est pratiquée plus tardivement.

CHAPITRE V

ÉTIOLOGIE

Les causes prédisposantes et occasionnelles des méningo-myélites et des méningites à médullovirus sont celles que nous avons étudiées précédemment (voir p. 94) en traitant l'étiologie de la maladie de Heine-Medin. La forme méningée est mentionnée dans toutes les relations d'épidémies étrangères, scandinaves, américaines, autrichiennes, allemandes, etc. Toutefois il est à remarquer *qu'au cours de certaines épidémies, le médullovirus frappe avec prédilection les enveloppes méningées*, sans que la raison en soit connue.

Nous avons déjà mentionné les épidémies américaines de Otter Creak'vale (Caverley et Maphail, 1894) et de Dutchess Country (Mackensie, 1902), caractérisées par la fréquence des cas de méningo-myélite.

En 1901, Walder, médecin suisse exerçant dans le canton de Thurgovie, fut témoin d'une épidémie de maladie de Heine-Medin qui sévit dans trois petits villages voisins du 17 juillet au 28 août. Sur 629 habitants, 42 devinrent malades et 4 succombèrent.

Vingt, parmi les sujets frappés, présentèrent des symptômes nets de méningite (fièvre, raideur de la nuque, signe de Kernig, vomissements, etc.) suivis chez 17 d'entre eux de paralysies transitoires, apparues du deuxième au troisième jour.

Baumann n'a noté la méningite au début de la maladie de

Heine-Medin que 10 fois sur 85 cas. Au cours de l'épidémie de New-York de 1907 le début par les symptômes méningés fut très fréquent (Henri Heimann). Stephens, à Victoria (Australie) rassembla 135 cas en 1908, et chez 26 sujets, la ponction lombaire pratiquée au début révéla de la lymphocytose.

Dans certaines épidémies, l'atteinte des méninges ne se manifeste cliniquement que très rarement. Au cours de l'épidémie de la Haute-Autriche en 1909, par exemple, G. Stieffler ne put observer qu'un nombre très restreint de méningo-myélites à médullovirus.

En France, Netter et Tinel ont constaté un début méningitique évident chez 29 p. 100 de leurs malades. Les épidémies de Seine-et-Oise étudiées par Léon Bernard et Maury et de la Creuse étudiées par Jules Renault, furent surtout des épidémies de méningo-myélites.

Dans la plupart des cas, écrit ce dernier auteur, les phénomènes méningitiques eurent une telle importance que presque toujours nos confrères firent le diagnostic de méningite cérébro-spinale. Aux phénomènes méningés, s'ajoutaient, après deux, trois ou quatre jours, des paralysies portant sur un plus ou moins grand nombre de muscles : la plupart des muscles touchés reprenaient ensuite leurs fonctions.

L'atteinte des méninges dans la maladie de Heine-Medin est donc plus fréquente *dans certaines régions* que dans d'autres. Il est à noter également que *dans certaines familles*, le médullovirus semble donner naissance plutôt aux méningo-myélites qu'aux autres formes de la maladie.

Wickman rapporte, par exemple, que quatre enfants appartenant à la même famille présentèrent des symptômes méningés (cas 364 à 367). On pensait à une méningite cérébro-spinale, lorsqu'un cinquième enfant devint malade à son tour et fit une forme spinale, qui permit de rectifier le diagnostic.

Il est possible, enfin, que les méningites à médullovirus soient plus fréquentes chez les sujets âgés que chez les enfants.

Les 5 enfants suivis par MM. Rist et Rolland, par exemple (obs. XCV à XCIX) se trouvaient tous (à l'exception de l'un d'entre eux âgé de 11 ans et demi) à la limite de l'enfance et de l'adolescence, en plein début de puberté. Ils avaient entre 14 et 15 ans.

Cette hypothèse demande à être confirmée par de nouvelles observations, mais il est assez plausible d'admettre qu'en raison de la fragilité particulière de la moelle chez le jeune enfant, les lésions méningées aient plus de tendance à manifester leur retentissement sur l'élément noble que chez l'adolescent ou l'adulte.

CHAPITRE VI

ÉTUDE CLINIQUE

La forme méningitique de la maladie de Heine-Medin, présente deux variétés :

1° Les *méningo-myélites* dans lesquelles, les symptômes d'irritation méningée sont très intenses à la période initiale de la maladie et donnent l'impression d'une méningite aiguë, jusqu'à l'apparition des paralysies. L'évolution ultérieure est analogue à celle des formes spinales.

2° Les *méningites simples*, caractérisées par les mêmes signes de début, mais dans lesquelles la guérison survient sans qu'on ait pu noter de paralysie.

Ces deux variétés sont d'ailleurs réunies par toute une série de *cas de transition*, dans lesquels les paralysies apparaissent à la suite des symptômes méningés, mais sont fugaces. Assez souvent enfin, l'abolition ou la diminution des réflexes rotuliens révèlent seules l'atteinte de la moelle. Ces faits fournissent un argument clinique en faveur de l'existence de méningites pures à médullovirus.

§ 1. — **Méningo-myélites à médullovirus.**

On peut leur décrire deux phases bien distinctes : une phase méningée, une phase paralytique.

1° **Phase méningée.** — On peut observer au début tous les symptômes initiaux de la maladie de Heine-Medin (voir

p. 120), mais les accidents méningés sont particulièrement intenses.

Un sujet, jusque-là bien portant, est pris, brusquement en général, de fièvre, de malaises, de vomissements. Il se plaint en même temps d'une céphalée intense, et de douleurs très violentes au niveau de la région cervicale et des lombes. Ces douleurs continues sont exagérées par le moindre contact et arrachent parfois des cris aux malades.

L'hyperesthésie cutanée et musculaire est fréquente et surtout accentuée chez les tout petits. On note parfois de l'hyperesthésie sensorielle (photophobie). L'hyperesthésie et les douleurs sur lesquelles nous avons insisté en étudiant la forme douloureuse (voir p. 173) s'observent particulièrement dans les formes méningées, et ce fait est dû sans doute, à la méningo-radiculite concomitante.

Les douleurs de la nuque et de la colonne vertébrale gagnent souvent les membres, plus spécialement ceux qui deviendront le siège de paralysies, et bientôt surviennent les symptômes qui caractérisent la réaction méningée : *les contractures.*

La première en date et la plus fréquente est *la raideur de la nuque* : la tête de l'enfant, plus ou moins rejetée en arrière, est absolument immobile; les mouvements de flexion, d'extension et de latéralité sont impossibles. Cette contracture dans les cas plus accentués, ne tarde pas à gagner les muscles du tronc, en sorte qu'on peut noter de l'*opisthotonos* (obs. XXV, XXVI, LXVIII, etc.) et les muscles des membres inférieurs, donnant lieu au *signe de Kernig.* Ce signe est également un de ceux qu'on observe le plus souvent et il peut persister très longtemps, alors même que les paralysies ont fait leur apparition (obs. LXXX, etc.).

A la période initiale, *les réflexes sont souvent exagérés,* mais cette exagération n'est que temporaire en général, car ils disparaissent ensuite, lorsque surviennent les paralysies (cas de Parmentier, obs. LXXXII).

Les *troubles vaso-moteurs* sont fréquents et la *raie méningitique* a pu être facilement provoquée par de nombreux auteurs. Dans certains cas, on note une dissociation du pouls et de la température (cas de Guinon et Simon, obs. XXXI).

La *ponction lombaire* pratiquée dès ce moment révèle habituellement les caractères inflammatoires du liquide céphalo-rachidien, que nous avons décrits précédemment (voir p. 232). La lymphocytose en particulier est très manifeste.

Nous avons pu relever dans les observations de méningo-myélite et de méningite à médullovirus que nous avons rassemblé :

La raideur de la nuque dans	64 cas.
Le signe de Kernig dans	39 —
La raideur de la colonne vertébrale dans. .	23 —
La raie vaso-motrice dans.	18 —
La photophobie dans.	3 —

Ces symptômes méningés, passagers en général, durent quelques jours, rarement une semaine. Petren et Ehrenberg, ont cependant, chez deux sujets, vu la raideur de la nuque persister 3 et 4 semaines.

Ces signes méningés précèdent généralement les paralysies, mais exceptionnellement ils peuvent les suivre. Chez une enfant de 2 ans, observée par Müller, la raideur de la colonne vertébrale et le signe de Kernig apparurent seulement lorsque la parésie du membre inférieur gauche était déjà en voie de régression. Il faut sans doute admettre dans ce cas, une reprise du processus inflammatoire portant la seconde fois sur les enveloppes méningées. Léon Bernard et Maury, ont vu également chez un de leurs malades, la raideur de la nuque apparaître après les paralysies.

2° **Phase paralytique.** — L'intensité des phénomènes méningés ne permet en aucune façon de prévoir l'extension et la gravité des paralysies. On peut en effet voir des méningites

pures, rapidement curables donner lieu à une symptomatologie très accentuée.

Dans la plupart des cas, les signes d'irritation méningée
s'amendent rapidement dès que les paralysies entrent en
scène, le troisième ou le quatrième jour. Le tableau clinique
change aussitôt, et dans les cas graves (forme ascendante) la
flaccidité générale des muscles tranche singulièrement avec
l'état de contractures du début.

Lorsque les muscles du cou sont atteints, la tête d'abord
immobile et raide, devient ballante à l'extrême ; si on la soulève, elle retombe brutalement, en arrière, en avant ou sur
les côtés, n'obéissant qu'aux lois de la pesanteur. Les
membres paralysés sont également inertes et retombent
lourdement sur le plan du lit lorsqu'on les mobilise.

Dans certains cas les symptômes méningés persistent durant la phase paralytique. Chez un sujet suivi par M. Netter,
ils existaient encore le quinzième jour (voir obs. L).

Les caractères des paralysies et leur mode d'évolution ont
été décrits dans la première partie (p. 129). Nous n'y reviendrons pas.

Nous nous contenterons de signaler ici *quelques observations de paralysies transitoires*, consécutives à des symptômes initiaux méningés :

Cas de Zappert. — Joseph B..., 9 ans. Sa sœur, âgée de 8 ans et
demi, fut atteinte quinze jours avant lui d'une méningo-myélite avec
parésie persistante du membre inférieur droit.

2 *janvier* 1903. — Début par épistaxis, céphalée, douleurs au niveau
de la nuque et des mollets, fièvre. *Raideur de la nuque.*

Pendant dix jours, le malade ne put s'asseoir, par suite d'une *parésie
des muscles du dos.*

16. — Le malade peut s'asseoir seul dans son lit.

23. — Le malade guérit, peut se tenir debout et marcher comme
tout le monde.

Cas de Triboulet, Harvier et Vaudescal. — Enfant de 6 ans amené
à l'hôpital avec *syndrome méningé* des plus nets (*Raideur extrême de la
nuque et du tronc. Signe de Kernig*). Cet état méningé reste sans se modifier pendant deux semaines et ne paraît s'atténuer que vers le seizième
jour. Le liquide céphalo-rachidien présentait *une lymphocytose nette.*

Mais six jours, après le début de la maladie, survient *une monoplégie brachiale droite* et *l'abolition généralisée de tous les réflexes tendineux des membres*. Cette forme de paralysie infantile est bénigne et guérit en dix jours. Les troubles électriques font défaut.

CAS DE LÉON BERNARD ET MAURY (Épidémie d'Orgeval).
PREMIER CAS. — *Méningite. Parésie transitoire des membres inférieurs.*
29 *juillet* 1910. — Début par fièvre et fatigue.
30. — Violentes douleurs aux jambes.
31. — Paralysie incomplète des membres inférieurs. Abolition des réflexes patellaires. *Signe de Kernig.*
12 *août.* — L'enfant marche seul, en lançant un peu sa jambe droite en avant.
DEUXIÈME CAS. — *Méningite. Hémiplégie droite transitoire.*
F..., 18 mois.
10 *août* 1910. — Fièvre.
12. — *Signe de Kernig.* — Paralysie des membres supérieur et inférieur droits. Régression rapide.

CAS DE NETTER.
PREMIER CAS. — Lucienne G..., 11 ans.
28 *septembre* 1909. — Céphalalgie. Rachialgie. *Raideur de la nuque. Signe de Kernig.* Fièvre.
1er *octobre.* — Mêmes symptômes méningés. *Raie vaso-motrice.*
2. — *Ponction lombaire.* — Liquide hypertendu, peu albumineux. Pas d'éléments cellulaires. Pas de microbes.
5. — *Parésie des muscles sacro-lombaires et des membres inférieurs.*
6. — L'impotence diminue, l'enfant peut s'asseoir.
8. — Douleurs violentes au niveau des quatre membres.
21. — Sortie. L'enfant marche assez bien.
DEUXIÈME CAS. — Fillette de 4 ans et demi.
Début brusque, par fièvre et coliques.
Le troisième jour, T. 39°,5. *Légère raideur de la nuque. Aphasie transitoire.*
Le lendemain, la parole est revenue.
TROISIÈME CAS. — Fillette de 6 ans.
Début brusque par fièvre, 40°. *Raideur de la nuque* puis *signe de Kernig* marqué, *raie méningitique*, constipation. Quelques vomissements. Liquide céphalo-rachidien clair.
Au bout de trois semaines, la malade s'asseyait, puis commençait à se lever, mais elle présenta *une faiblesse prolongée des jambes.*
QUATRIÈME CAS. — Garçon de 7 ans. Même début, mêmes symptômes, même durée; même terminaison que le cas précédent.

Notons enfin que *chez le nourrisson*, les méningo-myélites à médullovirus peuvent être très difficiles à diagnostiquer.

Les paralysies passent, en effet, parfois inaperçues; on devra donc les rechercher avec grand soin et songer à la possibilité d'une forme méningée de la maladie de Heine-Medin, toutes les fois qu'on constatera des phénomènes méningés de cause ignorée.

Les lésions du névraxe provoquées par le médullovirus, peuvent, quel que soit leur siège, s'accompagner d'une réaction méningée manifeste. Toutes les formes cliniques de la maladie de Heine-Medin (forme spinale, forme bulbo-protubérantielle, forme cérébrale, formes ascendante et descendante) peuvent donc débuter par un syndrome méningé (voir les obs. p. 273 et suiv.).

Seules LES MÉNINGO-ENCÉPHALITES A MÉDULLOVIRUS nous retiendront quelques instants. Nous nous demandons, en effet, si cet agent n'est pas cause de certaines méningo-encéphalites chroniques, rencontrées si fréquemment à l'autopsie des enfants idiots ou imbéciles.

Ces méningo-encéphalites chroniques, dont l'étude anatomo-pathologique, a été entreprise par Philippe et Oberthür, peuvent être dues à la syphilis, à la tuberculose (Lambert et Salin) ou à des inflammations simples. Dans ces derniers cas, Philippe et Oberthür, admettent qu'il s'agit d'altérations banales et qu'aucun processus spécifique n'est en cause. Divers agents microbiens interviennent sans doute pour produire ces états pathologiques, mais on doit penser également à la possibilité d'un rôle joué par le médullovirus.

D'autre part, les stades initiaux de la méningo-encéphalite chronique sont encore inconnus. « S'il est permis, disent Hutinel et Babonneix, de supposer que la méningo-encéphalite débute par une phase aiguë, il faut avouer que nous ignorons tout de cette première phase. »

D'après ces derniers auteurs, il est difficile de supposer que la méningo-encéphalite chronique succède aux lésions de l'encéphalite aiguë, car dans cette dernière affection les altérations méningées sont inconstantes.

Or, il est possible à notre avis, que le médullovirus soit l'agent causal d'un certain nombre de ces méningo-encéphalites chroniques. Certains nourrissons, succombant à des convulsions, présentent peut-être des lésions de l'encéphale et de ses enveloppes analogues à celles rencontrées dans les formes cérébrales de la maladie de Heine-Medin. Lorsqu'ils survivent, l'atteinte cérébrale passe d'abord inaperçue en raison du jeune âge des petits malades et plus tard seulement les troubles intellectuels révèlent l'existence d'une sclérose cérébrale avec méningo-encéphalite chronique.

Peut-on voir enfin des récidives tardives de maladie de Heine-Medin, donner lieu à des méningo-encéphalites ? La chose est douteuse, mais nous croyons intéressant de signaler ici l'observation publiée par Joffroy et reproduite dans la thèse de Courtellemont, sans d'ailleurs affirmer la nature du processus inflammatoire.

Un enfant, à la suite d'un *syndrome méningitique*, fit une *paralysie généralisée*, rapidement guérie aux membres supérieurs, mais persistant plusieurs années aux membres inférieurs, pour *guérir complètement* d'ailleurs dans la suite.

Trente ans plus tard, des phénomènes démentiels survinrent.

§ 2. — Méningites à médullovirus.

Elle constitue une variété des formes abortives de la maladie de Heine-Medin (voir p. 176).

Au cours des épidémies, on peut voir en effet, dans une même famille, un des membres présenter les symptômes caractéristiques d'une méningite et guérir complètement, cependant qu'un ou plusieurs autres, atteints d'une poliomyélite à médullovirus, sont frappés de paralysies (cas de Medin, de Schwarz, de Wickman, etc.).

L'exemple suivant de méningites à médullovirus est fourni par Zappert :

Le 30 *août*, une fillette de 5 ans présente *des phénomènes méningés* (douleurs violentes, fièvre, raideurs de la nuque, troubles vésicaux).
2 *septembre.* — *Paraplégie des membres inférieurs.*
Quelques jours plus tard, *sa sœur, âgée de 6 ans, présente à son tour des signes de méningite,* et le médecin s'attendait à voir survenir également ment des paralysies, mais il n'en fut rien et l'enfant guérit très rapidement.

Certaines maladies de Heine-Medin se manifestent donc uniquement par les symptômes de la phase méningée du début que nous venons de décrire (voir p. 238) sans aboutir au stade paralytique. Parfois l'atteinte légère de la moelle donne lieu à une simple faiblesse des jambes avec diminution, parfois même abolition des réflexes patellaires. Les symptômes de ces formes abortives méningées ne durent en général que deux, trois ou quatre jours, puis ils disparaissent sans laisser la moindre séquelle.

On comprend aisément qu'en temps normal, nos procédés de recherches du médullovirus dans l'organisme étant insuffisants, il soit extrêmement malaisé de rattacher certaines méningites bénignes à la maladie de Heine-Medin. Sans pouvoir fournir de preuves irréfutables nous croyons cependant avec MM. Netter et Triboulet, *qu'un certain nombre de méningites curables, de nature indéterminée et d'allure épidémique, survenues cet été à Paris et rapportées récemment devant la Société médicale des hôpitaux, ont pu être provoquées par le médullovirus* (voir les noms d'auteurs, p. 216). Il est certain en tout cas, ainsi que le faisait remarquer M. Netter, que ces méningites bénignes ont présenté cet été une recrudescence qui a coïncidé avec celle des poliomyélites.

La reproduction de ces diverses observations nous entraînerait trop loin. Nous nous contenterons d'attirer l'attention sur quelques points particuliers.

1° La grande majorité de ces méningites sont apparues *pen-*

dant les mois de juillet et d'août, mois de prédilection du médullovirus.

2° Le début fut celui d'une *infection à invasion brusque*.
analogue au début de la maladie de Heine-Medin.

3° Chez un certain nombre de sujets, on releva *une abolition ou une diminution très notable des réflexes rotuliens*.
Widal, Lemierre, Cotoni et Kindberg, cas 1, 3 et 4. Guillain
et Ch. Richet, cas 1, 2, 3, et 4).

4° Chez plusieurs malades, *le syndrome méningé s'accom-
pagnait d'ictère*. Deux des malades suivis par M. Widal et
ses élèves, présentèrent une teinte subictérique des téguments
ainsi qu'un des malades de MM. Laubry et Parvu.

Les quatre adultes, observés par MM. Guillain et Ch. Richet,
(dont l'un avait remplacé dans son travail un des deux sujets
précédents entrés dans le service de M. Widal) firent un ictère
intense avec décoloration des matières fécales, cholémie et
cholurie, ictère ne durant que quelques jours d'ailleurs.

MM. Guillain et Ch. Richet déclarèrent à cette occasion :

Nous ne pensons pas qu'il existe de rapport entre nos cas et les
cas de maladie de Heine-Medin. Chez aucun de nos sujets, nous
n'avons observé de symptômes traduisant une réaction du névraxe.

De plus, dans aucune des épidémies de maladie de Heine-Medin,
l'ictère n'a été signalé, à notre connaissance, alors que chez nos sujets,
il est au premier plan.

Nous avons déjà mentionné précédemment l'existence de
l'abolition ou de la diminution des réflexes rotuliens, observés chez tous les sujets suivis par MM. Guillain et Ch. Richet.
Nous avons d'autre part, au cours de nos recherches bibliographiques, vu *signalée une épidémie d'ictère coïncidant avec une
épidémie de poliomyélite*. « Dans les paroisses de Drangedal et
de Tördal, dit Leegard, il y eut aussi, d'août à décembre, une
épidémie d'ictère. » (*Norsk. Magaz. f. Laegevidensk*, 1901,
p. 475.)

Les travaux récents sur l'ictère catarrhal tendent à considérer ce dernier comme une maladie générale à localisation

hépato-biliaire. L'infection sanguine peut produire, à la suite de l'élimination des microbes par les voies biliaires, une angiocholite, dite d'origine descendante (Widal, Abrami). Cette septicémie, due habituellement aux germes du groupe coli-typhique, peut sans doute être due également au médullovirus, ainsi qu'il semble résulter des faits rapportés par Leegard.

Les cas de MM. Guillain et Richet (1) *pourraient donc très bien être dus à une septicémie à médullovirus, se manifestant par un syndrome méningé associé à de l'ictère catarrhal.*

5° *Dans la grande majorité des cas, le liquide céphalo-rachidien présentait des caractères analogues à ceux décrits dans les formes méningées de la maladie de Heine-Medin. Le liquide était clair, hypertendu, avec une forte réaction lymphocytaire. Jamais, ni pas coloration, ni par ensemencement, ni par inoculation, les auteurs n'ont rencontré de microbes.*

6° Notons enfin *l'évolution spontanée et rapide de tous les cas observés vers la guérison complète.*

Nous conclurons, de ce qui précède, que certains syndromes méningés peuvent être provoqués par le médullovirus et qu'en tout cas on n'est pas en droit, à l'heure actuelle, d'écarter systématiquement cet agent comme cause éventuelle de méningite.

(1) MM. GUILLAIN et CH. RICHET ont inoculé un demi-centimètre cube de liquide céphalo-rachidien d'un de leurs sujets, sous la dure-mère d'un singe Macacus cynomolgus, sans obtenir de résultats. Cette inoculation ne saurait avoir grande valeur, car nous avons vu que jusqu'ici le liquide céphalo-rachidien des malades et des singes atteints de maladie de Heine-Medin, n'a pu en général être injecté avec succès à l'animal.

CHAPITRE VII

ÉVOLUTION — PRONOSTIC

I. Méningo-myélites. — Le pronostic des formes méningées
suivies de paralysies est très variable, puisque les lésions
peuvent occuper tous les étages de l'axe cérébro-spinal (bulbe,
protubérance, cerveau).

A la période de début (phase méningée), quelle que soit
l'intensité des symptômes observés, il est impossible de prévoir l'apparition ou la gravité ultérieure des paralysies (Petren
et Erhenberg).

A la phase paralytique, l'évolution varie avec le siège
et l'extension des lésions, et les modes de terminaison sont
ceux décrits précédemment (voir p. 184).

Cependant les paralysies transitoires, répondant à une
atteinte légère de la moelle sont assez fréquentes (voir p. 241)
et, d'autre part, les cas de guérison, même éloignée, semblent
plus nombreux que pour les formes de maladie de Heine-
Medin, ne s'accompagnant pas de réaction méningée.

II. Méningites simples. — Leur évolution et leur pronostic
sont ceux des formes abortives. La guérison rapide et complète est donc la règle.

Certains exemples de méningites à médullovirus mortelles
ont été signalés :

Cas d'Oppenheim. — Un enfant venu de Paris, tombe malade à
Cologne et est emporté par une *méningite suraiguë.*

Sa sœur, âgée de 9 ans, présente bientôt à son tour *des phénomènes
méningés, mais son affection évolue comme une paralysie infantile.*

Cas de Zappert. — Un enfant de 8 ans est emporté par une *méningite*.

Dans la maison située en face, au même moment, un enfant de 4 ans présentait *une parésie de la jambe gauche*, et dans une maison voisine, quelques jours plus tard un enfant de 3 ans fut pris de violents troubles gastro-intestinaux, bientôt suivis d'une *paraplégie des membres inférieurs*.

Ces deux cas ne doivent pas, à notre avis, être considérés comme des méningites pures.

Il s'agissait vraisemblablement de méningo-myélites avec atteinte profonde de la substance nerveuse; mais les petits malades furent emportés avant que les paralysies aient pu fournir la preuve clinique des lésions de l'axe cérébro-spinal.

CHAPITRE VIII

DIAGNOSTIC

En temps d'épidémie, le diagnostic des méningo-myélites et des méningites à médullovirus est en général facile. On aura plutôt tendance à rattacher à la maladie de Heine-Medin, certains états méningés relevant d'agents microbiens divers, autres que le médullovirus, que de commettre l'erreur inverse.

Pendant la phase méningée, en présence d'un cas isolé, le diagnostic sera souvent hésitant. La méningite tuberculeuse et la méningite cérébro-spinale étant plus communes, c'est à elles qu'on pensera en premier. A la phase des paralysies, le diagnostic est également très délicat entre les méningo-myélites à médullovirus et les paralysies concomitantes des méningites cérébro-spinales, ou consécutives à ces dernières.

Nous allons étudier en détail les éléments de différenciation entre ces états méningés.

§ 1. — Diagnostic clinique différentiel.

1° **Méningite cérébro-spinale.** — Les enfants atteints de méningo-myélite à médullovirus sont presque toujours adressés à l'hôpital avec le diagnostic de méningite cérébro-spinale. Le tableau clinique des deux affections présente en effet de très grandes analogies. D'autre part, à la suite des méningites cérébro-spinales (voir thèse de Courtellemont), ou même au cours de leur période d'état (Claude et Lejonne), on peut constater des lésions du système nerveux, parfois aussi accentuées que les lésions méningées. Ces lésions créent des symptômes semblables à ceux des méningo-myélites à médullovirus; cependant on peut relever un certain nombre de caractères différentiels entre elles :

A) *Époque d'apparition*. — Nous avons déjà montré précédemment que la maladie de Heine-Medin est une maladie de la saison chaude, alors que la méningite cérébro-spinale sévit surtout au printemps.

B) *Courbe de température*. — Nous avons vu que la fièvre de la maladie de Heine-Medin était habituellement de courte durée. La température devient généralement normale dès qu'apparaissent les paralysies; en tout cas elle reste très rarement élevée plus d'une semaine.

Dans les méningites cérébro-spinales, la chute de température peut également être assez rapide, cependant dans la grande majorité des cas, la fièvre reste élevée pendant toute la durée de la maladie, se maintenant au voisinage de 40°, ou présentant des allures irrégulières.

C) *Siège et évolution des paralysies*. — Les paralysies concomitantes ou consécutives des méningites cérébro-spinales sont, somme toute, très rarement observées, mais c'est précisément leur présence qui peut faire penser à une méningo-myélite à médullovirus.

Mais, ce dernier affectionne beaucoup plus les membres que le méningocoque, lequel frappe surtout les nerfs craniens. Berdach, en Styrie, au cours d'une épidémie de méningite cérébro-spinale, put observer, chez 85 p. 100 des sujets, des parésies faciales, alors qu'il vit un nombre très restreint de paralysies des extrémités.

D'autre part, si la localisation des deux processus est sensiblement la même pour les membres inférieurs, elle différerait pour les membres supérieurs : d'après M. Netter, le méningocoque frapperait surtout le groupe radiculaire inférieur (8ᵉ cervicale et 1ʳᵉ dorsale); le médullovirus, le groupe radiculaire supérieur (4ᵉ, 5ᵉ et 6ᵉ cervicales), atteignant souvent presque exclusivement, les muscles de l'épaule.

L'évolution des paralysies est également différente dans les deux cas. Les paralysies dues au médullovirus présentent en général une régression progressive et demeurent localisées au niveau d'un groupe musculaire dont l'atteinte profonde est révélée par l'atrophie et la réaction de dégénérescence. Le méningocoque peut donner lieu au même symptôme, mais en règle générale, les troubles moteurs qu'il détermine sont plus ou moins tardifs, tandis que les paralysies dues au médullovirus apparaissent presque toujours de très bonne heure.

D) *Troubles sensitifs.* — Les paralysies dues au méningocoque donnent lieu habituellement à des troubles de la sensibilité objective. Nous avons vu que les douleurs provoquées par la pression des masses musculaires sont assez fréquentes dans les méningo-radiculites à médullovirus, mais l'anesthésie (parfois aux trois modes) observée fréquemment dans les paralysies des méningites cérébro-spinales, est tout à fait exceptionnelle au cours de la maladie de Heine-Medin.

E) *Troubles psychiques.* — Nous avons vu que la somnolence pouvait être observée chez les sujets atteints de maladie de Heine-Medin, mais le délire est rare, et l'intelligence est conservée jusqu'à la fin.

Dans la méningite cérébro-spinale, on constate presque toujours un certain degré d'excitation psychique. Dans les formes mortelles en particulier, le délire n'est pas rare et à la période terminale les facultés intellectuelles sombrent; dans un certain nombre de cas le malade meurt dans le coma.

F) *Manifestations cutanées.* — Dans la méningite cérébro-spinale comme dans la maladie de Heine-Medin, l'apparition d'érythèmes scarlatiniformes, dès les premiers jours de la maladie, a été signalée. Par contre l'herpès, si fréquemment observé, chez les sujets atteints de méningite cérébro-spinale est exceptionnel au cours des méningo-myélites à médullo-virus. Wickman, lui-même, n'a pu en rapporter qu'un seul exemple.

G) *Complications.* — Les paralysies, si fréquentes dans la maladie de Heine-Medin, constituent parfois des séquelles de la méningite cérébro-spinale. Mais le méningocoque peut en outre donner naissance à d'autres complications qui n'ont jamais pu être attribuées au médullovirus : tels sont les troubles sensoriels (surdité, surdi-mutité, cécité), les troubles mentaux et enfin l'hydrocéphalie.

Le diagnostic entre les myélites à médullovirus et les méningites cérébro-spinales, malgré les caractères différentiels que nous venons d'étudier reste souvent très difficile. La ponction lombaire, elle-même, ainsi que nous le verrons plus loin, ne fournit pas toujours une réponse satisfaisante et certainement, ainsi que le faisait déjà remarquer Courtellemont, telle observation décrite comme séquelle de méningite cérébro-spinale est peut-être une forme de la maladie de Heine-Medin et inversement. Enfin, il est possible, théoriquement tout au moins, que le médullovirus et le méningocoque atteignent simultanément le névraxe de certains sujets. Les recherches ultérieures nous fixeront peut-être sur ce point.

2° **Méningite tuberculeuse.** — Elle est souvent confondue avec les méningo-myélites à médullovirus. Voici en effet comment les choses se passent habituellement : on porte tout d'abord le diagnostic de méningite cérébro-spinale et on pratique la ponction lombaire, celle-ci ramenant un liquide absolument clair, plus ou moins riche en lymphocytes et amicrobien on pense à la méningite tuberculeuse, mais les caractères suivants permettent d'éliminer cette dernière affection :

Le début des méningites et des méningo-myélites à médullovirus est habituellement brusque, alors que la méningite tuberculeuse est souvent précédée de prodromes.

Les paralysies peuvent se rencontrer dans la méningite tuberculeuse, mais elles sont habituellement plus localisées que dans la maladie de Heine-Medin.

L'évolution des accidents est également différente. Lorsque les méningo-myélites à médullovirus déterminent la mort, celle-ci survient rapidement, vers le quatrième jour en moyenne. Les méningites à médullovirus, d'autre part, sont bénignes et guérissent complètement. Les méningites tuberculeuses peuvent donner lieu à des rémissions prolongées, mais, en règle générale, elles sont mortelles, au bout d'une ou plusieurs semaines.

En cas de doute persistant, l'inoculation du liquide céphalo-rachidien au cobaye fixera le diagnostic, puisque cet animal très sensible au bacille de Koch, est réfractaire au médullovirus.

3° **Méningite syphilitique.** — La syphilis du système nerveux peut se manifester par des formes cliniques très variables. On devra toujours y penser en présence d'une méningite de cause indéterminée.

L'examen cytologique du liquide céphalo-rachidien dénote, habituellement dans ce cas, l'existence d'une lymphocytose nette, mais cette dernière n'a pas la valeur qu'on lui attachait autrefois, car elle est commune à divers processus méningés, et nous savons que le médullovirus, en particulier, lui donne naissance.

On devra donc s'attacher uniquement, pour trancher le diagnostic, à rechercher les antécédents et les stigmates spécifiques des petits malades. En cas de doute, on instituera le traitement antisyphilitique.

4° **Toutes les autres méningo-myélites ou méningites** (grippale, ourlienne, scarlatineuse (Claude et Lejonne, Tessier et Gouget) pneumococcique, etc.), les hémorragies méningées même, peuvent donner un tableau clinique semblable aux formes méningées de la maladie de Heine-Medin.

Les cas isolés de méningites pures à médullovirus ne

peuvent guère, à l'heure actuelle, être diagnostiqués avec certitude, car les procédés de laboratoire, ne permettent pas encore de dépister la présence de cet agent dans l'organisme, d'une façon courante.

§ 2. — Diagnostic par les méthodes de laboratoire.

Dans notre première partie, nous avons parlé des inoculations au singe et de la recherche du pouvoir neutralisant du sérum. Nous n'insisterons ici que sur l'étude du liquide céphalo-rachidien.

1° **Ponction lombaire.** — Nous avons déjà vu que le liquide céphalo-rachidien, prélevé au cours des méningo-myélites et des méningites à médullovirus est plus ou moins *hypertendu* et habituellement *clair*. Parfois il est très légèrement trouble et renferme en suspension de très fins grumeaux; mais la purulence n'a jamais été notée. Si la ponction lombaire ramène un liquide contenant du sang ou du pus, on est donc autorisé à écarter le diagnostic de maladie de Heine-Medin. Mais la présence d'un liquide clair, laisse le diagnostic en suspens.

Le liquide céphalo-rachidien des processus méningés à médullovirus, contient souvent de fortes doses d'*albumine*, alors même qu'il ne renferme aucun élément figuré. Netter et Tinel ont constaté dans un cas une coagulation massive sous l'action de la chaleur et de l'acide nitrique.

L'*examen cytologique du liquide céphalo-rachidien* dénote habituellement l'existence d'une *lymphocytose* (1) plus ou moins abondante, prépondérante et parfois exclusive. Cette constatation peut faire penser à une méningite tuberculeuse,

(1) Notons cependant qu'on peut constater des symptômes cliniques méningés manifestes (raideur de la nuque, signe de Kernig, etc.), alors que le liquide céphalo-rachidien ne renferme aucun élément figuré (Cas de NETTER et J. TINEL, obs. XLVII). Ce sont des cas de *méningisme* dus au médullovirus.

et ne permet pas toujours d'éliminer la méningite cérébro-spinale, surtout si la ponction lombaire a été pratiquée tardivement. A mesure que la méningite cérébro-spinale évolue en effet, le nombre des polynucléaires diminue, tandis que celui des lymphocytes augmente. Marcel Labbé et Castaigne ont pu noter une lymphocytose exclusive à la période de déclin et certains auteurs auraient même vu la lymphocytose prédominer pendant toute la durée de la méningite cérébro-spinale. Quoi qu'il en soit, ces faits sont exceptionnels, car Dopter, sur 145 cas examinés, n'a constaté l'absence de polynucléose à la période d'état que 4 fois.

Il arrive assez souvent en pratique qu'à la suite de la première ponction lombaire, on injecte du sérum antiméningococcique (de Flexner, de Dopter) ou du sérum antituberculeux (de Marmorek, de Jousset, de Vallée, etc.) suivant qu'on pense plutôt à une méningite bacillaire ou à une méningite cérébro-spinale. Or, on ne devra pas oublier que les constatations cytologiques, faites après sérothérapie rachidienne, perdent toute valeur. Sicard et Salin ont montré en effet, que toute injection rachidienne de sérum de cheval, à la dose même minime de 10 et 15 centimètres cubes est suivie d'une réaction méningée, d'abord polynucléaire, puis lymphocytaire, pouvant se prolonger durant quelques semaines. Ces faits étant connus, on devra donc penser à l'existence possible d'une *méningite sérique*.

MM. Netter et A. Gendron ont pratiqué chez un certain nombre de sujets atteints de méningo-myélites à médullovirus des injections intrarachidiennes de sérum humain. Ils ont pu constater également que les caractères cytologiques du liquide céphalo-rachidien étaient modifiés par ce sérum.

La quantité et la qualité des éléments cellulaires étaient changées : ils augmentaient considérablement de nombre, et la lymphocytose, antérieure à l'injection, cédait la place à la polynucléose. Toutefois, ces modifications cellulaires ne s'accompagnaient pas des troubles fonctionnels (fièvre, douteurs, exagération des contractures) notés par Sicard et Salin à la suite des injections intrarachidiennes de sérum de cheval.

L'étude cytologique du liquide céphalo-rachidien fournit donc quelques indications utiles au diagnostic, mais n'apporte aucun élément de certitude. *L'examen bactériologique* laisse souvent aussi le diagnostic en suspens. Le liquide des méningo-myélites et des méningites à médullovirus paraît *amicrobien*. La présence, révélée par le frottis ou la culture d'un diplocoque, intracellulaire, en grain de café, *strictement Gram négatif* et présentant tous les autres caractères du méningocoque de Weichselbaum, devra donc faire penser à l'existence d'une méningite cérébro-spinale. Cependant, au cours de la maladie de Heine-Medin, un certain nombre d'auteurs ont constaté la présence d'un pseudo-méningocoque, que nous avons vu être absolument inoffensif (voir p. 47).

Si le liquide céphalo-rachidien renferme des diplocoques, on devra donc s'entourer de toutes les garanties possibles, avant d'incriminer le méningocoque de Weichselbaum.

Mais l'examen bactériologique du liquide céphalo-rachidien des sujets atteints de méningite cérébro-spinale, peut être lui-même négatif. Dans ces cas on devra avoir recours à la précipito-réaction de Vincent et Bellot d'une part, à la recherche du pouvoir neutralisant du sérum d'autre part (voir p. 202) pour s'efforcer de dépister soit le méningocoque, soit le médullovirus.

2° **Inoculations.** — On pourra inoculer le liquide céphalorachidien, au singe ou au lapin (Paisseau et Troisier); mais les résultats sont ordinairement négatifs.

Lorsqu'on pensera à une méningite tuberculeuse, l'inoculation au cobaye s'imposera et permettra de fixer le diagnostic.

CHAPITRE IX

TRAITEMENT

Les *méningites à médullovirus* guérissent rapidement et spontanément. Cependant, comme il est impossible de prévoir l'apparition des paralysies, on devra toujours prendre un certain nombre de précautions qui peut-être éviteront ou atténueront les lésions ultérieures du névraxe.

Il est avant tout indispensable de laisser les malades au lit, 8 à 15 jours, alors même que tous les symptômes méningés auraient disparu, car il n'est pas rare d'assister à une reprise des accidents, souvent plus graves que la première atteinte.

Le calme le plus absolu devra être observé autour de l'enfant ; une vessie de glace pourra être laissée à demeure sur la tête si la céphalée est vive ; enfin dans certains cas la ponction lombaire peut amener un soulagement, en diminuant la tension du liquide céphalo-rachidien.

Pour le traitement des *méningo-myélites à médullovirus* nous prions le lecteur de se reporter à la page 203.

Nous noterons simplement ici que les tentatives de traitement spécifique (Netter et Levaditi) et le traitement électrothérapique (Delherm) semblent avoir fourni de meilleurs résultats dans les formes méningées que dans les autres formes de la maladie de Heine-Medin.

PIÈCES JUSTIFICATIVES

———

I. — ÉPIDÉMIOLOGIE

1° Épidémie de la paroisse de Trästena.

Wickman. — *Beiträge zur Kenntnis der Heine Medins'chen Krankheit*, Berlin, 1907, pp. 184 et suiv.

Trästena est une petite commune de 500 habitants située dans le district de Skaraborg. Les premiers cas de maladie de Heine-Medin de ce district furent signalés en février-mars dans le petit hameau de *Sandbäcken*, situé à 2 kilomètres de la ville de *Mariestad*. *Trois enfants furent atteints dans la même famille, les 14 février, 4 et 6 mars ; l'un d'eux mourut ; les deux autres présentèrent des paralysies des membres inférieurs. Pendant trois mois, aucun autre cas ne fut signalé dans la région.*

A la fin mai et au début de juin, dans la ville de *Mariestad, deux enfants furent atteints dans la même maison, les 31 mai et 1er juin. L'un et l'autre présentèrent des paralysies des membres supérieurs et inférieurs.*

A la fin de juin et au début de juillet, de nouveaux cas furent signalés, cette fois en grand nombre à *Trästena,* situé à un mille environ au sud-est de Mariestad et à l'est du lac Ymsen.

Le premier cas signalé (n° 481) survint le 28 juin, dans une maison isolée, située en plein bois. Très rapidement ensuite, 18 autres habitants tombèrent malades, en majorité des enfants. Presque en même temps furent atteints : un sujet le 2 juillet (n° 458), un le 3 juillet (n° 459), deux le 4 juillet (n°° 463 et 465), et à leur tour ils furent le point de départ d'autres cas dans les maisons où ils habitaient, comme le n° 481 (voir le schéma, fig. 10) :

Dans un grand nombre de familles, le premier enfant atteint se rendait régulièrement à l'école de la paroisse (voir sur le schéma, les maisons réunies à l'école par une flèche à trait plein).

Les 102 maisons de Trästena, réparties sur une surface de 32 kilq. 5, hébergent 132 familles, 19 maisons furent atteintes.

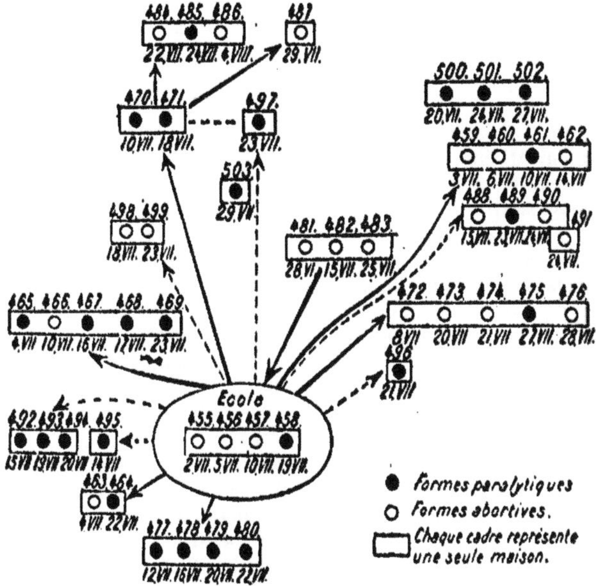

Fig. 10. — Foyer épidémique de Trästena (Suède). Mode de propagation de la maladie. Les flèches à trait plein indiquent *une contagion directe* ; les flèches à trait pointillé, *une contagion indirecte* (par des sujets sains porteurs de médullovirus).

(Schéma d'après Wickman.)

Il faut surtout retenir que *dans la plupart des maisons, habitées en général par une seule famille,* plusieurs membres furent frappés. Nous notons en effet :

1	cas	dans	6 maisons.
2	—	—	3 —
3	—	—	5 —
4	—	—	3 —
5	—	—	2 —

Encore faut-il ajouter que des 6 maisons à cas isolés, 2 n'abritaient pas d'autre enfant. Les 4 autres renfermaient respectivement 1, 2, 3 et 4 enfants qui furent épargnés par le médullovirus.

Donc, dans cette petite commune de 500 habitants, 48 habitants devinrent malades du 28 juin au 4 août 1905. — Parmi ces 48, 26 seulement présentèrent des paralysies, mais comme le montre très bien le schéma de Wickman, dans plusieurs maisons survinrent plusieurs cas de poliomyélite typique à la fois. En effet, on note :

$$
\begin{array}{lll}
1 \text{ cas de paralysie} & \text{dans} & 10 \text{ maisons.} \\
2 \quad — & — & 1 \quad — \\
3 \quad , \quad — & — & 2 \quad — \\
4 \quad — & — & 2 \quad —
\end{array}
$$

Comment l'infection se propagea-t-elle ? Pour répondre à cette question, la situation de Trästena est éminemment favorable. Cette paroisse se trouve en effet éloignée des grandes voies de communication; chaque maison, d'autre part, n'abrite en général, comme nous l'avons dit plus haut, qu'une seule famille et les rapports entre ces familles se trouvent réduits au minimum. Chacune d'elles possède son propre puits et généralement une ou plusieurs vaches qui lui fournissent le lait. Enfin l'approvisionnement extérieur n'existe pour ainsi dire pas, les produits du territoire de la commune suffisant à satisfaire les besoins très simples de la population. Bref, il est très facile de suivre dans cette paroisse les rapports des habitants entre eux et avec les étrangers.

Cette épidémie de Trästena ne semble pas due à une infection par l'eau ou les aliments. — L'enquête de Wickman a nettement établi que l'école communale fut le foyer d'infection commun, ainsi qu'on peut s'en rendre compte en suivant les indications du schéma. Pour 9 maisons, la contagiosité directe (marquée par des flèches à trait plein) fut facile à déterminer, pour les autres, il fallut invoquer la contagiosité indirecte (flèches à trait pointillé). Dans cinq familles, habitant des maisons de cette seconde catégorie, les enfants malades avaient des frères ou sœurs qui fréquentaient également l'école, mais qui ne furent pas atteints. En somme, on *doit admettre que le médullovirus fut transmis d'homme à homme, et souvent par l'intermédiaire de sujets sains, porteurs de germes.*

Ce mode de contagiosité devient encore plus manifeste si l'on tient compte également des formes abortives. Sur le schéma, les groupes 459-462, 463-464, 472-476 *montreraient des cas isolés de paralysie infantile dont la date d'apparition perdrait toute valeur sans la notion des cas abortifs.*

La paroisse de Trästena a un peu plus de 500 habitants, dont 49 devinrent malades, soit une morbidité d'environ 10 p. 100. Les 49 cas de maladie de Heine-Medin se décomposent ainsi : 23 formes abortives sans paralysie manifeste ; 26 formes paralytiques, dont quelques-unes avec symptômes paralytiques très atténués.

Des 26 sujets paralysés, 11 succombèrent, soit une mortalité de 42,3 p. 100 ; ce qui constitue un chiffre extrêmement élevé. Dans cette petite paroisse, 7 sujets atteints tous de poliomyélite furent enterrés un même dimanche.

Cette épidémie meurtrière fut relativement de courte durée, mais les communes voisines furent atteintes soit simultanément, soit plus tard, et la propagation rayonnante de la maladie de Heine-Medin, de Trästena comme centre, montre que cette paroisse à son tour devint un foyer de contagion. Les autres cas, observés dans le district, demeurèrent habituellement isolés, mais constituèrent par endroits d'autres petits foyers où l'on put faire intervenir également la contagion d'homme à homme.

Presque toutes les formes cliniques de la maladie de Heine-Medin ont pu être observées à Trästena :

N° 455. — Fillette de 11 ans. FORME ABORTIVE.

N° 456. — Fillette de 10 ans, *sœur de la précédente*. FORME ABORTIVE.

N° 457. — Fillette de 14 ans, *sœur de la précédente*. FORME ABORTIVE.

N° 458. — Jeune fille de 18 ans, *sœur de la précédente*. MÉNINGO-MYÉLITE. (Forme bulbo-protubérantielle). *Paralysie gauche du nerf facial.*

N° 459. — Garçon de 12 ans. FORME ABORTIVE.

N° 460. — Garçon de 8 ans, *frère du précédent*. FORME ABORTIVE.

N° 461. — Fillette de 11 ans, *sœur des précédents*. FORME CÉRÉBROSPINALE. *Paralysies oculaire, du membre supérieur droit et des muscles dorsaux.*

N° 462. — Garçon de 5 ans, *frère des précédents*. FORME ABORTIVE.

N° 463. — Fillette de 11 ans. FORME ABORTIVE. *Exagération des réflexes rotuliens.*

N° 464. — Jeune homme de 18 ans, *frère de la précédente*. FORME SPINALE. *Monoplégie du membre inférieur droit. Rétention d'urine, exagération puis abolition des réflexes rotuliens.*

N° 465. — Fillette de 9 ans. FORME SPINALE. *Parésie de la jambe droite.*

N° 466. — Garçon de 12 ans, *frère de la précédente*. FORME ABORTIVE.

N° 467. — Fillette de 5 ans, *sœur des précédents*. FORME SPINALE. *Paralysies multiples (membres, dos, abdomen, cou).*

N. 468. — Garçon de 7 ans, *frère des précédents*. MÉNINGO-MYÉLITE. (Forme spinale). *Paralysies multiples. Opisthotonos.*

N° 469. — Jeune fille de 17 ans, *sœur des précédents*. MÉNINGO-MYÉLITE (Forme ascendante). *Raideur de la nuque. Paralysie du bras et du deltoïde gauches et parésie de la jambe gauche. Incontinence d'urine et des matières. Troubles de la déglutition. Mort par paralysie des muscles respiratoires.*

N° 470. — Garçon de 10 ans. Forme spinale. *Paralysies des membres, du dos, de l'abdomen et du cou.*

N° 471. — Fillette de 14 ans, *sœur du précédent.* Forme spinale. Paraplégie des membres inférieurs.

N° 472. — Garçon de 12 ans. Forme abortive.

N° 473. — Garçon de 14 ans, *frère du précédent.* Forme abortive.

N° 474. — Jeune homme de 15 ans, *domestique dans la famille des précédents.* Forme abortive.

N° 475. — Jeune fille de 17 ans, *domestique dans la même famille.* Forme douloureuse. Légère raideur de la nuque. Parésie du bras et de la jambe droits. Douleurs à la pression des masses musculaires et des troncs nerveux des membres droits.

N° 476. — Jeune fille de 21 ans, *sœur de la précédente et comme elle domestique dans la même famille.* Forme abortive.

N° 477. — Garçon de 11 ans. Méningo-myélite. *Douleurs. Raideur de la nuque. Contractures passagères des membres inférieurs. Parésie de la jambe gauche.*

N° 478. — *Frère du précédent.* Forme spinale. *Délire. Parésie transitoire des membres supérieurs.*

N° 479. — Jeune homme de 17 ans, *frère du précédent.* Méningo-myélite (Forme ascendante). *Mort.*

N° 480. — Jeune homme de 19 ans, *frère du précédent.* Méningo-myélite (Forme ascendante). *Mort.*

N° 481. — Garçon de 11 ans. Forme abortive.

N° 482. — Jeune fille de 17 ans, *sœur du précédent.* Forme abortive, *Méningite.*

N° 483. — Garçon de 14 ans, *frère des précédents.* Forme abortive.

N° 484. — Jeune fille de 15 ans. Forme abortive.

N° 485. — Fillette de 13 ans, *sœur de la précédente.* Forme ascendante. *Mort.*

N° 486. — Jeune homme de 23 ans, *frère des précédents.* Forme abortive.

N° 487. — Jeune homme de 19 ans. Forme abortive. *Méningite.*

N° 488. — Jeune fille de 11 ans. Forme abortive.

N° 489. — Fillette de 3 ans, *sœur de la précédente.* Forme ascendante. *Mort.*

N° 490. — Fillette de 8 ans, *sœur de la précédente.* Forme abortive.

N° 491. — Femme de 32 ans. Forme abortive.

N° 492. — Fillette de 1 an. Forme ascendante. *Mort.*

N° 493. — Garçon de 7 ans, *frère de la précédente.* Forme spinale. *Parésie du membre supérieur droit. Exagération notable des réflexes rotuliens.*

N° 494. — Fillette de 5 ans, *sœur des précédents*. FORME DOULOUREUSE. *Parésie du membre inférieur droit.*

N° 495. — Garçon de 13 ans. FORME ASCENDANTE. *Rétention d'urine. Mort.*

N° 496. — Garçon de 4 ans. (N'a pas été vu par un médecin.) *Mort.*

N° 497. — Garçon de 9 ans. FORME BULBAIRE. *Paralysie du voile du palais.*

N° 498. — Garçon de 15 ans. FORME ABORTIVE.
N° 499. — Fillette de 12 ans, *sœur du précédent.* FORME ABORTIVE.

N° 500. — Garçon de 1 an. FORME SPINALE. *Paralysie du bras droit, puis de tous les membres, des muscles du dos et de l'abdomen. Troubles respiratoires. Mort.*
N° 501. — Fillette de 5 ans, *sœur du précédent.* FORME ASCENDANTE. *Rétention d'urine. Paralysie des membres supérieurs. Troubles respiratoires. Mort.*
N° 502. — Fillette de 3 ans, *sœur des précédents.* FORME SPINALE. *Monoplégie transitoire du bras droit.*

N° 503. — Garçon de 9 ans. FORME ASCENDANTE. *Mort.*

2° Épidémie de la paroisse de Gardsby (WICKMAN).

Gardsby est une petite commune de 1.400 habitants ; 23 sujets furent frappés à Gardsby même et dans les hameaux voisins. Tous firent des paralysies, à l'exception de 5 d'entre eux.

Nous reproduisons le schéma de cette épidémie (fig. 20) de même que le suivant pour montrer qu'au cours de l'épidémie suédoise de 1903, les foyers analogues à celui de Trästena furent multiples. A Gardsby, de même qu'à Tingsryd, les cas de *contagion familiale* furent nombreux et l'*école* fut certainement un centre de propagation.

3° Épidémie de la paroisse de Tingsryd (WICKMAN).

Cette épidémie frappa 28 sujets, si l'on y ajoute les cas survenus à Sandsjö et Djuramåla. A Tingsryd même et dans ses environs immédiats (fig. 21), Wickman recueillit 18 observations (*8 formes paralytiques*

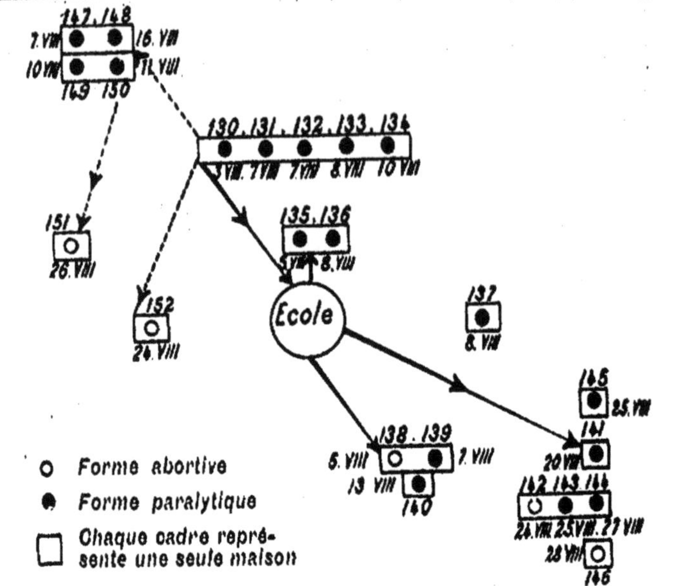

Fᵢₐ. 20. — Foyer épidémique de Gardsby (Suède). Mode de propagation de
la maladie.
(Schéma d'après Wickman.)

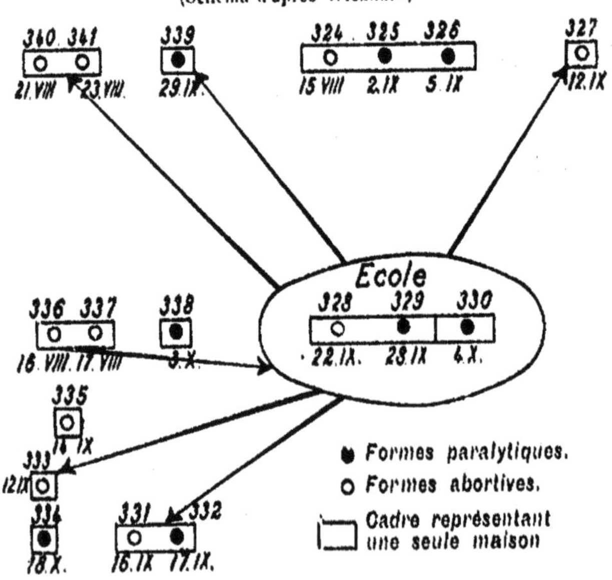

Fᵢₐ. 21. — Foyer épidémique de Tingsryd (Suède). Mode de propagation de
la maladie.
(Schéma d'après Wickman.)

et *10 formes abortives*, les unes et les autres caractérisées par des symptômes généraux prononcés, de la fièvre, des douleurs au niveau de la nuque, de l'hyperesthésie, etc. *De ces 18 malades, 10 fréquentaient l'école.*

II. — ÉTUDE CLINIQUE

Forme spinale.

Obs. I. (Personnelle, service de M. le docteur COMBY.)
*Paralysie du matin. Monoplégie du membre inférieur droit, datant de
deux mois. Pas de réaction méningée. Liquide céphalo-rachidien normal.*
Madeleine C..., 7 ans.

ANTÉCÉDENTS HÉRÉDITAIRES. — Père, 41 ans, bacillaire.

8 frères et sœurs, dont 2 idiots.

ANTÉCÉDENTS PERSONNELS. — Née à terme. Nourrie au sein. Pas de
maladie antérieure.

HISTOIRE DE LA MALADIE. — Le début de la maladie actuelle remonte
à 2 mois. L'enfant, depuis quelque temps, faisait des chutes fréquentes, lorsqu'un matin, il lui fut impossible de se lever. Depuis, elle
a toujours gardé le lit.

EXAMEN, 21 oct. 1910. — L'enfant est amenée à l'hôpital par sa tante.

L'état général est satisfaisant, mais le développement intellectuel
paraît défectueux.

*Le membre inférieur droit est très notablement atrophié dans toute sa
hauteur. La plupart des mouvements sont impossibles ou très limités.
Lorsqu'on demande à l'enfant de soulever le pied au-dessus du plan
du lit, il ne peut y parvenir; il peut seulement ramener le pied vers
le bassin en fléchissant la jambe sur la cuisse, et la cuisse sur le tronc.
Le pied droit est en équin prononcé.*

*Le membre inférieur gauche, les membres supérieurs, le tronc et
la tête sont respectés.*

*Les réflexes rotulien et achilléen sont abolis à droite. Le phéno-
mène de Babinski se produit en flexion à gauche; à droite, il est
indifférent.*

PONCTION LOMBAIRE, 21 oct. — Liquide nettement hypertendu, très
clair. *Pas de lymphocytose.* Aucun élément figuré, aucun microbe.
Albumine en quantité légère.

EXAMEN ÉLECTRIQUE, 28. — (Docteur Chaperon). *Syndrome de dégénérescence du côté droit*, dans les muscles droit antérieur, vaste
externe, long péronier, jambier antérieur, long extenseur, court péronier, jumeaux.

Obs. II. (Inédite, communiquée par M. GUILLEMOT, remplaçant le docteur MÉRY.)

FORME SPINALE. — *Légère réaction méningée au début. Paralysie flasque des membres supérieurs et du membre inférieur gauche.*

Aimé C..., âgé de 13 mois, est amené à l'hôpital des Enfants-Malades, le 16 septembre 1910 pour une méningite.

Les parents sont bien portants. Enfant unique, il a toujours été en bonne santé.

9 *sept* 1910. — Début par fièvre et vomissements.

11. — Température 39°,5. Constipation.

13. — Vomissements sans effort. Constipation. Depuis ce moment, l'enfant ne peut plus remuer les bras.

EXAMEN, 16 *sept.* — *Les deux membres supérieurs sont absolument inertes. Le membre inférieur gauche est paralysé.* La tête est ballante.

Pas de Kernig. Raie méningée. Tachycardie (124).

PONCTION LOMBAIRE, 21 *sept.* — Liquide clair, non hypertendu. Pas d'éléments, pas de microbes.

Obs. III. (Inédite, communiquée par M. HALLÉ.)

FORME SPINALE. — *Paraplégie des deux membres inférieurs. Lymphocytose rachidienne.*

Berthe B..., âgée de 20 mois.

19 *juillet* 1910. — L'enfant se plaint de fatigue et de *douleurs* au niveau de la jambe gauche.

20. — Fièvre. Un vomissement. L'enfant garde le lit.

21. — Céphalée. Les maux de tête sont violents et persistent 3 jours.

L'enfant est faible et pâle. Lorsque sa mère veut le lever elle s'aperçoit qu'elle a « les jambes molles » surtout la gauche et ne peut se tenir debout.

Deux semaines après le début de l'affection, l'enfant est conduite à l'hôpital Bretonneau où on diagnostique une paralysie infantile.

27 *août* 1910. — La petite malade est amenée aux Enfants-Assistés, dans le service de M. Variot, remplacé par M. Hallé.

EXAMEN (Résumé). — *Paralysie complète du membre inférieur gauche. Paralysie du quadriceps de la cuisse droite.* Au dire de la mère, les troubles moteurs du membre inférieur droit étaient plus marqués au début.

Atrophie marquée des deux membres inférieurs, surtout du gauche. Abolition des réflexes rotuliens.

Pas de trouble de la sensibilité.

PONCTION LOMBAIRE. — *Lymphocytose* très abondante.

Obs. IV. (PAUL CAMUS et ALBERT SÉZARY, *Soc. de Neurologie,* 11 avril 1907.)

FORME SPINALE. — *Paralysie atrophique du membre supérieur droit, à topographie radiculaire, limitée au groupe Duchenne-Erb. Lymphocytose rachidienne.* (Jeune fille de 19 ans. Début le 23 oct. 1906.)

Obs. V. (THIBOULET HARVIER et VAUDESCAL, *Soc. méd. des hôp. de Paris,* 4 nov. 1910.)

Monoplégie crurale droite. Abolition des réflexes rotuliens et achilléens des deux côtés. Mononucléose céphalo-rachidienne. (Garçon de 3 ans et demi. Début le 14 oct. 1910.)

Forme bulbo-protubérantielle.

Obs. VI, VII et **VIII.** (Résumées, WICKMAN, *Beitrâge zur Kenntnis*, etc.)

Obs VI.
FORME BULBO-PROTUBÉRANTIELLE. — *Paralysie du facial gauche.*
T. F., jeune fille de 18 ans, *3 sœurs, atteintes de formes abortives.*
19 *juill.* 1905. — Début, par fièvre, céphalée, vomissements, vertiges, *légère raideur de la nuque,* douleurs au niveau de la nuque et des lombes.
2 *août.* — Se lève. Parents constatent que figure est de travers.
2 oct. (Examen). — *Paralysie du facial gauche* très nette qui disparut partiellement.

Obs. VII.
FORME BULBO-PROTUBÉRANTIELLE. — *Paralysie faciale droite.*
K. F., fillette de un an et demi. Le 19 *août* 1905, *sa sœur fit une forme spinale typique avec paraplégie des deux membres inférieurs.*
20 *août.* — Début par fièvre, *raideur de la nuque.*
Au bout de quelques jours, la mère remarque que la face est de travers.
2 *nov.* 1905 (Examen). — *Paralysie faciale droite nette.*

Obs. VIII.
FORME BULBO-PROTUBÉRANTIELLE. — *Quadriplégie avec paralysie faciale gauche.*
Fillette de 10 ans.
29 *sept.* — Début par céphalée, *douleurs généralisées,* frissons, vomissements.
30. — *Raideur de la nuque.*
3 *oct.* — Paralysies multiples apparaissent.
14 (Examen). — *Quadriplégie,* surtout marquée au niveau des membres inférieurs. *Paralysie des muscles du tronc. Paralysie faciale gauche.*
24. — Paralysie faciale en voie de régression.

Obs. IX. (NETTER, *Soc. méd. des hôp.,* 26 nov. 1909, communiquée par le docteur DÉVÉ.)
FORME BULBO-PROTUBÉRANTIELLE. — *Paralysie généralisée, prédominant à gauche, avec paralysie faciale. Amélioration.* Garçon de 2 ans. Début le 29 oct. 1909.)

Forme encéphalique.

Obs. X. (NETTER, *Soc. méd. des hôp.*, 19 nov. 1909.)
FORME ENCÉPHALIQUE ET ATAXIQUE. — *Aphasie transitoire. Paralysie faciale droite. Paralysie du bras droit. Démarche nettement ataxique.* (Garçon de 2 ans et demi. Début le 16 oct. 1909.)

Forme ascendante.

Obs. XI. (Inédite, communiquée par le docteur A. Bruch, de Tunis.)
FORME ASCENDANTE (*Syndrome de Landry*). — *Mort en 24 heures.*
Le petit B..., 5 ans, dont le père est gardien d'écuries d'une grande administration de Tunis, se couche le 12 déc. 1910, très bien portant. Il avait été à l'école dans la journée et ne se plaignait de rien.
13 déc. — Le lendemain, après avoir passé une bonne nuit, il joue sur son lit avec ses frères et sœurs, et sa mère lui faisant des observations, il descend de son lit pour s'habiller. A peine ses pieds touchent-ils terre qu'il s'effondre comme une masse et reste à terre ; *paralysé complètement des jambes et presque complètement des bras. Le tronc lui-même est paralysé.*
Le docteur Bruch voit l'enfant dans la soirée et note une paralysie de tous les membres et des muscles du tronc. L'enfant parlait, avalait bien et sa sensibilité objective était conservée.
14. — Dans la nuit, l'enfant est pris d'étouffements, respire de plus en plus mal et meurt à 7 heures du matin, 24 heures après le début de sa maladie, sans avoir présenté la moindre fièvre.

Obs. XII. (Résumée, FROIN, *Gaz. des hôp.*, 3 sept. 1903.)
FORME ASCENDANTE (*Syndrome de Landry*). — *Lymphocytose rachidienne. Guérison.*
Homme de 40 ans.
14 août 1903. — Début, à la suite de refroidissement.
20. — Entre à l'hôpital. *Paraplégie des membres inférieurs.* Puis, *paralysie des muscles du tronc, des membres supérieurs et des sphincters.* Pas de fièvre.
21. — *Ponction lombaire. Liquide albumineux. Lymphocytose.* Pas de microbes.
Dans la suite, rétrocession lente des paralysies.
24 nov. 1903. — Sortie. Démarche satisfaisante, mais réflexes rotuliens encore abolis.

Obs. XIII et **XIV.** (Résumées, WICKMAN, *Beiträge zur Kenntnis*, etc.)

Obs. XIII.

SYNDROME DE LANDRY A MÉDULLOVIRUS. — *Mort.*

I. F., jeune fille de 18 ans, domestique dans une famille, *où un gar-çon de 9 ans fut lui-même atteint de maladie de Heine-Medin à forme ascendante.*

31 août 1905. — Début par fièvre, céphalée, *raideur de la nuque.*

2 sept. — Faiblesse des membres inférieurs, puis de la moitié supérieure du corps. Disparition de la raideur de la nuque. *Sueurs très abondantes.*

Le soir, paralysie complète des membres inférieurs; parésie des membres supérieurs et des muscles du cou. Puis, dyspnée, cyanose et *mort.*

AUTOPSIE. — Lésions typiques.

Obs. XIV.

FORME ÉCLAMPTIQUE DESCENDANTE ET ASCENDANTE A LA FOIS. — *Mort. Autopsie.*

II. K., femme de 27 ans, enceinte de 6 mois. Antécédents névropathiques.

19 août 1905. — Début brusque, par fièvre, céphalée, rachialgie.

20. — Vomissements répétés, d'une telle violence que la malade se luxa la mâchoire inférieure. *Raideur et douleur de la nuque. Contractures des muscles de l'épaule,* des coudes et des doigts, *des muscles abaisseurs de la mâchoire. Crampes* extrêmement *douloureuses.*

21. — Crampes augmentent encore *et gagnent les muscles dorsaux. Opisthotonos.*

Avortement provoqué, car on pense à l'éclampsie. Néanmoins *convulsions gagnent les membres inférieurs. Troubles de la déglutition et de la parole.* Connaissance intacte.

22. — Mort.

AUTOPSIE. — *Lésions typiques de poliomyélite.*

Obs. XV. (NETTER, *Soc. méd. des hôp.,* 19 nov. 1909.)

FORME ASCENDANTE. — *Paralysie des membres inférieurs. Parésie des membres supérieurs. Face intacte. Incontinence d'urine. Liquide céphalorachidien normal.* (Garçon de 3 ans. Début le 30 oct. 1900.)

Obs. XVI. (A. COYON et L. BADONNEIX, *Gaz. des hôp.,* 1911, p. 219.)

FORME ASCENDANTE. — *Mort brusque le 4e jour. Autopsie.* (Garçon de 11 ans. Début le 12 août 1910.)

Forme ataxique.

Obs. XIX. (Résumée, WICKMAN, *Beiträge zur Kenntnis,* etc.)

FORME ATAXIQUE, *avec paralysie des nerfs crâni. (III-VI-VII-XII) et parésie des membres supérieurs.*

M. J., jeune fille de 14 ans.

10 juill. 1905. — Début par fièvre élevée, épistaxis, douleurs au niveau des membres.

Plus tard *paralysie du facial gauche*, avec déviation de la langue à droite. A droite, *paralysie du moteur oculaire externe; à gauche, paralysie des moteurs oculaires externe et commun.*

Raideur de la nuque.

17 août. — *Démarche ataxique* avec vertiges.

Pas de paralysies des membres inférieurs.

Parésie des membres supérieurs.

Paralysies craniennes très nettes, bien qu'en voie de régression.

Forme douloureuse.

Obs. XVII. (Brissaud et Londe, *Soc. de neurologie,* 7 nov. 1901.)

Forme douloureuse. — *Douleurs persistant près de six mois. Paralysie du membre inférieur droit. Atrophie de la cuisse. Lymphocytose rachidienne.* (Homme de 26 ans. Début, le 3 août 1901.)

Obs. XVIII. (F. Raymond et P. Lejonne, *Soc. de neurologie,* 1er mars 1906.)

Forme douloureuse. — *Paralysie totale de la jambe droite, suivie d'une paralysie de la jambe gauche à type radiculaire. Douleurs violentes et prolongées, au niveau du sacrum et de la face postérieure des cuisses. Séquelles.* (Jeune fille de 22 ans. Début le 12 janv. 1905.)

Formes abortives.

Toutes les variétés ont été rencontrées par Wickman (voir page 262 et suiv.). Les observations détaillées sont publiées dans son livre.

Forme du nourrisson.

Obs. XX. (Personnelle, service de M. le docteur Comby.)

Forme du nourrisson. — *Convulsions. Paralysie flasque des membres supérieurs.*

Jeanne L..., 3 mois.

Antécédents héréditaires. — Parents bien portants.

Antécédents personnels. — Née un peu avant terme. Nourrie au sein. L'enfant a toujours été bien portante et remuait bien les membres.

Histoire de la maladie, 18 déc. 1910. — La mère constate au réveil que les mains de l'enfant sont enflées et froides. En même temps, elle est frappée par l'immobilité des bras, seuls les doigts esquissaient encore quelques légers mouvements.

La mère n'a constaté ni fièvre, ni vomissements. Elle a seulement remarqué quelques *convulsions* oculaires.

27. — Même état. Un médecin appelé diagnostique une paralysie infantile.

3 janv. 1911. — Admission aux Enfants-Malades.

EXAMEN. — *Paralysie des membres supérieurs*, qui retombent inertes lorsqu'on les soulève. L'enfant semble souffrir lorsqu'on la touche. Pas de refroidissement des membres atteints.

Fontanelle antérieure tendue.

PONCTION LOMBAIRE. — Liquide hypertendu, clair. Albumine en quantité notable. *Lymphocytose légère*. Pas de microbes.

Obs. XXI. (SABRAZÈS, *Gaz. hebd. des sciences méd. de Bordeaux*, 1910, n° 90, p. 99.)

FORME DU NOURRISSON. — *Paraplégie flasque des membres inférieurs. Érythème fugace. Convulsions. Douleurs radiculaires. Liquide céphalo-rachidien normal.* (Nourrisson de 1 an. Début le 17 août 1869.)

Méningo-myélites à médullovirus.

1° Forme spinale.

Obs. XXII. (Personnelle. Malade du service de M. le professeur BUTINEL, remplacé par M. le docteur NOBÉCOURT.)

MÉNINGO-MYÉLITE. — *Paraplégie flasque des membres inférieurs. Lymphocytose rachidienne.*

Achille B..., 7 ans, demeurant à Paris, rue des Fossés-Saint-Bernard (V°).

L'enfant entre à l'hôpital des Enfants-Malades le 16 août 1910, pour une paralysie de la jambe droite.

ANTÉCÉDENTS HÉRÉDITAIRES. — Parents et un frère en bonne santé.

ANTÉCÉDENTS PERSONNELS. — Né à terme. Élevé au biberon. Premiers pas à 14 mois. Rougeole à 5 ans.

HISTOIRE DE LA MALADIE, 11 *août*. — L'enfant, bien portant jusque-là, ressent brusquement une faiblesse de la jambe droite. Jusqu'au 14 août, la marche reste possible, mais l'enfant se plaint de *douleurs au niveau du membre inférieur droit.* Légèrement constipé, il a été pris d'un vomissement.

EXAMEN, 16. — *Paralysie flasque et à peu près complète du membre inférieur droit.* Quelques légers mouvements d'abduction et d'adduction sont seuls possibles. Le malade ne peut lever la jambe au-dessus du plan du lit. Hypotonie musculaire peu marquée.

Parésie marquée du membre inférieur gauche.

Rien aux membres supérieurs, ni à la face. L'enfant présente une certaine *raideur de la nuque* et le *signe de Kernig. Raie méningitique.*

La sensibilité est conservée aux trois modes. Mais l'enfant ressent des *douleurs* nettes sur le trajet des sciatiques, plus marquées à droite, et des douleurs légères sur le trajet du crural droit.

Le réflexe rotulien, aboli à droite, est très faible à gauche.

Réflexe plantaire en flexion à gauche, indifférent à droite. Au niveau des membres supérieurs, très sensible diminution des réflexes.

Vaso-dilatation très nette au niveau de l'abdomen.

Pas de troubles psychiques. Pas de céphalée. Pas de troubles oculaires : le fond de l'œil est normal de chaque côté.

PONCTION LOMBAIRE (M. Railliet). — Le liquide, clair, très hypertendu, s'écoule en jet, à distance. Il est légèrement albumineux et renferme des *lymphocytes* en grande abondance avec quelques rares polynucléaires. Pas de microbes.

Autres appareils. — Langue saburrale. Constipation. Foie et rate normaux. Rien au cœur. Ni sucre, ni albumine dans les urines.

17 *août.* — Le phénomène de Babinski se produit en flexion des deux côtés, mais est très diminué à droite.

19. — M. Darré pratique une injection de sérum provenant d'un enfant convalescent de poliomyélite. Cette injection est suivie d'une ascension de température (38°,5) avec céphalée et vomissements.

20. — La raideur de la nuque diminue. La raie méningitique persiste. L'enfant peut remuer ses orteils. Même état des réflexes rotuliens.

22. — L'enfant peut lever le membre malade au-dessus du plan du lit.

23. — L'enfant est soumis au traitement électrique.

25. — La raideur de la nuque a disparu.

3 *sept.* — L'enfant ressent encore une légère *douleur* à la pression des muscles de la région postérieure de la cuisse droite et des deux mollets. Il peut soulever les deux membres inférieurs, mais le droit avec difficulté.

L'atrophie musculaire est surtout manifeste au niveau de la face postérieure de la cuisse droite.

Le réflexe rotulien droit est encore faible, *le gauche est exagéré*. Le réflexe achilléen et le réflexe olécranien sont diminués à droite.

19. — Atrophie des muscles de la région antéro-externe et de la région postérieure de la jambe droite.

8 *oct.* — *Examen électrique* (M. Laval).

1° Courant faradique.

A) Jambes.

Membre inférieur droit : Péroniers. Hypoexcitabilité considérable. Extenseur commun des orteils : Hypoexcitabilité considérable.

Jambier antérieur : Inexcitabilité faradique.

Fléchisseurs : Hypoexcitabilité faradique moins accusée que dans les extenseurs.

B) Cuisses.

Triceps : Hypoexcitabilité faradique.

Groupe des adducteurs : Hypoexcitabilité faradique.

Groupe des fléchisseurs : Hypoexcitabilité faradique.

2° Courant continu.

A) Jambe droite.

Péroniers : . . . . I = 7 milliampères N F > P F.

Jambier antérieur : I = 8 — P F > N F.

Muscles du mollet : I = 7 — N F > P F.

B) Cuisse droite.

Triceps et adducteurs : I = 8 milliampères P F > N F (seuil de l'excitation).

Fléchisseurs : I = 5 milliampères N F > P F (seuil).

13. — L'enfant commence à marcher depuis plusieurs jours. Il steppe du côté droit.

Les réflexes rotuliens n'ont pas changé ; le droit est toujours faible, le gauche exagéré.

L'enfant n'accuse plus aucune douleur.

Obs. XXIII. (Inédite, communiquée par M. Guillemot, remplaçant le docteur Méry.)

Méningo-myélite. — *Paraplégie flasque des membres inférieurs. Lymphocytose rachidienne.*

Louis T..., 8 ans, entre à l'hôpital des Enfants-Malades, le 5 juillet 1910, parce qu'il a de la fièvre et ne peut remuer les jambes.

Antécédents héréditaires. — Parents bien portants, 6 enfants, dont 4 morts en bas âge.

Antécédents personnels. — Né à terme, nourri au biberon. Premières dents à 5 mois. Premiers pas à 14 mois. Coqueluche à 4 ans. Rougeole à 6 ans.

Histoire de la maladie, 2 *juill.* 1910. — L'enfant se plaint d'une *douleur* au niveau de la hanche droite, puis de douleurs des jambes.

3. — Fièvre. Douleurs persistantes.

4. — L'enfant ne peut remuer les membres inférieurs.

Examen, 5. — Température : 39°,2. *Paralysie des membres inférieurs.* L'enfant ne peut soulever les jambes au-dessus du plan du lit. Les membres élevés, retombent flasques. La cuisse n'est pas absolument paralysée, car si on fléchit la jambe sur la cuisse et celle-ci sur le bassin, la cuisse conserve sa position, sans retomber sur le plan du lit.

Abolition complète des réflexes rotuliens. Pas de Babinski.

Pas de troubles de la sensibilité subjective, mais la pression des masses musculaires de la cuisse et de la jambe détermine de très vives douleurs, surtout à droite.

Les muscles de l'abdomen ne se contractent pas.

Les membres supérieurs sont indemnes.

En même temps que les troubles moteurs on note de la céphalée, *une ébauche de Kernig, de la raideur de la nuque.* L'enfant présente en outre de la *rétention d'urine.*

Première ponction lombaire. — Liquide légèrement hypertendu, clair. Albumine notablement augmentée. Lymphocytose nette (15 éléments par champ. 92 p. 100 de lymphocytes).

6 *juill.* — La température, le matin à 38°,4, tombe le soir à 37°,5 et à partir de ce jour reste voisine de ce dernier chiffre.

7. — Les muscles de "abdomen commencent à se contracter. La rétention d'urine persiste.

8. — Le Kernig et une certaine raideur de la nuque persistent. La paralysie du membre inférieur gauche est moins marquée. Quelques mouvements volontaires sont possibles.

9. — La rétention d'urine et les symptômes méningés disparaissent.

10. — Deuxième ponction lombaire. — Liquide clair, avec lymphocytose très diminuée (2 lymphocytes seulement par champ). Une ino-

culation du liquide céphalo-rachidien, pratiquée par M. Levaditi sur le macaque, est négative.

Les jours suivants, on assiste à la régression régulière de la paralysie, mais l'enfant ne peut toujours pas s'asseoir, ni soulever ses membres inférieurs au-dessus du plan du lit. *Les masses musculaires restent toujours sensibles à l'élongation et à la pression.*

18. — TROISIÈME PONCTION LOMBAIRE. — Liquide normal.

25 *sept.* — L'enfant est assis dans son lit, mais ne peut soulever ses membres inférieurs qui sont notablement atrophiés, surtout le gauche, au niveau des muscles de la cuisse et de la région antéro-externe de la jambe.

Les réflexes rotuliens sont complètement abolis. Pas de troubles de la sensibilité.

13 *oct.* — EXAMEN ÉLECTRIQUE (M. Larat). — Tous les muscles se contractent au faradique, sauf le vaste externe droit. Le vaste interne droit ne se contracte que faiblement.

24. — QUATRIÈME PONCTION LOMBAIRE. — Liquide absolument normal.

27. — L'enfant ne peut toujours pas soulever les membres inférieurs au-dessus du plan du lit. Les masses musculaires ne sont plus du tout douloureuses. Les réflexes rotuliens sont toujours abolis des deux côtés.

Obs. XXIV. (Inédite, communiquée par M. le professeur MARFAN.)

MÉNINGO-MYÉLITE. *Paralysies multiples. Lymphocytose rachidienne. Séquelles.*

Pierre V..., âgé de 8 ans.

ANTÉCÉDENTS HÉRÉDITAIRES. — Parents bien portants. Un autre enfant de 3 ans, en bonne santé. Une fausse couche de 7 mois, à la suite d'une chute.

ANTÉCÉDENTS PERSONNELS. — Né à terme. Nourri au sein jusqu'à 10 mois. D'une bonne santé habituelle. En janvier 1909, abcès dans l'oreille. Opéré ensuite de végétations adénoïdes. En octobre 1909, à la suite d'une chute, l'enfant se blesse au genou. La plaie suppure, mais n'empêche pas la rentrée en classe.

HISTOIRE DE LA MALADIE. *Fin oct.* 1909. — L'enfant est pris pendant la nuit de céphalée et de fièvre. Il ne peut dormir, appelle, et on le trouve étendu sur son lit, inerte, ne faisant aucun mouvement.

Pendant 2 à 3 jours, il reste avec de la fièvre, de la céphalée, de la constipation. Pas de vomissements. Toujours aucun mouvement.

Le médecin qui l'a vu à ce moment fut frappé par son état d'hébétude. L'enfant était plongé dans un véritable état typhoïde. Il ne bougeait pas et sa connaissance semblait atteinte. Il se plaignait de *douleurs* lombaires vives, de douleurs lancinantes au niveau des épiphyses, surtout au-dessus du genou gauche et à l'extrémité inférieure du bras droit. Si bien que le médecin rattachant ces faits à la plaie récente avait pu penser à une ostéomyélite.

Il n'eut jamais de convulsions.

Au bout de 2 ou 3 jours, apparaît de la contracture : *la nuque est raide, les membres inférieurs repliés sur l'abdomen, il est difficile de les étendre.* En même temps, d'après la mère, la température s'abaisse. Puis après 3 ou 4 jours de contracture, une semaine après le début de la maladie, la raideur de la nuque disparaît; la tête est alors ballante et s'en va de tous les côtés. Les membres inférieurs sont toujours contracturés, repliés sur l'abdomen.

La fièvre est tombée, la constipation et la céphalée persistent.

Enfin, deux semaines après le début de la maladie, la contracture disparaît et l'enfant reste inerte sur son lit avec ses membres flasques et une impotence complète : impossibilité de sortir les mains du lit : il touche cependant son nez. Il ne peut plier les jambes. La tête retombe ballante.

Au bout d'un mois, la mère essaye de le lever, de lui faire exécuter quelques mouvements, de le faire marcher.

Il peut dès ce moment faire presque tous les mouvements qu'il exécute à son entrée. Il commence à pouvoir manger seul.

Son état général est très amélioré depuis 15 jours.

EXAMEN. 1° *Troubles moteurs.* — Les membres inférieurs reposent sur le plan du lit, le droit en rotation externe. L'enfant peut encore soulever le pied gauche jusqu'à 40 centimètres au-dessus du plan du lit, mais *le membre inférieur droit est complètement flasque et paralysé.*

Pour marcher, l'enfant s'appuie uniquement sur la jambe gauche qui est la plus forte. Il steppe par suite de la paralysie des muscles de la région antéro-externe de la jambe; mais le pied n'est pas en varus. Il ne semble pas y avoir de participation des péroniers.

Les muscles de la masse lombaire sont parésiés. Le grand dentelé droit est paralysé.

Les deux membres supérieurs sont parésiés. L'enfant ne peut mouvoir les bras. Paralysies du deltoïde, du triceps. Contracture du biceps. Paralysie et atrophie des deux trapèzes. Les muscles de l'avant-bras, au contraire, semblent intacts. L'enfant serre les mains, faiblement, il est vrai, mais il peut tenir des objets. Il peut fléchir l'avant-bras sur le bras. Le biceps, le long supinateur et le brachial antérieur fonctionnent.

2° *Troubles sensitifs.* — Toutes les sensibilités (tactile, stéréognostique, thermique) sont intactes.

3° *Troubles réflexes.* — Les réflexes patellaires et achilléen gauche sont diminués, mais subsistent. Le réflexe achilléen droit est absent. Les réflexes crémastériens sont conservés.

PONCTION LOMBAIRE (M. Debré). *Lymphocytose abondante.*

6 *déc.* 1909. — La force des membres inférieurs augmente. L'enfant peut lever le pied droit. Il se tient mieux sur les jambes lorsqu'on le fait marcher. Cependant, la pointe du pied droit traîne par terre et la jambe droite est en abduction.

10. · Les réflexes sont dans le même état. Atrophie des masses musculaires droites, surtout au niveau de la cuisse.

EXAMEN ÉLECTRIQUE, 10 *déc.* (résumé). — Un certain nombre de muscles présentent la DR : les deltoïdes, les muscles de la région postérieure et de la région antéro-externe de la jambe droite, le quadriceps droit. Un grand nombre d'autres muscles présentent de l'hypoexcitabilité faradique.

3 *janv.* 1910. — L'enfant peut étendre les orteils du côté droit. Les deux biceps sont contracturés et forment de véritables cordes. Le pouce de la main droite est en abduction et les phalanges fléchies (main de singe).

25. — L'enfant peut marcher seul en se portant complètement sur la jambe gauche. Les muscles de la loge postérieure de la jambe droite présentent un certain degré de contracture.

La contracture du biceps est surtout accentuée à droite; mais on peut la vaincre en provoquant une certaine douleur.

L'enfant peut se servir de la main gauche, mais celle-ci est faible. La main droite est davantage impotente : les doigts ne peuvent être remués.

6 *juin.* — L'enfant steppe beaucoup moins. La contracture du biceps persiste. Pas de progrès du deltoïde.

11 *juil.* — Pectoraux faibles. Deltoïde insuffisant. Abolition persistante du réflexe achilléen droit.

Obs. XXV. (Inédite, communiquée par M. le docteur Maurice RAYNAUD.) (1).

MÉNINGO-MYÉLITE. — *Monoplégie du membre inférieur droit. Pied bot paralytique* .

Fillette de 8 ans et demi.

ANTÉCÉDENTS HÉRÉDITAIRES. — Père bien portant, colonial. Mère délicate, un frère et trois sœurs bien portants.

ANTÉCÉDENTS PERSONNELS. — Née à terme. Dentition et marche normales. Pas de maladie antérieure.

HISTOIRE DE LA MALADIE. — A l'âge de 2 ans et demi, étant au bord de la mer, elle est prise d'un frisson, au mois d'août, avec fièvre légère et embarras gastrique (vomissements). Elle garde le lit deux jours. Quand on voulut la lever, on constata qu'elle tombait à chaque pas.

Paralysie de la jambe droite et pendant quelques jours, contractures généralisées avec *raideur de la nuque* et *opisthotonos.*

Les raideurs diminuent au bout d'un mois pendant lequel elle eut des crises nerveuses violentes (colères, idées fixes, etc.).

L'atrophie de la jambe droite a débuté dès la période de contractures.

Deux mois après le début des accidents, l'enfant a commencé à faire quelques pas. Traitement par l'électrothérapie; séjour au bord de la mer.

A 6 ans et demi, opérée par le docteur Chibret d'Aurillac de son pied bot paralytique. (Arthrodèse tibio-tarsienne.)

A 7 ans et demi, ablation des scaphoïde et cuboïde.

ÉTAT ACTUEL, 6 *août* 1910. — Membre inférieur droit très atrophié, raccourci, refroidi.

La saison à Salies-de-Béarn fut suivie d'une amélioration très nette de la marche.

(1) Nous prions M. le docteur MAURICE RAYNAUD d'accepter nos bien vifs remerciements pour cette observation qu'il a bien voulu nous communiquer.

Obs. XXVI. (Résumée. MEDIN, 10ᵉ *Congrès internat. de méd.*, Berlin, 1890.)

MÉNINGO-MYÉLITE. — *Paralysies généralisées. Rétention passagère d'urine. Amélioration notable.*

J. F. O., 18 ans.

15 *août* 1887. — Début brusque par céphalée, *raideur de la nuque, douleurs* au niveau des membres, *sueurs nocturnes.*

16. — Dans la nuit *convulsions toniques* par accès. *Opisthotonos,* délire.

17. — *Paralysie des quatre membres et des muscles du tronc. Rétention d'urine.*

19. — Amélioration des paralysies.

19 *oct*. — Atrophies des membres supérieurs. Membres inférieurs normaux, cependant réflexe rotulien absent à droite, faible à gauche, douleurs à la pression de certains muscles.

1 *fév.* 1888. — Faiblesse persistante du membre supérieur gauche. Réflexes rotuliens existent, mais sont faibles.

Obs. XXVII. (NETTER (1) et DIAMANTBERGER, *in* Thèse de COURTELLE-MONT, 1901.)

MÉNINGO-MYÉLITE. — *Début par une phase méningée. Paralysies du cou et des quatre membres. Guérison lente.* (Fillette de 7 ans. Début le 1ᵉʳ août 1901.)

Obs. XXVIII. (TRIBOULET et LIPPMANN, *Soc. médic. des hôp.*, 17 janv. 1902.)

MÉNINGO-MYÉLITE. — *Paralysie persistante des membres supérieurs. Mononucléose rachidienne prolongée.* (Jeune homme de 14 ans et demi. Début le 2 oct. 1901.)

Obs. XXIX. (GUINON et PARIS, *Soc. méd. des hôp.*, 12 juin 1903.)

MÉNINGO-MYÉLITE. — *Paralysies généralisées. Lymphocytose rachidienne. Atrophie persistante des membres inférieurs.* (Garçon de 3 ans, début le 6 mars 1903.)

Obs. XXX. (Résumée. WICKMAN, *Beiträge zur Kenntnis, etc.*)

MÉNINGO-MYÉLITE. — *Paralysie du membre inférieur gauche.*

C. S..., garçon âgé de 15 ans.

28 *juil.* 1906. — Début par fièvre, céphalée, *douleurs lombaires.*

1ᵉʳ *août*. — *Raideur de la nuque.*

18. — *Atrophie de la jambe gauche. Abolition du réflexe rotulien* gauche. *Claudication. Sensibilité à la pression des nerfs et des muscles de la jambe gauche.*

Obs. XXXI. (GUINON et SIMON, *Soc. méd. des hôp.*, 26 nov. 1909.)

MÉNINGO-MYÉLITE. — *Paraplégie des deux membres inférieurs, persis-*

(1) M. NETTER a récemment déclaré qu'il considérait ce cas comme une forme méningée de la maladie de Heine-Medin.

lante à droite. Paralysie des sphincters. Lymphocytose rachidienne abondante. (Garçon de 5 ans et demi. Début le 1er juil. 1909.)

Obs. XXXII. (P. Nobécourt et Roger Voisin, *Soc. méd. des hôp.*, 19 nov. 1909.)

Méningo-myélite. — *Quadriplégie. Lymphocytose rachidienne. Paraplégie persistante des membres inférieurs.* (Garçon de 4 ans. Début le 14 juil. 1909.)

Obs. XXXIII à XLII. (Petren et Ehrenberg, *Icon. de la Salpêtrière.* 1909, p. 382.)

Obs. XXXIII.

Méningo-myélite. — *Rétention d'urine passagère. Monoplégie du membre inférieur gauche.* (Garçon de 4 ans. Début fin nov. 1906.)

Obs. XXXIV.

Méningo-myélite. — *Parésie du membre inférieur gauche.* (Jeune homme de 18 ans. Début 2 nov. 1907.)

Obs. XXXV.

Méningo-myélite. — *Délire. Paralysie du membre inférieur droit.* (Fillette de 9 ans et demi. Début le 9 juin 1905.)

Obs. XXXVI.

Méningo-myélite. — *Parésie du membre inférieur gauche.* (Fillette de 2 ans. Début août 1907.)

Obs. XXXVII.

Méningo-myélite. — *Parésie des membres inférieurs et des muscles abdominaux. Lymphocytose rachidienne. Amélioration notable.* (Fillette de 7 ans. Début le 12 mars 1908.)

Obs. XXXVIII.

Méningo-myélite. — *Parésie des membres inférieurs et des muscles abdominaux. Rétention d'urine. Lymphocytose rachidienne.* (Jeune homme de 20 ans. Début le 18 janv. 1909.)

Obs. XXXIX.

Méningo-myélite. — *Paralysie des membres inférieurs, puis parésie des membres supérieurs et des muscles du tronc. Régression des troubles moteurs.* (Jeune homme de 16 ans. Début le 2 sept. 1907.)

Obs. XL.

Méningo-myélite. — *Parésie des membres inférieurs. Rétention d'urine. Parésie des muscles abdominaux.* (Garçon de 4 ans. Début le 9 nov. 1907.)

Obs. XLI.
MÉNINGO-MYÉLITE. — *Parésie du membre inférieur gauche, puis du bras
droit. Rétention d'urine. Puis parésie du membre inférieur droit.*

Obs. XLII. (PETREN et EHRENBERG, *Id. Cas XIX*).
MÉNINGO-MYÉLITE. — *Paralysie des membres inférieurs. Parésie des
membres supérieurs. Parésie des muscles abdominaux. Dyspnée. Rétention d'urine. Parésie du rectum. Lymphocytose rachidienne. Double pneumonie lobaire, au cours de la convalescence. Mort.* (Jeune fille de 16 ans.
Début le 20 août 1908. Un frère est tombé malade le même jour et est
mort le 24 août, après avoir présenté des symptômes semblables.)

Obs. XLIII et XLIV. (NETTER, *Soc. méd. des hôpitaux*, 19 nov. 1909.)
Obs. XLIII.
MÉNINGO-MYÉLITE. — *Rétention d'urine. Douleurs provoquées. Paraplégie des membres inférieurs. Coexistence d'une forme abortive chez une
sœur.* (Garçon de 2 ans et demi. Début en juin 1909.)

Obs. XLIV. (Communiquée par le docteur DÉVÉ.)
MÉNINGO-MYÉLITE. — *Paraplégie des membres inférieurs. Réflexe rotulien, aboli à gauche ; exagéré puis aboli à droite. Signe de Babinski avec
clonus du pied à gauche. Incontinence, puis rétention d'urine. Lymphocytose rachidienne.* (Fillette de 10 ans et demi. Début le 3 oct. 1909.)

Obs. XLV. (JOB et FROMENT, *Revue de médecine*, 1910, p. 186.)
MÉNINGO-MYÉLITE. — *Paraplégie des deux membres inférieurs. Parésie du membre supérieur droit. Exagération des réflexes.* (Jeune soldat.)

Obs. XLVI à L. (NETTER et J. TINEL, *Ass. franç. de Pédiatrie*, juill.
1910.)
Obs. XLVI.
MÉNINGO-MYÉLITE. — *Convulsions violentes. Douleurs vives au niveau
des membres. Paralysie flasque du membre inférieur gauche. Lymphocytose rachidienne. Amélioration rapide.* (Fillette de 3 ans. Début le
18 janv. 1909.)

Obs. XLVII.
MÉNINGO-MYÉLITE. — *Symptômes méningés manifestes sans modifications du liquide céphalo-rachidien. Quadriplégie. Atrophie persistante du
membre supérieur gauche.* (Garçon de 6 ans et demi. Début le 14 août
1909.)

Obs. XLVIII.
MÉNINGO-MYÉLITE. — *Symptômes méningés très marqués. Lymphocytose
rachidienne très minime. Parésie de la jambe gauche. Amélioration
rapide.* (Jeune homme de 18 ans et demi. Début le 21 janv. 1910.)

Obs. XLIX.
MÉNINGO-MYÉLITE. — *Phase méningée, suivie d'une paralysie du bras*

droit et d'une parésie de la jambe droite. Lymphocytose rachidienne. Guérison complète en deux mois. (Enfant de 6 ans. Début de 19 déc. 1909.)

Obs. L.
MÉNINGO-MYÉLITE. — *Phase méningée, avec strabisme interne de l'œil gauche et contractures des membres gauches. Apparition le 15e jour d'une hémiplégie gauche avec apparition faciale du même côté. Amélioration.* (Garçon de 7 ans et demi. Début le 2 juil. 1909.)

Obs. LI. (H. ESCHBACH, *Progrès médical,* 22 oct. 1910.)
MÉNINGO-MYÉLITE. — *Lymphocytose rachidienne. Rétention d'urine. Paraplégie des deux membres inférieurs.* (Enfant de 14 ans. Début le 14 juil. 1909.)

Obs. LII à LV. (NETTER, *Soc. méd. des hôpitaux,* 18 nov. 1910.)
Obs. LII.
MÉNINGO-MYÉLITE. — *Symptômes de méningite cérébro-spinale pendant la période initiale. Délire. Lymphocytose rachidienne. Hyperesthésie généralisée. Rétention d'urine. Paralysies généralisées; paraplégie des membres inférieurs, parésie des membres supérieurs, paralysie des muscles respiratoires, y compris le diaphragme. Retour progressif à la motilité.* (Jeune homme de 17 ans. Début le 29 juil. 1910.)

Obs. LIII.
MÉNINGO-MYÉLITE. — *Monoplégie brachiale droite le deuxième jour.* (Enfant de 8 ans. Début le 25 juil. 1910.)

Obs. LIV.
MÉNINGO-MYÉLITE. — *Monoplégie brachiale droite. Lymphocytose rachidienne. Progrès réguliers.* (Fillette de 3 ans. Début le 8 novembre 1910.)

Obs. LV. (Communiquée par le docteur DEGONGE.)
MÉNINGO-MYÉLITE. — *Tableau de méningite tuberculeuse les dix premiers jours. Quadriplégie. Retour de la motilité dans les membres supérieurs. Paralysie persistante du membre inférieur gauche.* (Garçon de 1 an.)

Obs. LVI. (NETTER, *Soc. méd. des hôpitaux,* 18 nov. 1910.) (Communiquée par le docteur OETTINGER.)
MÉNINGO-MYÉLITE. — *Légère lymphocytose rachidienne. Paraplégie des membres inférieurs, plus accentuée à gauche.* (Enfant de 12 ans. Début le 1er oct. 1910.)

Obs. LVII. (NETTER, *Soc. méd. des hôpitaux,* 1910.)
MÉNINGO-MYÉLITE. — *Monoplégie de la jambe droite.* (Garçon de 33 mois. Début le 28 août 1910.)

Obs. LVIII à LX. (NETTER et A. GENDRON, *Soc. de biologie,* 19 novembre 1910.)

Obs. LVIII.

MÉNINGO-MYÉLITE. — *Lymphocytose rachidienne.* (Garçon de 6 ans.
Début le 25 oct. 1910.)

Obs. LIX.

MÉNINGO-MYÉLITE. — *Lymphocytose rachidienne.* (Garçon de 22 mois.
Début le 4 sept. 1910.)

Obs. LX.

MÉNINGO-MYÉLITE. — *Paraplégie des membres inférieurs. Lymphocy-
lose rachidienne.* (Garçon de 6 ans et demi. Début le 15 septembre 19.0.)

Obs. LXI à LXIII. (LÉON BERNARD et MAURY, Épidémie d'Orgeval, *Soc.
méd. des hôp.*, 2 déc. 1910.)

Obs. LXI.

MÉNINGO-MYÉLITE. — *Hémiplégie gauche. Signe de Kernig persistant.
Amélioration.* (Femme de 50 ans.)

Obs. LXII.

MÉNINGO-MYÉLITE. — *Paralysies multiples. Erythème papuleux.* (Fillette
de 3 ans.)

Obs. LXIII.

MÉNINGO-MYÉLITE. — *Paralysies multiples.* (Fillette de 5 ans.)

2° Forme bulbo-protubérantielle.

Obs. LXIV. (Résumée. WICKMAN, *Beiträge zur Kenntnis*, etc.)
MÉNINGO-MYÉLITE (forme bulbo-protubérantielle). — *Paralysie du nerf
facial et du nerf hypoglosse.*

A. J., homme de 24 ans. — Dans son voisinage immédiat, *une femme
fit une forme spinale, un garçon, une forme ascendante de la maladie de
Heine-Medin.*

23 sept. 1905. — Début par céphalée, *raideur de la nuque et douleurs
généralisées.*

Faiblesse des jambes. Vertiges. Frissons, puis douleurs violentes au
niveau des membres inférieurs.

28. — *Déviation de la face.*

Vu le 28 oct. 1905. — *Paralysie faciale gauche.* Déviation de la langue à gauche. Parole un peu scandée. Légère *ataxie* des membres
supérieurs. Faiblesse de la jambe gauche.

Exagération des réflexes rotuliens, surtout à gauche. Clonus du pied
à gauche.

Nerf facial ne réagit pas au courant faradique.

Obs. LXV. (L. Guinon et L. G. Simon, *Soc. méd. des hôp.*, 26 nov. 1909.)
MÉNINGO-MYÉLITE (forme bulbo-protubérantielle). — *Paralysie faciale droite et paralysie du moteur oculaire externe droit. Lymphocytose rachidienne.*

Obs. LXVI. (G. Paisseau et Jean Troisier, *Gaz. des hôp.*, 1910, p. 157.)
MÉNINGO-MYÉLITE (forme bulbo-protubérantielle). — *Paralysie faciale et linguale. Mydriase et strabisme. Quadriplégie avec paralysie flasque au niveau des membres inférieurs. Hyperesthésie généralisée. Réflexes, absents aux membres supérieurs, exagérés aux membres inférieurs avec clonus du pied. Signe de Babinski à gauche. Lymphocytose rachidienne. Guérison complète.* (Garçon de 7 ans. Début le 5 déc. 1909.)

Obs. LXVII. (Hutinel et Babonneix, *Gaz. des hôp.*, 1911, p. 223.)
MÉNINGO-MYÉLITE (forme bulbo-protubérantielle). — *Phase méningée avec érythème morbilliforme. Paralysie alterne à type de Millard-Gubler.* (Paralysie faciale et parésie du moteur oculaire externe gauches. Monoplégie crurale droite.) *Douleurs, lymphocytose rachidienne abondante. Guérison complète au bout de quelques mois.* (Garçon de 8 ans et demi. Début le 25 septembre 1909. Un grand nombre d'enfants auraient été pris de la même façon et en même temps dans la ville qu'habitait le petit malade.)

3° Méningo-encéphalite.

Obs. LXVIII et LXIX. (Wickman, *Beiträge zur Kenntnis*, etc.)

Obs. LXVIII. (Cas n° 118. Résumé.)
MÉNINGO-ENCÉPHALITE (1), *avec aphasie, strabisme et contractures des membres. Rétention, puis incontinence d'urine. Guérison.*

H. H., garçon de 8 ans. — Dans le voisinage, deux enfants atteints de maladie de Heine-Medin, très répandue dans toute la contrée.

11 *juin* 1905. — Début par céphalée violente et *convulsions. L'enfant ne pouvait causer*, mais voyait et entendait bien.

12. — Obnubilation.

L'enfant dormit presque toute la semaine, ne se réveillant que pour boire. Il refusait de manger. *Raideur de la nuque* très accentuée. *Opisthotonos. Contractures des membres supérieurs et inférieurs avec exagération des réflexes rotuliens. Pas de paralysie faciale*, mais *strabisme et inégalité pupillaire. Rétention d'urine.*

16 *juil.* — Disparition de la raideur de la nuque et des contractures. Mais somnolence et *incontinence d'urine.*

Quelques jours plus tard, l'enfant était en état de se lever et de marcher. *Aucune paralysie ne put être constatée.*

Sortie en état de guérison complète apparente.

(1) Ce cas est décrit par Wickman, sous le nom de méningite pure.

Obs. LXIX. (Cas n° 221. Résumé.)

MÉNINGO-ENCÉPHALITE *avec aphasie. Amélioration générale.*

B. C., *garçon de 5 ans, dont le frère et la sœur furent également atteints de maladie de Heine-Medin, le 15 août et le 1er septembre.*

24 août. — Début par symptômes fébriles habituels, mais il présenta en outre des *convulsions violentes.*

27. — L'enfant est immobilisé au lit. *Aphasie.*

30. — *Raideur de la colonne vertébrale* et sensibilité à la pression. *Tête renversée en arrière. Parésie des membres.* Aphasie persiste.

8 sept. — La parole est revenue, mais l'enfant présente encore de la faiblesse des jambes.

2 nov. — L'enfant, examiné par Wickman, présente encore une certaine faiblesse de la jambe gauche. Chutes fréquentes pendant la marche. *Réflexes patellaires exagérés des deux côtés. Ni contractures, ni atrophie.*

4° **Forme ascendante.**

Obs. LXX. (Personnelle. Malade du service de M. le docteur COMBY.)

MÉNINGO-MYÉLITE (syndrome de Landry). — *Lymphocytose rachidienne. Mort le cinquième jour. Autopsie.*

L'enfant B..., M...., âgé de 4 ans, est amenée d'urgence à l'hôpital, le 31 août 1910, avec le diagnostic de méningite cérébro-spinale.

ANTÉCÉDENTS HÉRÉDITAIRES. — Parents bien portants. Trois autres enfants en bonne santé. Pas d'hérédité nerveuse.

ANTÉDÉDENTS PERSONNELS. — Née à terme. Nourrie au sein jusqu'à 16 mois. Premières dents vers 6 mois. Premiers pas à 13 mois.

L'enfant n'a jamais eu de convulsions dans l'enfance. En janvier 1909, elle aurait eu une pneumonie gauche dont elle s'est vite rétablie. En mai 1909, on lui a incisé deux abcès chauds, l'un rétroauriculaire droit, l'autre axillaire. La cicatrisation a été très rapide.

Le 13 juillet 1910, l'enfant tombe en jouant sur sa poupée de porcelaine et se fait une plaie frontale qui fut suturée ; la cicatrisation eut lieu par première intention, laissant des traces légères que l'on apercevait à l'entrée.

HISTOIRE DE LA MALADIE. — Le 23 août, l'enfant, jusque-là très bien portant, déclare qu'elle a « bobo au ventre » mais elle continue à jouer. Son appétit est conservé, ses selles restent normales. La mère ne constate aucune modification de son caractère et ne remarque rien d'anormal du côté des membres inférieurs. Le 24 et les jours suivants, l'enfant semble en bonne santé et on ne fait plus attention à son état.

29 août. — Dans la matinée, l'enfant est prise de fièvre et de nausées, suivies bientôt de vomissements glaireux. En même temps elle se plaint de *douleurs* au niveau de la nuque et est faible sur ses jambes.

30. — Les douleurs des membres inférieurs augmentent et la mère remarque une certaine *raideur de la nuque.* L'enfant se plaint continuellement d'une soif vive et passe une nuit très agitée.

31. — L'enfant a du délire. La mère inquiète fait venir un médecin qui diagnostique une méningite cérébro-spinale et conseille le transport immédiat à l'hôpital.

EXAMEN A L'ENTRÉE. — L'enfant est couchée sur le dos et d'emblée on est frappé par l'état d'extrême apathie dans lequel elle est plongée ; état contrastant avec la conservation intégrale de l'intelligence, car elle répond très bien à toutes les questions qu'on lui pose. Examinant l'enfant de plus près, deux faits nous frappent avant tout ; *sa nuque est entièrement ballante, et la flaccidité des membres inférieurs est très marquée*.

L'enfant remue avec grand'peine ses membres inférieurs, la douleur des masses musculaires de la cuisse et des jambes à la pression est assez pénible, surtout à la face postérieure.

Il ne semble pas que l'enfant souffre sans qu'on la touche ; mais on trouve une certaine diminution de la sensibilité à la piqûre, jusqu'à mi-cuisse environ de chaque côté. Les réflexes rotuliens sont complètement abolis. La recherche du réflexe plantaire provoque une légère flexion du gros orteil à droite, est sans action sur le gros orteil gauche. La petite malade présente d'une façon nette *la raie vaso-motrice de Trousseau*, mais elle n'a pas de signe de Kernig, pas de strabisme, pas d'inégalité pupillaire. Les réflexes oculaires sont normaux. Il n'existe pas de troubles sphinctériens. La langue est humide, le pouls est fréquent 136) et régulier, la température est à 38°,6.

LA PONCTION LOMBAIRE est à peine sentie par l'enfant. Elle donne issue à 20 centimètres cubes d'un liquide très clair, très légèrement hypertendu, contenant de l'albumine en assez forte quantité et de faibles doses de glucose. L'examen cytologique montre une lymphocytose considérable; on trouve 30 à 40 lymphocytes par champ, avec 1 p. 100 de polynucléaires environ.

ÉVOLUTION DE LA MALADIE.

1er *sept.* — Le lendemain, l'enfant présente une *paraplégie flasque complète des membres inférieurs*. Elle ne peut plus du tout soulever les pieds au-dessus du plan du lit et les mouvements de la latéralité eux-mêmes sont devenus impossibles. L'enfant éprouve les plus grandes difficultés à s'asseoir ; on est obligé de lui venir en aide et dans cette position la tête retombe complètement en arrière. Température du matin, 38°,6 ; du soir 39°,7. La torpeur est toujours très accentuée, l'intelligence intacte.

2 *févr.* — L'état s'est encore aggravé. Outre les symptômes précédents, on note une *parésie très nette des deux membres supérieurs*. L'enfant a beaucoup de peine à saisir un bonbon qu'on lui tend et ne peut le porter à la bouche. La main droite semble serrer plus fort que la gauche. Les réflexes olécraniens sont abolis. Il n'existe toujours pas de troubles sphinctériens. Température du matin 38°,8.

A quatre heures de l'après-midi, la paralysie a progressé encore. L'enfant est toujours inerte, reposant sur le côté droit de la face. Sa transpiration est abondante surtout au niveau des membres inférieurs. La jambe et la cuisse droites sont à demi fléchies. Interrogé, l'enfant saisit encore très bien les paroles qu'on lui adresse, mais elle éprouve *de la difficulté à articuler les mots*. L'atteinte des centres supérieurs semble donc réalisée, néanmoins l'enfant n'a pas de troubles dysphagiques, car elle boit sans peine le lait qu'on lui présente.

L'enfant succombe au milieu de la nuit sans qu'on ait noté de nouvel incident.

Nous regrettons que l'examen électrique de notre malade n'ait pu être fait ; le service d'électricité des Enfants-Malades était fermé pendant les vacances et l'état de la petite paralytique trop grave pour permettre son transport dans un autre établissement.

Une ponction lombaire pratiquée *postmortem* permit de retirer 8 centimètres cubes de liquide uniformément teinté en rose. On en injecta la moitié dans le péritoine d'un cobaye qui succomba le 14 septembre, sans présenter rien de particulier.

AUTOPSIE (après 24 heures). — Tous les viscères sont notablement congestionnés. Les poumons sont violacés, œdémateux et laissent exsuder à la coupe une sérosité sanguinolente. Ils ne présentent pas trace de tubercule, et on ne trouve aucun ganglion trachéo-bronchique bacillaire.

Le foie également violacé, pèse 500 grammes. La rate petite, de consistance ferme, pèse 40 grammes. Les reins sont congestionnés. Les capsules surrénales paraissent normales. Le cœur (70 grammes) ne présente aucune lésion orificielle. Le thymus est resté volumineux : il mesure 10 centimètres de long sur 5 de large. Il ne montre rien de particulier à la coupe.

Lésions du système nerveux. — Après section de la calotte cranienne, la dure-mère apparaît très notablement hyperémiée, surtout à droite. L'ouverture des sinus veineux ne révèle aucune thrombose. On ne constate pas d'adhérences osseuses anormales. Les méninges molles ne présentent ni exsudats, ni granulations, ni adhérences. On ne trouve pas de kystes méningés. Rien à noter du côté de la scissure de Sylvius, ni du côté du cervelet.

Le cerveau est également très fortement congestionné dans toute son étendue. Son poids est de 1 kg. 150, il est de consistance molle et diffluente. La tente du cervelet apparaît tendue plus qu'il n'est normal, et congestionnée. Les plexus choroïdes sont également hyperémiés. On ne note rien d'apparent du côté du bulbe, ni du côté des nerfs craniens de la base. Macroscopiquement, la coupe du cerveau et du cervelet ne montre rien d'anormal.

A l'ouverture du canal rachidien, on ne constate ni exsudat, ni adhérences anormales au niveau des méninges. M. L. Babonneix a bien voulu étudier les lésions médullaires.

Examen anatomique de la moelle, par M. L. BABONNEIX. — Déjà, *macroscopiquement*, apparaissent de grosses altérations, constituées, en premier lieu, par une *hémorragie* en masse occupant les espaces sous-arachnoïdiens sur toute la hauteur, en second lieu, par des *foyers*, plus ou moins irréguliers et volumineux, localisés à la substance grise, et surtout nets au niveau de la moelle lombaire.

Examen histologique. — Un certain nombre de fragments de moelle, situés à diverses hauteurs, ont été prélevés à l'autopsie, fixés au Müller, inclus à la celloïdine et débités en coupes minces qui ont été colorées, les unes au Nissl, les autres, à l'hématéine-éosine, au picro-carmin, à l'hématoxyline, etc.

Au niveau de la *moelle dorsale* (fig. 5 ; p. 78), ce qui frappe dès l'abord,

c'est cette vaste nappe hémorragique occupant l'espace sous-arachnoïdien et comprimant les racines, sans toutefois les dissocier. Les vaisseaux de la pie-mère, surtout du type artériel, sont partiellement
thrombosés ; leurs parois sont épaissies : enfin, de nombreux leucocytes du type mononucléaire, sont accumulés à leur périphérie, de
façon à réaliser des nodules infectieux périvasculaires plus ou moins
considérables. Le septum médian antérieur est le siège d'une infiltration leucocytaire très accusée. (Fig. 7 ; p. 79.)

Le névraxe lui-même offre d'évidentes lésions d'ordre vasculaire,
qu'il s'agisse de congestions, d'hémorragies ou de processus diapédé-
tiques. Les vaisseaux sont presque tous injectés, bourrés d'hématies ;
quelques-uns même sont rompus, de façon à constituer de petits
foyers hémorragiques. Autour d'eux s'accumulent les leucocytes mononucléaires, mais, ce qui domine, c'est une infiltration massive glo-
bale, généralisée, due elle encore à des mononucléaires. Cette infiltration, qui constitue la lésion véritablement capitale, *prédomine de
beaucoup sur la substance grise*. Elle acquiert toute son intensité au
niveau des cornes antérieures où *elle arrive à faire disparaître presque
complètement les grandes cellules radiculaires* : sur certaines coupes,
celles-ci ont toutes disparu ; sur d'autres, à force de rechercher, on
finit par découvrir, près du canal de l'épendyme, quelques moignons
cellulaires intimes, indistincts, tuméfiés, globuleux, sans prolongements, atteints de chromatolyse centrale et d'homogénéisation du
noyau. Par contre, *les colonnes de Clarke sont normales*. Le canal de
l'épendyme est rempli d'une substance grenue, d'aspect fibrinoïde, et
l'on y voit, par instants, quelques cellules épendymaires desquamées.
La substance blanche offre, de place en place, des nodules infectieux,
des petits foyers hémorragiques ou des injections vasculaires ; parfois, ces diverses lésions se localisent au niveau des zones situées
immédiatement au-dessous de la pie-mère.

Sur des coupes passant par la partie tout inférieure de la moelle
dorsale, on retrouve les mêmes altérations, et, en plus, des petits
îlots hémorragiques situés à la face interne de la pie-mère, dans la
cavité arachnoïdienne, par conséquent :

Les coupes de *moelle lombaire* offrent encore des lésions analogues,
d'ordre surtout vasculaire, et, consistant principalement en une infiltration massive, prédominant sur la substance grise. Les grandes
cellules radiculaires, ici encore, ont presque complètement disparu ;
par places là où l'infiltration embryonnaire est moins marquée, on en
voit quelques-unes, très altérées, privées de leurs prolongements,
dont les corps chromatophiles sont presque tous fondus, et dont la
zone nucléaire est en état d'homogénéisation (voir fig. 9 ; p. 83) mais,
pas plus que dans les cas précédents on ne trouve de foyer d'ischémie.

La *moelle cervicale* présente un aspect identique.

Un certain nombre de *nerfs* (crural, sciatique, tibial antérieur, etc.)
ont été fixés à l'acide osmique, puis dissociés dans la glycérine. Ils ne
présentent pas de grosses lésions de dégénérescence wallérienne, et,
si on y trouve parfois quelques fibres en voie de destruction, ces
fibres ne sont pas plus nombreuses que sur un nerf normal.

En résumé, anatomiquement, il existait, dans ce cas, de grosses lésions du névraxe et de ses enveloppes. Les lésions centrales étaient presque toutes d'ordre vasculaire : la plus importante consistait en une infiltration massive de la substance grise, ayant fait disparaître à peu près complètement les grandes cellules radiculaires. Quant aux lésions méningées elles se caractérisaient par de vastes hémorragies sous-pie-mériennes. Les nerfs étaient intacts.

Ce cas semble offrir au point de vue anatomique, un triple intérêt : 1° intensité et généralisation des lésions vasculaires; 2° disparition quasi totale des grandes cellules radiculaires contractant avec l'intégrité des nerfs, phénomène dû sans doute à ce que la maladie a évolué trop vite pour laisser aux fibres nerveuses le temps nécessaire à leur destruction; 3° intégrité des colonnes de Clarke, qui, dans les poliomyélites, sont sensiblement plus altérées que le reste de la substance grise.

M. DARRÉ auquel nous avons remis le bulbe en a pratiqué une émulsion dans l'eau glycérinée au tiers. Malheureusement le bulbe ayant été envahi par des agents d'infection secondaires, une inoculation sous-cutanée seule fut pratiquée sur un macaque et demeura sans résultats.

Obs. LXXI et **LXXII.** (Inédites, communiquées par le docteur LESNÉ.)

Le 3 août 1910, le docteur Lesné fut appelé à voir en consultation, deux enfants malades à Salies-de-Béarn. Il régnait dans ce village une épidémie mal déterminée dont les principaux signes vaguement signalés étaient *une angine* et parfois des troubles nerveux tels que parésie ou paralysie d'un membre, convulsions, etc.

Un enfant de fermier demeurant dans l'enceinte du château où il se rendit eut une angine avec fièvre élevée, quelques jours avant.

Obs. LXXI.

MÉNINGO-MYÉLITE. — *Forme ascendante (syndrome de Landry). Lymphocytose rachidienne. Mort le 3e jour.*

1er *août* 1910. — Ph. D., en pleine santé, fut pris de maux de tête avec fièvre et *douleurs* vagues dans les membres, pour lesquels il fut alité dans la soirée. Maux de tête plus violents la nuit avec plaintes continuelles. Un médecin appelé pense au premier moment *à une crise rhumatismale.* Température 39°. La face est si rouge, que la mère pense à la scarlatine.

2. — Tous les symptômes s'accentuent Dans l'après-midi, quand on essaie de mettre l'enfant sur ses pieds, on s'aperçoit que *ses jambes sont paralysées.*

3. — L'enfant est dans une résolution complète : la face est très colorée; les yeux sont clos, leurs réflexes sont abolis et ils semblent ne plus voir. Respiration bruyante, saccadée, suspirieuse.

Pouls 54. Température 39°,5.

Membres supérieurs et inférieurs paralysés, sans réflexes. La mort est imminente et pourtant l'intelligence est indemne. *Douleurs violentes* de la tête et des membres.

La ponction lombaire donne 20 grammes d'un *liquide d'apparence claire,* en jet. Ce liquide laissa déposer un culot où le microscope révéla de *nombreuses cellules où prédominaient les lymphocytes*. Il ne fut pas fait de culture. 20 grammes de sérum de Dopter furent injectés.

L'enfant mourut deux heures après.

Obs. LXXII.

MÉNINGO-MYÉLITE. — *Paralysie ascendante. Guérison avec séquelles.*

L'autre enfant, sœur du précédent, Jacqueline D..., âgée de 6 ans. Bonne santé antérieure.

30 *juill.* — Petite indisposition, que le docteur Lafont de Salies a reconnu être *une angine* sans grande réaction locale ou générale, avec température très modérée. Elle put même se lever après un jour de lit.

2. — Plus fatiguée, elle se recouche. Nuit agitée avec cauchemars.

3. — L'enfant se plaint d'une légère douleur de tête; *la nuque a un peu de raideur, le signe de Kernig est manifeste*, les réflexes rotuliens existent, *on trouve le signe de Babinski*. Température 38°,5.

Ponction lombaire (Laboratoire central de Bayonne, M. Demolin).. — Liquide trouble rosé. A la centrifugation, fort dépôt rougeâtre. *Pas de méningocoques* (1). L'examen cytologique montre au milieu d'abondantes hématies, d'assez *nombreux lymphocytes*, mais *pas de polynucléaires*.

4. — Injection de 20 grammes de sérum antiméningococcique de Dopter, les symptômes étant favorables à l'idée de méningite cérébro-spinale. En effet on observe :

Gorge rouge avec un point blanc. Sur la lèvre supérieure, éruption de 2 vésicules d'herpès. Visage coloré.

Raideur de la nuque très accentuée, la tête étant soudée, sans possibilité de se fléchir, ni de se tourner, ni de s'incliner. Signe de Kernig également très accentué. On ne peut soulever les pieds à plus de 10 centimètres au-dessus du plan du lit. Pas de paralysies, mais les *membres inférieurs sont parésiés*.

Réflexes rotuliens abolis. Signe de Babinski.

Paresse pupillaire très accentuée. *Diplopie* avec *strabisme.*

Raie méningitique.

Douleurs de tête. *Hyperesthésie* de tout le corps. Intelligence conservée. Agitation. Sommeil difficile ou impossible.

Rien au cœur, ni aux poumons.

Langue sale. Constipation. Pas de vomissements.

Urines, sans sucre, ni albumine.

Température : 39°. Pouls : 140.

Avec le sérum, le docteur Lesné prescrit des bains à 39°, toutes les 6 heures, durant 10 minutes, avec glace sur la tête.

5. — Nouvelle injection de 15 grammes de sérum de Dopter. Les symptômes graves de la veille s'accentuent. La journée fut atroce. Température : 38°,2. Pouls : 130.

(1) Le lendemain, on trouve dans le liquide quelques diplocoques. Il ne s'agit vraisemblablement pas de méningocoques, d'autant plus que la formule cytologique n'est pas celle d'une méningite cérébro-spinale.

Mais la petite malade est dans une immobilité absolue : *les membres inférieurs sont paralysés complètement, les membres supérieurs qui ont leurs réflexes conservés, sont parésiés* et malhabiles à prendre les objets. Le ventre est ballonné. Constipation.

Les pupilles sont paresseuses. Le strabisme n'est plus apparent : toutefois la diplopie est décelable dans les mouvements extrêmes des yeux.

On ne fait plus d'injection de sérum. Les bains sont continués dans les mêmes conditions.

7. — La température tombe à 37°. L'amélioration des symptômes graves continue.

10. — Éruption sérique, avec légère altération de la température.

22. — Les membres inférieurs sont toujours immobiles et flasques. Les membres supérieurs prennent un peu de force. Réflexes oculaires normaux. État général défectueux : pâleur de la face, amaigrissement. Alimentation difficile, mauvais sommeil.

Ponction lombaire (Liquide examiné par le docteur Croste). — *Pas de méningocoques, ni d'autres corps bactériens. Pas de polynucléaires. Quelques lymphocytes* en quantité beaucoup moindre que lors du dernier examen. Quelques cellules de l'arachnoïde.

17 oct. — *L'examen électrique,* pratiqué par le docteur G. Roques (de Biarritz) donne les résultats suivants : L'excitabilité faradique est abolie pour tous les nerfs et muscles des deux membres inférieurs.

L'excitabilité galvanique donna les réactions suivantes :

Cuisse gauche. — *Droit antérieur :* égalité polaire. *Vaste externe et vaste interne*; diminution de l'excitabilité galvanique sans D. R. *Couturier :* diminution de l'excitabilité galvanique avec D. R.

Jambe gauche. — Diminution de l'excitabilité galvanique pour tous les muscles, mais aucun d'eux ne présente la D. R.

Cuisse droite — *Droit antérieur :* égalité polaire. *Vaste interne et vaste externe :* diminution de l'excitabilité galvanique sans D. R. *Couturier :* diminution de l'excitabilité galvanique avec D. R.

Jambe droite — *Jambier antérieur :* D. R. Autres muscles : diminution de l'excitabilité galvanique sans D. R.

20. — Peu à peu l'amélioration se fit dans l'état général, de telle sorte que l'enfant put être transportée à Biarritz en automobile.

A Biarritz, elle fut soumise à un traitement de plein air sur la plage, avec séances quotidiennes d'électrisation, par le docteur Roques et de massage des membres, du dos et de l'abdomen par M. A. Kermark.

Sous leur influence, les membres supérieurs reprirent leur vigueur : les fonctions intestinales si rebelles se régularisèrent.

Aux membres inférieurs les progrès étaient à peu près nuls : seul le fléchisseur commun des orteils du côté gauche manifestait son action par de petits mouvements des 3° et 4° orteils. L'état général était tout à fait excellent.

5 oct. — *Second examen électrique* (docteur G. Roques).

Couturier gauche présentait encore la D. R. et *le droit antérieur gauche* était à égalité polaire. *Couturier droit* ne présentait plus la D. R., de même que *le jambier droit.*

Dans les premiers jours de novembre, à l'occasion d'essai de station, la colonne vertébrale mal soutenue par les muscles s'effondre en une *scoliose*, vite réduite par trois séances de suspension de 2 à 3 minutes.

2 déc. — *Électrodiagnostic des muscles du dos* (docteur G. Roques). *Côté gauche* : normal. *Côté droit* : excitabilité faradique conservée sans diminution.

Excitabilité galvanique : *Trapèze, rhomboïde, sous-épineux et petit rond* : égalité polaire.

Comme traitement électrique le docteur Roques a pratiqué des courants galvaniques rythmés et inversés (une séance tous les jours pendant 10 minutes).

Obs. LXXIII. (P. ARMAND DELILLE et DENECHEAU, *Soc. de Neurologie*, 1er févr. 1906.)
MÉNINGO-MYÉLITE (forme ascendante).— *Érythème morbilliforme. Raideur de la nuque. Paraplégie flasque des membres inférieurs. Parésie des membres supérieurs. Rétention d'urine. Lymphocytose rachidienne. Guérison et retour progressif des mouvements.* (Fillette de 5 ans et demi. Début le 12 juill. 1905.)

Obs. LXXIV. (NETTER, *Soc. méd. des hôp.*, 19 nov. 1909.)
MÉNINGO-MYÉLITE (forme ascendante). — *Rétention d'urine. Lymphocytose rachidienne légère. Mort le 7e jour. Autopsie.* (Garçon de 7 ans. Début le 27 sept. 1909.)

5° **Forme descendante.**

Obs. LXXV. (Inédite, service de M. le professeur MARFAN, remplacé par M. le docteur LESNÉ.)
MÉNINGO-MYÉLITE (forme descendante).— *Paralysie des membres supérieurs, suivie d'une parésie des membres inférieurs. Lymphocytose rachidienne. Séquelles.*

Marcel R..., 5 ans, demeurant à Levallois.

ANTÉCÉDENTS HÉRÉDITAIRES. — Parents et une sœur de 17 mois, bien portants.

ANTÉCÉDENTS PERSONNELS. — Né au 8e mois. Nourri au sein jusqu'à 1 an. Coqueluche en juin 1910.

HISTOIRE DE LA MALADIE, 17 *août.* — L'enfant se plaint de la tête et est obligé de garder le lit.

18. — Amélioration, mais l'enfant devient agité dans la soirée et aurait eu des convulsions des membres inférieurs.

Ni fièvre, ni vomissements, au dire des parents.

21. — Entre à l'hôpital des Enfants-Malades.

EXAMEN. — L'enfant présente une *hyperesthésie généralisée.* Il a de *la raideur de la nuque* et *du signe de Kernig.*

La tête et les membres inférieurs sont indemnes, mais *les membres supérieurs sont paralysés* : les fléchisseurs du bras sont plus atteints que les extenseurs.

Les réflexes tendineux, abolis aux deux membres supérieurs et au membre inférieur gauche, sont conservés au membre inférieur droit. Les réflexes crémastérien et abdominal sont conservés.

Il n'a pas le signe de Babinski.

L'enfant distingue bien les frottements, les piqûres, les pincements. Mais il accuse des douleurs au niveau des bras, du cou et dans toute la hauteur de la colonne vertébrale, sans localisation précise. Il se plaint également des genoux.

La langue est un peu chargée, mais le ventre est souple. Les autres appareils sont respectés.

Ponction lombaire. — On retire 12 centimètres cubes d'un liquide clair, non hypertendu, légèrement albumineux. La *lymphocytose* est abondante (30-60 éléments par champ d'immersion). Le frottis et l'ensemencement ne décèlent aucun microbe.

23 août. — La raideur de la nuque persiste. *Les membres inférieurs deviennent faibles à leur tour.* Les mouvements de torsion de la colonne vertébrale sont pénibles et l'enfant ne peut s'asseoir dans son lit.

26. — *Parésie des membres inférieurs.* — Le réflexe rotulien est aboli à gauche, diminué à droite.

27. — La raideur de la nuque existe encore, ainsi que l'hyperesthésie.

Deuxième ponction lombaire. — Le liquide clair renferme moins de lymphocytes.

28 août. — La mobilité des membres inférieurs augmente, la raideur de la nuque diminue.

5 sept. — Encore un peu de raideur de la nuque. Signe de Kernig très marqué.

Troisième ponction lombaire. — Encore de la lymphocytose.

7 sept. — La paralysie des membres supérieurs est encore très marquée. L'enfant ne peut les soulever au-dessus du plan du lit. Il peut seulement étendre et fléchir les mains. Les membres inférieurs sont parésiés. L'enfant les soulève au-dessus du plan du lit, mais il ne tient pas sur ses jambes qui s'effondrent sous lui.

Les mouvements de torsion du tronc sont surtout revenus à droite.

Les mouvements du cou sont faciles et l'enfant n'a plus le signe de Kernig.

Les réflexes olécraniens sont toujours abolis. Le réflexe rotulien est normal à droite, encore très diminué à gauche. Le réflexe achilléen est diminué à droite, aboli à gauche.

L'hyperesthésie généralisée persiste.

12 sept. — Réflexe rotulien est normal à gauche.

13. — *Examen électrique* (M. Vigouroux). — Les membres supérieurs présentent une D. R. complète, qui laisse peu d'espoir de restauration totale.

14. — *Quatrième ponction lombaire.* — Le liquide clair, ne renferme plus que de rares lymphocytes.

16. — L'enfant peut s'asseoir dans son lit.

24. — Atrophie des membres supérieurs très prononcée, surtout à gauche; elle occupe principalement les muscles de l'épaule et du bras. Le membre inférieur gauche est également atrophié, surtout au niveau des muscles de la région antéro-externe et de la région postérieure de la jambe.

3-5 oct. — La température monte à 38°,4. L'enfant pousse des cris nuit et jour et se plaint de violentes douleurs au niveau de la cuisse droite. Signe de Lasègue bilatéral. Il présente à nouveau une hyperesthésie généralisée, et des points douloureux sur le trajet des deux sciatiques.

Cinquième ponction lombaire. — Le liquide clair ne renferme plus de lymphocytes.

27 oct. — *Membres inférieurs.* — Le signe de Lasègue et les douleurs sur le trajet des sciatiques ont disparu. Le réflexe rotulien gauche est encore fortement diminué. A gauche, on note une certaine atrophie musculaire, mais la marche est possible, bien qu'un peu incertaine.

Membres supérieurs. — Ils sont complètement inertes. Tous les mouvements du bras et de l'avant-bras sont impossibles. Les mouvements du poignet et des doigts sont meilleurs, mais l'enfant ne peut saisir aucun objet.

L'atrophie des muscles de l'épaule (deltoïde, sus-épineux, sous-épineux) des muscles du bras et de l'avant-bras est très prononcée des deux côtés.

Les réflexes olécraniens sont toujours abolis.

Obs. LXXVI. (NETTER, *Soc. de Pédiatrie*, 15 novembre 1910.)

MÉNINGO-MYÉLITE (forme descendante). — *Paralysies successives des membres supérieurs droit, gauche, puis des membres inférieurs gauche, droit. Paralysie du voile du palais. Aphasie. Régression lente des paralysies.* (Fillette de 4 ans. Début le 1er août 1910.)

6° **Forme ataxique.**

Obs. LXXVII. (Résumée, WICKMAN, *Beitrage zür Kenntnis*, etc.)

MÉNINGO-MYÉLITE (forme ataxique). — *Parésie des jambes.* Garçon, 7 ans.

4 oct. 1905. — Début par fièvre, céphalée, vomissements.

10. — *Raideur de la nuque.* Réflexes normaux. Tremblement des mains et *ataxie nette.*

12. — *Parésie des jambes,* surtout prononcée à droite. *Abolition du réflexe rotulien droit. Raideur prononcée de la colonne vertébrale et de la nuque.*

7° **Forme douloureuse.**

Obs. LXXVIII. (Personnelle, service de M. le docteur COMBY.)

MÉNINGO-MYÉLITE *datant de deux mois et demi.* — (Forme douloureuse.) *Convulsions. Hémiplégie droite. Guérison incomplète.*

Madeleine J..., 4 ans, entre à l'hôpital des Enfants-Malades, le 25 oct. 1910 pour une paralysie infantile datant de deux mois et demi.

Antécédents héréditaires. — Parents et un frère de 7 ans bien portants.

Antécédents personnels. — Née à terme. Nourrie au sein pendant trois mois, puis placée en nourrice. Première dent à 7 mois. Premiers pas à 10 mois.

En mars 1910, scarlatine grave, à la suite de laquelle l'enfant est restée fatiguée.

Histoire de la maladie, 5 août 1910. — Début dans la nuit par de la fièvre (39°), de la céphalée et des convulsions.

6. — Le docteur Renout voit l'enfant et pense à une méningite, à cause de la *raideur de la nuque*.

Les jours suivants l'enfant présente encore de la céphalée avec constipation, mais la fièvre tombe.

9. — L'enfant se plaint de *douleurs* dans tous les membres et remue difficilement le bras et la jambe droits. Pas de troubles sphinctériens.

20. — Paralysie complète des membres inférieur et supérieur droits à l'exception de la main). Persistance des douleurs, jusqu'à maintenant.

Examen. — État général satisfaisant. Bel enfant. On est frappé d'emblée par l'atrophie de la cuisse et de la région deltoïdienne droites.

Les mouvements de flexion, d'abduction et d'adduction de la cuisse droite sont difficiles. L'enfant ne peut soulever au-dessus du plan du lit son pied droit qui est en *équin*. La flexion et l'abduction du bras droit ne peuvent être qu'ébauchés.

Les masses musculaires ne sont plus douloureuses à la pression, et l'on ne dénote aucun trouble de la sensibilité objective.

Les réflexes rotuliens et achilléens sont abolis des deux côtés.

Ponction lombaire. — Liquide clair, légèrement hypertendu, riche en albumine. L'examen cytologique ne révèle que 2 à 3 lymphocytes par champ.

Examen électrique 31 oct., docteur Chaperon). — Les muscles de la région antéro-externe de la jambe droite présentent une légère hypoexcitabilité faradique. Par contre le droit antérieur, et les vastes d'une part, le deltoïde, d'autre part, sont presque inexcitables au courant galvanique, ils présentent de l'hypoexcitabilité, avec secousse lente et traînante.

Obs. LXXIX. (Personnelle, service de M. le docteur Comby.

Méningo-myélite (forme douloureuse). — *Paralysie des muscles du dos. Paralysie des membres inférieurs. Mononucléose rachidienne légère. Amélioration.*

Jean A..., 2 ans, demeurant à Puteaux (Seine).

La mère vient consulter le 3 janvier 1911, parce que l'enfant a présenté au début de décembre, une paraplégie des membres inférieurs consécutive à une méningite.

Antécédents héréditaires. — Parents et un frère de 5 ans bien portants.

Antécédens personnels. — Né avant terme, dans le neuvième mois. Accouchement laborieux, mais spontané. Nourri au sein jusqu'à maintenant. Premières dents à 7 mois. Premiers pas à 16 mois (marche absolument normale.)

Comme maladies antérieures : coqueluche pendant les premiers mois, et pneumonie droite en octobre 1910.

HISTOIRE DE LA MALADIE. — L'état de l'enfant était très satisfaisant, lorsque dans les derniers jours de novembre, il devint agité et fit de la fièvre. Il eut des *sueurs très abondantes* et la mère nous dit que *l'enfant criait dès qu'on le touchait*. Il n'eut pas de vomissements mais était constipé.

Deux ou trois jours plus tard il présenta *une raideur de la nuque* très marquée qui dura 8 jours, *avec opisthotonos*. Il ne pouvait s'asseoir dans son lit. La mère remarqua également des *convulsions* des globes oculaires. Elle fit venir un médecin qui diagnostiqua une méningite.

Les symptômes méningés persistèrent 8 jours. Lorsqu'ils disparurent, la mère remarqua que l'enfant ne pouvait se tenir sur ses jambes, et qu'il continuait à souffrir dès qu'on le touchait. A ce moment, *les deux membres inférieurs étaient paralysés*, mais les membres supérieurs étaient respectés ainsi que les muscles du cou.

15 *déc.* 1910. — L'enfant commence à s'asseoir.

25. — Quelques mouvements du membre inférieur gauche deviennent possibles.

3 *janv.* 1911. — L'enfant souffre encore. Il pousse des cris dès qu'on lui remue les jambes.

EXAMEN. — Bel enfant, vigoureux. Dans le décubitus dorsal, il tient son membre inférieur droit en légère abduction, et ce membre repose par sa face externe sur le plan du lit.

Le membre inférieur droit est absolument flasque et froid au toucher. Le réflexe rotulien conservé à gauche, est aboli à droite.

L'atrophie musculaire n'est pas apparente à la vue, mais à la palpation, on sent très bien l'absence de tonicité des muscles de la cuisse.

PONCTION LOMBAIRE. — Liquide hypertendu, clair, très volumineux. *Mononucléose* légère, mais nette (3-4 mononucléaires ou lymphocytes par champ d'immersion). Pas de microbes.

15 *janv.* — EXAMEN ÉLECTRIQUE (docteur Chaperon). — Syndrome de dégénérescence assez accentué sur les muscles de la jambe droite (extenseurs) plus marqué en particulier sur le jambier antérieur, l'extenseur commun et le long péronier.

2 *mars.* — Amélioration. Quelques mouvements spontanés du membre inférieur droit. Le réflexe rotulien droit est faible, mais existe.

Obs. LXXX. Inédite, service de M. le professeur MARFAN, remplacé par M. le docteur LESNÉ.

MÉNINGO-MYÉLITE (forme douloureuse). — *Paraplégie des membres inférieurs. Lymphocytose rachidienne.*

Nelson C.... 9 ans.

ANTÉCÉDENTS HÉRÉDITAIRES. — Père, 56 ans, très nerveux. Une sœur de 16 ans, très nerveuse.

ANTÉCÉDENTS PERSONNELS. — Né à terme ; nourri au sein jusqu'à 20 mois. Rougeole à 6 ans.

En *juil.* 1910: Oreillons, dont il guérit très bien. A la suite de cette maladie, il fut en état de faire de très longues promenades avec son père.

Histoire de la maladie, 26 *août* 1910. — Au cours d'une promenade, il est surpris par la pluie et prend froid.

27. — Il peut encore sortir.

28. — L'enfant se plaint de *douleurs*, au niveau du dos, des membres inférieurs et supérieurs. Fièvre légère.

29. — Il se lève, mais présente de l'agitation.

30. — Il peut encore marcher de son lit à la porte de la chambre.

1er *sept.* — La marche devient impossible.

Examen, 23. — L'enfant est admis à l'hôpital. Il présente un *signe de Kernig* bilatéral très marqué. La flexion de la tête est douloureuse, mais on ne note pas une véritable raideur de la nuque.

Les membres inférieurs sont très atrophiés; on note une véritable fonte du triceps sural. Les jambes sont à demi fléchies sur les cuisses.

L'enfant ne peut se tenir debout, mais au lit, il peut remuer ses jambes. L'extension provoquée de ces dernières est limitée et détermine de *vives douleurs*.

La palpation des masses musculaires, surtout au niveau des muscles de la région postérieure de la jambe droite, provoque de *violentes douleurs*.

On ne constate aucune zone d'anesthésie.

Les réflexes patellaires sont abolis des deux côtés. Pas de Babinski, ni trépidation épileptoïde.

La peau des membres inférieurs est plus froide que le reste du corps.

Rien du côté des autres organes.

Ponction lombaire. — Liquide non hypertendu, clair. *Lymphocytose* nette (10 à 12 éléments par champ d'immersion).

30 *sept.* — La flexion des jambes augmente. Le signe de Kernig persiste. *L'hyperesthésie est toujours très marquée.*

Examen électrique. — D. R. au niveau des deux membres inférieurs ; au niveau de la jambe, elle est plus forte à droite qu'à gauche; à la cuisse, c'est l'inverse.

27 *oct.* — Peu d'amélioration. Les réflexes rotuliens sont toujours abolis. Seules la douleur à la pression des masses musculaires à disparu.

1er *nov.* — L'enfant est emmené par les parents.

Obs. LXXXI. (Rendu, *Soc. méd. des hôp.*, 1er fév. 1901.)

Méningo-myélite (forme douloureuse). — *Paraplégie des deux membres inférieurs. Régression partielle des troubles moteurs.* (Garçon de 5 ans. Début le 25 déc. 1900.)

Obs. LXXXII. (Parmentier, *Soc. méd. des hôp.*, 1er fév. 1901.)

Méningo-myélite (forme douloureuse). — *Phase méningée avec contractures et exagération des réflexes, suivie d'une phase paralytique avec abolition de réflexes. Atrophie persistante de certains groupes musculaires.* (Jeune fille de 15 ans. Début en août 1900.)

Obs. LXXXIII. (Brissaud et Londe, *Soc. de neurologie*, 7 nov. 1901.)

Méningo-myélite (forme douloureuse). — *Paralysie flasque du membre inférieur gauche. Lymphocytose céphalo-rachidienne. Claudication per-sistante avec atrophie du membre.* (Jeune homme de 18 ans. Début le 2 oct. 1901.)

Obs. LXXXIV. (RENDU, *Soc. méd. des hôp.*, 24 janv. 1902.)
MÉNINGO-MYÉLITE (forme douloureuse). — *Paralysie du bras droit à type radiculaire supérieur. Abolition des réflexes rotuliens. Améliora-tion notable.* (Enfant de 15 ans. Début le 22 nov. 1901. Un frère et une sœur, et d'autres locataires de la maison présentèrent à la même épo que un état grippal. Il s'agissait sans doute de forme abortive de la maladie de Heine-Medin.

Obs. LXXXV. (Résumée. PELLERIN et TÉMOIN, *Soc. méd. des hôp.*, 28 nov. 1902.)
MÉNINGO-MYÉLITE (forme douloureuse). — *Paralysie spasmodique des membres supérieurs et de la jambe gauche. Lymphocytose céphalo-rachi-dienne. Guérison.*

Suzanne G..., 8 ans.

14 *févr.* 1902. — Début brusque, par fièvre, céphalée, vomissements.

15. — Présence de taches ecchymotiques et de taches violettes sur le corps, faisant penser à la rougeole anormale (1).

16. — Stupeur. *Léger strabisme.*

17. — Éruption rubéolique. *Raideur de la nuque.*

18. — Facies d'un enfant mourant. Raideur de la nuque très mar-quée. *Opisthotonos. Les membres supérieurs sont contractés et doulou-reux.* On diagnostique une méningite cérébro-spinale.

19. — T. 38°, 39°. Paralysie spasmodique des membres supérieurs et de la jambe gauche. Hyperesthésie cutanée. Douleurs spontanées. *Exagération des réflexes rotuliens.*

23. — *Ponction lombaire.* Liquide incolore, très clair. *Lymphocytose* abondante. Présence de staphylocoque blanc et d'un diplobacille se décolorant par le Gram (2).

Les jours suivants ; *atrophie des muscles des mains et des bras.* Tous les deux ou trois jours d'abord, puis plusieurs fois par jour, *rougeurs et sueurs excessivement abondantes,* survenant subitement. *Crises de douleurs fulgurantes* à plusieurs reprises.

1er *avril.* — Amélioration, mais les membres supérieurs sont encore contracturés et douloureux.1

4 *mai.* — *Guérison complète,* mais mouvements du pouce gauche in-complets.

Obs. LXXXVI. (Résumée. NETTER (3) et SEVESTRE, in Thèse de COUR-TELLEMONT, 1904.)

(1) Il s'agissait vraisemblablement d'un érythème du début.

(2) Les caractères physiques et cytologiques du liquide céphalo-rachidien plaident en faveur d'une méningo-myélite à médullovirus. La présence des agents microbiens paraît due à des impuretés.

(3) M. Netter considère lui-même ce cas, comme appartenant vraisembla-blement à la maladie de Heine-Medin.

MÉNINGO-MYÉLITE (forme douloureuse). — *Paraplégie flasque des membres inférieurs; persistante à droite.*

Thérèse G..., 5 ans.

A la fin de juin 1898, symptômes nets de méningite aiguë qui dura 3 semaines : *Douleurs* très violentes au niveau des membres inférieurs et du tronc. *Hyperesthésie.* Légère *rétention d'urine* les premiers jours.

Au cours de ce syndrome méningé, apparition d'une *paralysie des deux membres inférieurs* avec *abolition des réflexes.* Ponction lombaire n'a pas été pratiquée.

20 juil. — Paraplégie et douleurs des membres inférieurs persistent.

4 nov. — Atrophie musculaire manifeste des deux membres inférieurs. D. R. surtout accusée à droite.

Janv. 1904. — Membre gauche, tout à fait normal; membre droit est encore le siège d'une paralysie avec atrophie musculaire très prononcée et gros troubles vaso-moteurs, *comme on le voit dans la paralysie infantile.*

Obs. LXXXVII et LXXXVIII. (WICKMAN, *Beiträge zur Kenntnis,* etc.)

Obs. LXXXVII. (Cas n° 172. Résumé.)

MÉNINGO-MYÉLITE (forme douloureuse). — *Quadriplégie. Paraplégie persistante des membres inférieurs.*

J. W..., jeune homme de 19 ans.

19 sept. 1905. — Début par céphalée, frissons, un peu de *raideur de la nuque,* nausées, *douleurs au niveau des jambes.*

21-23. — Vomissements. Diarrhée.

22. — Faiblesse des jambes.

23. — *Troubles de la miction.* Constipation. *Douleurs au niveau du sacrum.*

25. — *Paralysie complète des membres inférieurs. Parésie des membres supérieurs. Raideur de la nuque et du dos.*

Sensibilité normale, pas de douleur à la pression des troncs nerveux.

Genou gauche gonflé et un peu sensible à la pression. Hypertrophie de la rate.

30. — La miction redevient normale.

30 oct. — Marche et station debout impossibles. Paralysie complète des membres inférieurs. Atrophie marquée des jambes, des bras et du deltoïde gauche.

Respiration exclusivement costale avec tirage épigastrique, difficultés persistantes pour uriner.

Soulèvement des membres inférieurs détermine *douleurs vives à la partie postérieure de la cuisse,* de même, pression du nerf sciatique à la cuisse. Le nerf radial est un peu sensible à la partie externe du bras. Sensibilité aux trois modes normale.

Réflexes rotuliens, olécraniens, abdominaux et crémastériens totalement abolis. Réflexe radial conservé à droite, supprimé à gauche.

Refroidissement des extrémités inférieures.

Inégalité pupillaire.

Examen électrique. — Muscles des membres inférieurs et abdominaux inexcitables par le courant induit. Très forte diminution de l'excitabilité des biceps, triceps et deltoïde (contractions lentes et faibles).

Nov. 1906. — Même état des membres inférieurs.

Obs. LXXXVIII. (Résumée.)

MÉNINGO-MYÉLITE (forme douloureuse). — *Quadriplégie. Aphasie.*

K. J..., garçon de 9 ans.

7 août 1905. — Début par céphalée intense; *douleurs* au niveau des membres inférieurs et de l'abdomen.

11. — *Paralysie totale. Aphasie. Incontinence d'urine. Raideur de la nuque.*

16. — L'enfant peut prononcer quelques mots. Disparition de la raideur de la nuque. *Douleurs* à la pression de la colonne vertébrale. Quadriplégie.

30 oct. — Pas de troubles psychiques.

Membres inférieurs. — Inertes et notablement atrophiés. Réflexes rotuliens abolis. *La moindre élévation des jambes détermine de violentes douleurs* au niveau du creux poplité et de la partie postérieure de la cuisse. Sensibilité très marquée à la pression du nerf sciatique et du nerf crural des deux côtés.

Membres supérieurs. — Les mouvements de la main et du poignet sont seuls conservés. Atrophies des deux bras et des deltoïdes. Le moindre mouvement provoqué détermine des douleurs. *Les gros troncs nerveux de la partie interne du bras sont sensibles à la pression.*

Lorsque le malade essaye de se lever, *les muscles abdominaux se contractent à gauche, restent flasques à droite,* d'où asymétrie du ventre. D'ailleurs, les réflexes abdominaux sont conservés à gauche, abolis à droite.

Sensibilité normale aux trois modes, mais sensibilité électrique, notablement diminuée au niveau des membres.

Examen électrique. — Abolition de l'excitabilité au faradique pour tous les muscles des membres inférieurs et la plupart des muscles du membre supérieur gauche. Excitabilité fortement diminuée pour le membre supérieur droit.

Obs. LXXXIX. (P. NOBÉCOURT et ROGER VOISIN, *Soc. méd. des hôp.,* 19 nov. 1909.)

MÉNINGO-MYÉLITE (forme douloureuse) — *Douleurs vives, persistantes, dans les cuisses et dans les lombes. Paralysie flasque des membres inférieurs. Lymphocytose rachidienne.* (Garçon de 8 ans. Début *fin août* 1909.)

Obs. XC. (NETTER et J. TINEL, *Assoc. franç. de pédiatrie,* juillet 1910.)

MÉNINGO-MYÉLITE (forme douloureuse). — *Symptômes méningés avec délire. Paralysies généralisées. Douleurs très vives, persistant pendant 2 mois. Accidents pulmonaires avec hémoptysie, suivis d'une nouvelle poussée méningitique. Rétrocession des accidents et amélioration des troubles moteurs. Paralysie persistante du bras droit et du membre inférieur gauche.* (Homme de 38 ans. Début le 8 sept. 1909.)

Obs. XCI. (Communiquée par le docteur HALIPRÉ, NETTER, *Soc. méd. des hôp.*, 19 nov. 1909.)

MÉNINGO-MYÉLITE (forme douloureuse). — *Paralysie de la jambe droite, parésie de la jambe gauche. Signe de Babinski à gauche. Liquide céphalo-rachidien seulement hypertendu. Amélioration.* (Garçon de 3 ans. Début le 8 oct. 1909.)

Obs. XCII et XCIII. (Résumées, LÉON BERNARD et MAURY Épidémie d'Orgeval, *Soc. méd. des hôp.*, 2 déc. 1910.)

Obs. XCII.

MÉNINGO-MYÉLITE (forme douloureuse). — *Paraplégie des membres inférieurs.*

M... B..., 5 ans.

Fin *juill.* 1910. — Fièvre, troubles digestifs. Vomissements et *douleurs dans les jambes.*

Puis *paraplégie flasque des membres inférieurs.* Douleurs vives persistant dans le dos et les membres inférieurs. *Signe de Kernig* très net. *Abolition des réflexes patellaires.*

Persistance des douleurs de jambes, pendant 3 semaines.

Régression des paralysies. D. R. de certains muscles.

Nov. 1910. — Enfant marche seul.

Obs. XCIII.

MÉNINGO-MYÉLITE (forme douloureuse). — *Paraplégie des membres inférieurs.*

A. D..., 5 ans et demi.

30 oct. 1910. — Début brusque par violentes *douleurs* de tête avec courbatures. Douleurs dans les quatre membres.

6 *nov.* — *Signe de Kernig. Paralysie des membres inférieurs.*

15. — Enfant peut se tenir debout.

Il marche peu après. *Exagération des réflexes rotuliens.*

8° Forme du nourrisson.

Obs. XCIV. (ACHARD et GRENET, *Revue neurologique*, 31 mars 1903, p. 345.)

MÉNINGO-MYÉLITE (forme du nourrisson). — *Phase aiguë avec convulsions. Sueurs abondantes, cris perçants, suivie de paralysies flasques des deux membres inférieurs. Incontinence d'urine pendant le sommeil. Lymphocytose rachidienne.* (Fillette de 14 mois. Début le 8 janv. 1903.)

Méningites à médullovirus.

On trouvera des exemples très probants de méningites à médullovirus, p. 244 et suiv. Les observations qui suivent nous paraissent devoir être rattachées à la maladie de Heine-Medin. Toutefois, le rôle du médullovirus dans leur apparition ne saurait être affirmé d'une façon absolue.

Obs. XCV à XCIX. (Résumées, communiquées par MM. Rist et Rolland (1).

Obs. XCV.

Syndrome méningé. Lymphocytose céphalo-rachidienne. Diminution passagère du réflexe rotulien gauche. Guérison.

René S..., 14 ans.

28 juill. 1910. — Début par fièvre, céphalée intense, torpeur, *faiblesse dans les jambes.*

2 août. — Admis à l'hôpital. Bradycardie remarquable (48 à 50 pulsations). Ni raideur de la nuque, ni Kernig. Pupilles paresseuses. *Réflexe rotulien faible à gauche.*

7. — État plus satisfaisant. *Kernig léger.*

10. — *Raideur de la nuque.* Raie vaso-motrice très nette.

Appétit bon. Pupilles inégales et paresseuses. Toujours Kernig.

13. — L'enfant peut lire assis dans son lit et se sent très bien portant. Température est redevenue normale. Plus de raideur de la nuque, plus de céphalée, mais toujours Kernig, raie vaso-motrice, bradycardie et inégalité pupillaire.

31. — Tous les phénomènes méningés avaient disparu, mais la ponction lombaire révélait encore une lymphocytose légère.

3 sept. — L'enfant très bien portant est emmené à la campagne par sa famille. Les deux réflexes rotuliens sont nets.

20. — L'enfant a été revu à son retour de la campagne. Il avait engraissé de 4 kilogrammes et *ne présentait aucun symptôme pathologique.*

PONCTIONS LOMBAIRES : *Première ponction, 2 août.* — Liquide clair, hypertendu. *Lymphocytose pure et assez abondante* (plus de 10 lymphocytes en moyenne par champ). Rares grands mononucléaires et rares polynucléaires.

Deuxième ponction, 5 août. — *A la suite d'une injection de sérum de Marmorek,* liquide trouble. Le culot renferme de très nombreuses cellules : polynucléaires, 80 p. 100 ; mononucléaires et lymphocytes, 20 p. 100. Quelques grandes cellules endothéliales.

Troisième ponction, 6. — Nombreuses cellules encore. Certains champs renferment jusqu'à 50 éléments. Les polynucléaires ne sont plus que 8 p. 100 environ. Le reste est composé de lymphocytes.

Quatrième ponction, 7. — *Lymphocytose pure* à nouveau (10 éléments par champ).

Cinquième ponction, 31. — Lymphocytose pure (6-7 éléments par champ).

Trois cobayes, inoculés, l'un dans le péritoine, les deux autres sous

(1) Nous sommes heureux d'adresser ici tous nos remerciements à MM. Rist et Rolland, pour les 5 observations qu'ils ont si obligeamment mis à notre entière disposition.

la peau avec le liquide céphalo-rachidien retiré après la première ponction étaient encore très bien portants après 2 mois et demi.

Obs. XCVI.
Méningite atténuée. Guérison.
Marcel A..., 14 ans.
15 *août* 1910. — Début par céphalée, douleurs lombaires et au niveau des jambes. Douleurs abdominales avec diarrhée et vomissements.
20. — Entre à l'hôpital Trousseau. Température : 39°,8. Pouls : 56. Réflexes rotuliens normaux.
22. — Raie vaso-motrice très prononcée.
23. — *Léger Kernig. Un peu de raideur de la nuque.*
28. — Fièvre cesse.
11 *sept.* — Sortie. Parfaitement bien portant.
17 *oct.* — La mère écrit que la santé de l'enfant s'est maintenue intacte. Il a pu reprendre son travail à l'atelier.
PONCTIONS LOMBAIRES : *Première ponction, 22 août.* — Liquide clair, extrêmement riche en albumine. *Quelques rares lymphocytes.* Pas de microbes.
Deuxième ponction, 2. — *A la suite d'une injection de sérum de Marmorek* : liquide légèrement trouble. Le culot renferme de nombreux globules rouges, des polynucléaires (60 p. 100) et des lymphocytes (30 p. 100).
Troisième ponction, 25. — Quelques très rares lymphocytes seulement (3-4 par champ au maximum).
Un cobaye inoculé avec le liquide céphalo-rachidien succomba, mais l'autopsie ne révéla aucune lésion tuberculeuse.

Obs. XCVII.
Syndrome méningé. Lymphocytose céphalo-rachidienne. Guérison.
Georges B..., 14 ans et demi.
14 *août* 1910. — Début progressif par céphalée, douleurs dans les jambes et les reins.
21. — Epistaxis répétées. Constipation.
24. — Entrée à l'hôpital Trousseau. Raie vaso-motrice. *Kernig marqué.* Douleurs de la nuque, mais les mouvements ne sont pas limités. Céphalée. Douleurs à la pression des globes oculaires.
27. — Température : 38°,5. Le malade a souffert beaucoup de la tête et de la région lombaire. *Raideur de la nuque. Kernig très net.* Réflexes patellaires normaux.
29. — Kernig extrêmement marqué.
31. — Raideur de la nuque et Kernig très prononcés.
1ᵉʳ *sept.* — Mouvements choréiformes de la langue. Rachialgie toujours très forte.
3. — Amélioration. Kernig encore intense, mais raideur de la nuque moindre.
17. — Tous les symptômes méningés ont complètement disparu, l'enfant quitte l'hôpital au bout de 29 jours en très bon état.

Ponction lombaire, 26 *août*. — Liquide hypertendu, clair, contenant en suspension de fines granulations : *forte lymphocytose*. Injection de 15 centimètres cubes de sérum de Marmorek.

Obs. XCVIII.

Syndrome méningé. Lymphocytose du liquide céphalo-rachidien. Abolition passagère des réflexes rotuliens. Guérison.

Alexandre G..., 14 ans et demi.

29 *août* 1910. — Début brusque par fièvre, céphalée, douleurs dorsales et abdominales avec vomissements et constipation.

3 *sept.* — Admis à Trousseau. Céphalée. *Raideur de la nuque. Signe de Kernig.* Raie vaso-motrice légère. Température : 39°,2. Pouls : 90. *Abolition des réflexes rotuliens.*

9. — Température redevient normale.

18. — Quitte l'hôpital le 21ᵉ jour, en parfaite santé.

Ponctions lombaires : *Première ponction*, 3. — Polynucléaires très altérés, 40 p. 100 ; débris nucléaires. Lymphocytes dont beaucoup de grand diamètre, 6ɔ p. 100. Très rares cellules endothéliales et grands monucléaires. Quelques rares moyens monucléaires. Pas de microbes nets.

Deuxième ponction. — *Lymphocytose abondante*, presque pure. Polynucléaires altérés, à l'état d'unités.

Troisième ponction. — Cellules en plus grande quantité : lymphocytes de diamètre irrégulier, 80 p. 100; grands mononucléaires et cellules endothéliales, 14 p. 100 environ; polynucléaires altérés 6 p. 100.

Obs. XCIX.

Méningite à rechute. Exagération passagère des réflexes rotuliens.

Lucien M..., 11 ans.

6 *sept.* 1910. — Début par céphalée et douleurs abdominales.

7. — Admis à l'hôpital Trousseau. Température : 38°,1. Pouls : 120. Constipation. Pas de Kernig, mais *légère raideur de la nuque*.

11. — Aspect somnolent. *Position en chien de fusil. Ventre rétracté en bateau. Raideur de la nuque. Kernig. Réflexes exagérés.* Pas d'hyperesthésie. Pas de raie vaso-motrice. *Photophobie.* Oligurie.

13. — Céphalée. Agitation.

14. — Température baisse. Les signes méningés persistent; particulièrement raideur de la nuque et Kernig.

17. — Tous les signes méningés ont disparu. Température normale.

20. — Ascension thermique à 38°.

23. — Ascensions vespérales vers 38° persistent. Vomissements.

27. — Température augmente progressivement. *Reprise de la céphalée. Raideur de la nuque.*

2 *oct.* — Douleurs très vives dans les jambes. Agitation. Oscillations thermiques.

10. — Fièvre diminue. L'enfant se porte bien : il mange et joue, ne se plaint plus. Il ne conserve qu'un léger Kernig et des réflexes forts aux membres inférieurs. Pas de parésie. Pas de troubles de la sensibilité.

L'évolution ultérieure n'est pas connue.

Ponctions lombaires : *Première ponction, 13 sept.* — Liquide clair, contenant une quantité notable d'albumine. Peu d'éléments cellulaires, altérés et méconnaissables (pourtant à l'œil nu, nombreuses particules en suspension). Dans les amas fibrineux, de place en place, microbes coccobacilles très petits, parfois groupés en diplocoques (?). Culture sur gélose au sang négative.

Deuxième ponction, 14 sept. — *A la suite d'une injection intra-rachidienne de sérum de Marmorek.* Liquide trouble, hypertendu. Réaction cellulaire extrêmement intense : polynucléaires et mononucléaires, en quantité à peu près égale. Plus rien qui ressemble à des microbes.

Troisième ponction, 30 sept. — Réaction cellulaire moins intense ; cependant nombreux éléments encore. *Lymphocytose presque pure,* quelques globules rouges.

Quatrième ponction, 1ᵉʳ oct. — Mononucléose prédominante : lymphocytoses et moyens mononucléaires. Quelques polynucléaires, 6-7 p. 100.

———

NOTE ADDITIONNELLE

ÉTUDE EXPÉRIMENTALE

Tout récemment (10 mars 1911), dans une leçon professée
à l'Institut Pasteur, de Paris, M. Levaditi a parlé des dernières recherches qu'il a entreprises en collaboration avec
MM. Landsteiner et Pastia. Nous croyons intéressant de les
résumer ici.

1° Lésions de la maladie de Heine-Medin du singe, au cours de la période d'incubation.

Landsteiner, Levaditi et Pastia, ayant sacrifié des singes inoculés, à différents jours de la période d'incubation, ont constaté
que les lésions histo-pathologiques débutent autour des vaisseaux des méninges, déterminant une infiltration périvasculaire
embryonnaire. Les lésions gagnent plus tard les vaisseaux
des septum et se propagent ensuite le long des vaisseaux de
la substance grise.

A ce moment (la maladie étant cliniquement apparente), les
cellules nerveuses sont envahies par le médullovirus et subis-
sent les processus de neuronolyse, puis de neuronophagie
que nous avons décrits.

2° Action de la chaleur sur le médullovirus.

Nous avons écrit que le médullovirus ne résiste pas à une chaleur de 4o-5o°. Or, tout dernièrement, Levaditi et Pastia ont pu transmettre au singe la maladie de Heine-Medin par voie intracérébrale à l'aide d'un virus chauffé à 5o° pendant deux heures. En réalité, le médullovirus n'est complètement détruit qu'à 55°.

3° Des différentes espèces de médullovirus.

Les différents médullovirus connus présentent certaines différences. *Le médullovirus F.* (de Flexner) est le plus virulent. Il a pu être transmis en séries à plus de 290 singes. *Le médullovirus L.* (de Landsteiner) est peu virulent.

Ces différences sont encore soulignées par la recherche du pouvoir neutralisant :

a) Le médullovirus F. est neutralisé *in vitro* par le sérum provenant des singes auxquels on a inoculé ce médullovirus F. Il n'est pas neutralisé par le sérum provenant de singes auxquels on a inoculé le médullovirus L.

b) Le médullovirus L., de même, est neutralisé par le sérum provenant d'un singe auquel on a inoculé ce médullovirus L. Il n'est pas neutralisé par le sérum provenant d'un singe auquel on a inoculé le médullovirus F.

Ces résultats fournis par les recherches de Levaditi, Landsteiner et Pastia sembleraient donc établir qu'il existe, *non pas un seul, mais plusieurs médullovirus,* de même qu'il existe plusieurs bacilles paratyphiques, par exemple.

CONCLUSIONS

La poliomyélite aiguë épidémique est déterminée par un microorganisme invisible et incultivable par les procédés actuels, mais transmissible au singe. La maladie expérimentale de l'animal est identique cliniquement et anatomiquement à celle de l'homme.

Nous proposons de dénommer son agent causal : *médullovirus de Landsteiner et Popper*.

Le médullovirus présente, en effet, une affinité particulière pour la moelle et surtout pour la substance grise et les cornes antérieures, mais il peut atteindre les divers segments du système nerveux.

Il peut, en hauteur, envahir tous les étages de l'axe cérébro-spinal (bulbe, protubérance, cervelet, encéphale) et les divisions de cet axe, du moins à leur origine (racines rachidiennes et craniennes). En largeur, il peut léser les enveloppes méningées.

Il peut enfin, respectant le système nerveux, ne donner lieu qu'à une infection générale ou frapper certains appareils en particulier, dont l'atteinte n'a pu jusqu'ici être rapportée au médullovirus qu'en raison de la notion d'épidémicité.

L'ensemble des états pathologiques déterminés par le médullovirus peut-être désigné jusqu'à nouvel ordre par le terme de *maladie de Heine-Medin*, imaginé par Wickman, dans le but d'élargir la conception actuelle de la paralysie infantile.

La maladie de Heine-Medin est donc une infection spécifique due au médullovirus de Landsteiner et Popper. Épidémique et contagieuse habituellement d'homme à homme (directement ou indirectement), elle se manifeste cliniquement par un certain nombre de formes : forme *spinale*, forme *bulbaire*, forme *cérébrale*, forme *méningée*, forme *ascendante*, forme *descendante*, forme *ataxique*, forme *douloureuse*, formes *abortives*.

Les lésions qui commandent les symptômes caractéristiques de ces diverses formes n'ont en elles-mêmes rien de spécifique, car elles peuvent être également déterminées par des agents microbiens autres que le médullovirus.

La *forme spinale* de la maladie de Heine-Medin ou *poliomyélite à médullovirus* n'est pas une myélite systématisée. Elle est le résultat d'une infiltration diffuse du névraxe et des méninges, prédominant au niveau des cornes antérieures de la moelle.

La *paralysie infantile classique* ou *poliomyélite antérieure sporadique* semble presque toujours devoir être rattachée à la maladie de Heine-Medin, tant au point de vue anatomopathologique et clinique qu'au point de vue étiologique. Une enquête approfondie permettra souvent de retrouver le mode de contagion.

Néanmoins, l'identité de nature des poliomyélites aiguës, épidémique et sporadique, ne pourra être basée sur des preuves solides que le jour où les procédés de laboratoire permettront de dépister facilement le médullovirus dans les organes ou dans les humeurs de l'organisme.

La maladie de Landry est un syndrome clinique nettement défini, qui anatomiquement relève de lésions simultanées ou isolées de la moelle, des racines ou des nerfs. Étiologiquement, elle est la conséquence d'une intoxication ou d'une

infection due aux germes les plus divers, le médullovirus
entre autres.

Le terme de forme polynévritique de la maladie de Heine-
Medin est impropre, anatomiquement, car jusqu'ici les nerfs
semblent avoir toujours été respectés par le médullovirus.
Nous proposons pour les cas que cette forme vise cliniquement le nom de *forme douloureuse*, qui ne préjuge en rien du
siège des lésions.

Les douleurs, si fréquentes dans la maladie de Heine-
Medin, particulièrement au stade initial, s'expliquent peut-
être par la *méningo-radiculite*. Les racines postérieures sont
en effet fréquemment irritées ou comprimées par l'infiltration pie-mérienne, au cours de leur traversée méningée.

Les *formes abortives*, difficiles à reconnaître, présentent un
intérêt considérable.

Au point de vue pathogénique, elles montrent que le
médullovirus peut circuler dans l'organisme sans se localiser au niveau du système nerveux. Leur notion élargit considérablement le cadre des affections groupées sous le nom
de maladie de Heine-Medin, dont les travaux futurs devront
fixer les limites.

Au point de vue épidémiologique, ces formes, si bénignes
pour l'individu, sont extrêmement dangereuses pour la collectivité, car les sujets atteints, porteurs de germes, ne présentant souvent que des troubles minimes et passagers, ne sont
pas isolés et propagent la maladie.

La *période d'invasion* de la maladie de Heine-Medin est
commune à toutes les formes, mais peut faire défaut.

Elle est caractérisée surtout par la fièvre, les troubles
gastro-intestinaux, la céphalée, les convulsions, les douleurs
de la nuque et la rachialgie, l'hypersécrétion sudorale.

Contrairement à l'opinion admise jusqu'ici, la présence de

douleurs et de troubles sphinctériens est fréquente au début
de la maladie.

.La *période de paralysie* est caractérisée par des troubles
moteurs qui varient suivant le siège des lésions. La participation des muscles de la nuque, du tronc et de l'abdomen, en
particulier, est plus fréquente au cours de la poliomyélite
que ne l'admettaient les anciens auteurs.

Les paralysies habituellement flasques sont exceptionnellement spasmodiques. De même, les réflexes, abolis en règle
générale, peuvent être augmentés au niveau d'un ou plusieurs
segments de l'organisme.

Au cours de certaines épidémies, le médullovirus frappe
avec prédilection les enveloppes méningées.

La *forme méningée* de la maladie de Heine-Medin présente
deux variétés :

1° *Les méningo-myélites à médullovirus*, dans lesquelles les
symptômes d'irritation méningée sont très intenses à la
période initiale de la maladie et donnent l'impression d'une
méningite aiguë, jusqu'à l'apparition des paralysies, variables
avec le siège des lésions du névraxe. — Toutes les formes
cliniques de la maladie de Heine-Medin peuvent donc débuter
par un syndrome méningé.

2° *Les méningites simples*, caractérisées par les mêmes
signes de début, mais aboutissant à la guérison, sans qu'on ait
pu noter de paralysie.

Avec MM. Netter et Triboulet, nous pensons qu'un certain
nombre de méningites curables de nature indéterminée et
d'allure épidémique sont provoquées par le médullovirus et
doivent être considérées comme des formes méningées de la
maladie de Heine-Medin.

Il est possible enfin que cette dernière donne parfois lieu à
une septicémie se manifestant par un syndrome méningé
associé à de l'ictère catarrhal.

Au point de vue thérapeutique, le groupement étiologique des différentes formes de la maladie de Heine-Medin est également justifié. Les travaux entrepris de divers côtés nous permettent en effet d'espérer qu'un jour un même vaccin et un même sérum serviront à éviter ou à combattre les multiples manifestations morbides, créées par le médullovirus.

BIBLIOGRAPHIE

PREMIÈRE PARTIE

Étude d'ensemble de la poliomyélite épidémique
(Maladie de Heine-Medin).

DÉFINITION

Charrin (A.) et **Claude (H.)**. — Atrophie musculaire expérimentale par intoxication pyocyanique. *Compte rendu de l'Académie des Sciences,* 20 décembre 1897.

Claude (H.). — Les méningites et les altérations concomitantes du système nerveux considérées dans leurs rapports avec les affections désignées sous le nom de poliomyélite antérieure aiguë épidémique. *Soc. méd. des Hôp.*, 3 déc. 1909, p. 706.

— Polynévrite alcoolique ayant débuté par un syndrome méningé avec coagulation massive du liquide céphalo-rachidien. *Soc. de neurol.*, 4 nov. 1909.

— Le syndrome poliomyélitique dans les maladies infectieuses du système nerveux. *Le Progrès médical.* 11 février 1911, p. 69.

Gilbert et **Lion**. — Des paralysies produites par le bacille d'Escherich. *Soc. de Biologie.* 1892, p. 127.

Heine. — *Beobachtungen über Lähmungszustände der unter Extremitaeten und deren Behandlung.* Stuttgart, 1840 ; II. Aufl. *Spinale Kinderlähmung.* Stuttgart, 1860.

Kernig. — Ueber ein wenig bemerktes Meningitis. Symptôme. *Berlin. klin. Wochenschr.*, 29 déc. 1884.

Lebon. — *Contribution à l'étude des myélites infectieuses expérimentales.* Thèse de Paris, 1896.

Lhermitte. — De la multiplicité des lésions et des symptômes de la soidisant poliomyélite antérieure aiguë épidémique. *Semaine méd.*, 24 nov· 1909.

Medin. — Ueber eine Epidemie von Kinderlähmung. *Comptes rendus du X⁰ Congrès international de médecine.* Berlin, 1890, p. 37.

Milhit (J.). — La paralysie spinale infantile. *Le Progrès médical*, 1911, p. 153.

Phisalix et **Claude** (H.). — Méningo-encéphalo-myélite chez le chien, par le bacille de la septicémie des cobayes. *Compte rendu de la Société de Biologie*, 23 juillet 1898.

Quincke. Ueber Meningitis serosa. *Sammlung klin. Vorträge*, Leipzig, 1893, n° 67, p. 655.

— Ueber Meningitis serosa und verwandte Zustände. *Deutsche Zeitschr. f. Nervenheilk.*, 1896, Bd. IX, H. 3.

Raymond. — *Clinique des maladies du système nerveux*, Paris 1897 et 1900, O. Doin.

— Des lésions de méningo-myélites au cours des polynévrites. *Bulletin médical*, 15 juin 1910, p. 564.

Seeligmüller. — Ueber Lähmungen im Kindesalter. *Jahrb. f. Kinderheilkunde*, 1879, p. 226 et p. 315, t. XIII.

Thoinot et **Masselin**. — Contribution à l'étude des localisations médullaires dans les maladies infectieuses ; deux maladies expérimentales à typo spinal. *Revue de médecine*, 1891, p. 149.

Wickman. — *Beiträge zür Kenntnis der Heine-Medinschen Krankheit*, Berlin, S. Karger, 1907.

Widal et **Bezançon**. — Myélites infectieuses expérimentales par streptocoques. *Annales de l'Inst. Pasteur*, 1895, p. 104, et Soc. méd. des hôp. de Paris, 1895.

HISTORIQUE

Bierbaum. — Die Paralysen der Kinder. *Journ. f. Kinderkr.*, 1859, p. 18.

Bouchut. — *Traité des maladies des nouveau-nés, des enfants à la mamelle et de la seconde enfance*, Paris, 1878.

Brünniche. — Ueber die sogenannte essentielle Lähmung bei kleinen Kindern. *Journ. f. Kinderkr.*, 1861.

Carganico. — Ein Fall von Paralysis infantilis spinalis mit einigen allgemeinen Bemerkungen über diese Krankheit. *Deutsche Klinik*, 1861, p. 438.

Charcot. — *Leçons sur les maladies du système nerveux*, t. II, Paris, 1874.

Duchenne (de Boulogne). — De la paralysie atrophique graisseuse de l'enfance. *Gaz. hebd.*, 1855.

— *Traité de l'électrisation localisée*, Paris, 1872.

Duchenne (fils). — *De la paralysie atrophique grave de l'enfance*, Paris, 1864.

— *Arch. générales de médecine*, 1864.

Gübler. — Des paralysies dans leurs rapports avec les maladies aiguës. *Archives générales de médecine*, 1860, t. II, p. 191.

Henoch. — *De atrophia cerebri*. Thèse de Berlin, 1842.

Kennedy. — Recherches sur quelques formes de paralysie qui se manifestent chez les enfants. Traduit du *Dublin quart. Journ.* In *Archives générales de médecine*, 1850, p. 311.

Küssmaul. — *Berliner klin. Woch.*, 1874, p. 568, In article de FREY, Ein Fall von subacuter Lähmung Erwachsener, wahrscheinlich Poliomyelitis anterior subacuta.

Laborde. — *De la paralysie dite essentielle de l'enfance*. Thèse de Paris, 1864.

Parrot et **Joffroy**. — Note sur un cas de paralysie infantile. *Arch. de physiol. norm. et pathol.*, 1870.

Rilliet. — De la paralysie essentielle chez les enfants. *Gaz. méd.*, 1851, pp. 681 et 704.

Rilliet et **Barthez**. — *Traité des maladies des enfants*, 3e édition, 1884.

Underwood. — *A treatise on the disorders of childhood and managements of enfants from the birth*, 3e édition, London, 1814.

— *Traité des maladies des infants*. Traduit de l'anglais par EUSÈBE DE SALLE, Paris et Montpellier, 1833.

Volkmann. — Ueber Kinderlähmung. *Samm. klin. Vorträge*, no 4, 1870.

West. — On some forms of paralysis incident to infancy and childhood. *The London med. Gazette*, 1843, et *Traité des maladies des enfants*, p. 135, 1848.

Historique anatomo-pathologique

Acuna Mamerto. — Polio-encéphalomyélite aiguë chez un garçon de trois ans (avec étude anatomo-pathologique des centres nerveux). *Arch. de médecine des enfants*, juin 1908, p. 105.

Beneke. — Sur la poliomyélite aiguë. *Münch. med. Woch.*, no 4, 25 janvier 1910, et *Aertzl. Verein in Marburg*, 1909.

Bruns. — Zur Kasuistik der Poliomyelitis anterior acuta adultorum. *Münch. med. Woch.*, 1906, p. 1252.

Bulow-Hansen et **Harbitz**. — Beitrag zur Lehre der akuten Poliomyelitis. *Ziegler's Beiträge z. Path. u. path. Anat.*, 1899, XXV, p. 517.

Cadawalder (W.-B.). — Acute anterior poliomyelitis. Contributions from the department of Neurology and the Laboratory of Neuropathology, *University of Pennsylvania*, 1908. — *Philadelph. Neurol. Soc.* et *The Journ. of Neurol. and mental. Dis.*, 1908.

Charcot et **Joffroy**. — Cas de paralysie infantile spinale avec lésions des cornes antérieures de la substance grise. *Arch. de physiol. norm. et pathol.*, 1870, t. III, p. 134.

Cornil. — Paralysie infantile. *Comptes rendus de la Soc. de Biologie*, 1863.

Dauber. — Zur Lehre von der Poliomyelitis anterior acuta. *Deut. Zeitschr. f. Nervenheilk.*, t. IV, 1893, p. 200.

Dejerine et Huet. — Contribution à l'étude de la paralysie atrophique de l'enfance à forme hémiplégique. *Arch. de phys. normale et pathologique*, 1888.

Dejerine (J.) et Thomas (A.). — Maladies de la moelle, in *Traité de médecine et de thérapeutique* de BROUARDEL et GILBERT, 1902.

Eisenlohr. — Pathologie und pathologische Anatomie der spinalen Kinderlähmung. *Deutsches Arch. f. klin. Med.*, 1880.

Goldscheider. — Ueber Poliomyelitis. *Zeitschrift für klin. Med.*, 1893, vol. XXIII, p. 494, avec appendice de KOHNSTAMM.

Harbitz et Scheel. — Akute Poliomyelitis und verwandte Krankheiten. Pathologish-anat. Untersuchungen aus den Epidemien in Norwegen, 1903-1906. *Deutsche med. Woch.*, 1907 et *Videnskabs-Selsk-Skr.* Christiania, 1907.

— Epidemic acute poliomyelitis in Norway in the years 1903 to 1906 ; results of anatomic investigation of nineteen cases of acute poliomyelitis and kindred conditions. *Journ. of the Americ. Med. Assoc.*, 1907 et 1908, et *Norsk. Magaz. f. Laegev.*, 1907.

Hochhaus. — Ueber Poliomyelitis acuta. *Münch. med. Woch.*, 1909.

Kahlden (von). — Ueber Entzündung und Atrophie der Vorderhörner des Rückenmarks. *Ziegler's Beitr. z. Pathol. u. pathol. Anat.*, 1893.

Kawka. — *Beiträge zur path. Anatomie der spinalen Kinderlähmung.* Inaug. Dissertation, 1889.

Koplik. — Acute poliomyelitis (an epidemic). *Archives of Pediatrics*, 1909, XXVI, p. 321.

Leyden. — Beiträge zur pathologischen Anatomie der atrophischen Lähmung der Kinder und der Erwachsenen. *Arch. f. Psychiatrie*, 1876.

Marburg (Otto). — Zur Pathologie der Poliomyelitis acuta. *Wien. klin. Rundschau* 1909. — *Gesellsch. f. innere Mediz. u. Kinderheilk.*, Wien, 1909. — *Drittes Jahresver. der Gesellsch. deutsch. Nervenärtze*, Wien, 1909.

Marie (Pierre). — Hémiplégie cérébrale infantile et maladies infectieuses. *Progrès médical*, 1885.
— *Leçons sur les maladies de la moelle*, Paris, 1892.

Mœnckeberg. — Anatomischer Befund eines Falles von Landryschem Symptomenkomplex. *Münch. med. Wochenschr.*, 1903.

Money. — The spinal cord of the recent and old case of infantile palsy. *Trans. of the Pathol. Soc. of London*, t. XXXV, 1884.

Prévost et Vulpian. — Observation de paralysie infantile ; lésions des muscles et de la moelle. *Comptes rendus de la Société de Biologie*, 1865, t. II, p. 215.

Putnam. — Examination of the spinal cord in a case of poliomyelitis of the Adult of two months standing. *Journ. Nerv. and Ment. Dis.*, 1883 t. X, p. 14.

Redlich. — Beiträge zur pathologischen Anatomie der Poliomyelitis anterior acuta infantum. *Wien. klin. Wochenschr.*, 1894.

Rissler. — Zur Kenntnis der Veränderungen des Nervensystems bei Poliomyelitis anterior acuta. *Nord. med. Ark.*, 1888, t. XX, n° 22.

Roger et **Damaschino**. — Recherches anatomo-pathologiques sur la paralysie spinale de l'enfance. *Revue de médecine*, 1881.

— Recherches anatomo-pathologiques sur la paralysie spinale de l'enfance. *Gaz. méd. de Paris*, 1871, n° 41 et suiv. — *Soc. de biologie*, 1871.

Roth. — Anatomischer Befund bei spinaler Kinderlähmung. *Virchow's Archiv*, 1873, t. LVIII.

Schultze. — Beiträge zur Pathologie und pathologischen Anatomie des zentralen Nervensystems, insbesondere des Rückenmarks. *Virchow's Arch.*, 1876.

— Die anatomischen Veränderungen bei der akuten atrophischen Lähmung der Erwachsenen. *Virchows Arch.*, 1878.

— Zur pathologischen Anatomie und Ætiologie der akuten Poliomyelitis und der aufsteigenden (Landryschen) Paralyse. *Ziegler's Beitr. z. Path. u. path. Anat.*, 1905.

Schwalbe. — Untersuchung eines Falles von Poliomyelitis acuta infantum im Stadium der reparation. *Zieglers Beitr.*, 1902, t. XXXII.

Schwarz (de Riga). — Ueber Heine-Medinsche Krankheit. *Petersb. med. Woch.*, 1909, p. 21.

Siemerling. — Zur pathologischen Anatomie der spinalen Kinderlähmung *Arch. f. Psych.*, 1894, t. XXVI, p. 267.

Stadelmann. — Beiträge zur Pathologie und pathologischen Anatomie der Rückenmarkserkrankungen. *Deut. Arch. f. klin. Mediz.*, t. XXXIII, 1883.

Taylor (**Frederick**). — Spinal Cord from a Case of infantile Paralysis. *Path. Soc. Trans.*, 1879, t. XXX, p. 197.

Tinel (M. et Mme J.). — Des lésions de la poliomyélite épidémique. *Soc. de Neurologie*, 8 déc. 1910.

Turner, Charlewood. — A portion of the Spinal Cord from a Case of acute Anterior Poliomyelitis in a child; fatal within six weeks from the onset. *Trans. of the Pathol. Soc. of London*, t. XXX, 1879, p. 202.

Wickman. — Studien über Poliomyelitis acuta. Zugleich ein Beitrag zur Kenntnis der Myelitis acuta. *Arbeiten aus dem pathologischen Instituit der Universität Helsingfors*, 1905. Bd. 1, II. 1 u. 2, et Monographie, Berlin, 1905.

Historique épidémiologique

Altmann. — An epidemic of fourteen cases of acute anterior poliomyelitis. *Med. Gaz. Sydney*, 1897, p. 173.

Anderson. — Report of an epidemic of two hundred and seventy-nine cases of acute poliomyelitis. *Pediatrics*, août 1910, p. 543.

Armstrong. — A small epidemic of seventeen cases of poliomyelitis. *Pediatrics*, 1910.

Auerbach. — Ueber gehäuftes Auftreten und über die Aetiologie der Polio myelitis anterior acuta infantum. *Jahrb. f Kinderheilk.*, 1899, p. 41.

Babonneix (L.). — *Nouvelles Recherches sur les paralysies diphtéri-ques*. Thèse de Paris, 1904.

Batten. — A Lecture on acute poliomyelitis and encephalitis. *Lancet*, 1902, 20 déc., p. 1676.

Berg. — *Med. Assoc. of the greater City of New York*, 1907, et *New York med. Journ.*, 1900 ; *Med. Rec.*, 1908. — Analyse in *Revue Neurol.*, 1908, pp. 301-363.

Bergenholz. — Rapport au comité administratif médical suédois. Non publié. Cité par MEDIN.

Boonaher. — Cité par M. NETTER.

Bramwell. — Voir : *Symptômes*, p. 336.

Briegleb. — *Ueber die Frage der infektiösen Natur der akuten Polio-myelitis*. Inaug. Diss. Iena, 1890.

Buccelli. — Paralisi spinale e cerebrale infantile a forma epidemica. *Il Policlinico*, 1897.

Buzzard. — A clinical lecture on cases illustrating the infective origine of Infantile Paralysis. *Lancet*, 1898, t. I, p. 847.

— On certain acute infective or toxic conditions of the nervous system. — *Brain*, 1907, t. XXX, p. 1.

Caverley. — History of an epidemic of acute disease of inusual type. *Med. Record*, 1894.

Cervesato. — Il dolore como sintomo iniziale nella paralisi spinale infan-tile ; osservazione di 26 casi. *Corriere san Settim.*, Milano, 1897, n° 1.

Chapin. — Epidemic paralysis in children. *Journ. of the Americ. med. Assoc.*, 1900.

Clarke (J.-M.). — A clinical lecture on three cases of paraplegia due to acute anterior poliomyelitis, toxic polyneuritis, and traumatic myelitis respectively. *Brit. med. Journ.*, 1908, p. 699.

Clowe (C.-F.). — Acute anterior poliomyelitis. *Albany Med. Ann.*, vol. XXIX, 1908, p. 799.

Cokenower. — La poliomyélite antérieure aiguë. *New York med. Jour-nal*, 14 mai 1910.

Collins. — Acute anterior poliomyelitis, or acute spinal paralysis of chil-dren ; remarks on the epidemic now prevailing in New York. *Med. Rec.*, 1907, p. 725.

Collins et Romeiser. — An analysis of five hundred cases of spinal infantile paralysis. *J. Am. M. Ass. Chicago*, 1908, p. 1766.

Colmer. — Paralysis in teething children. *Americ. Journ. of med. scienc.* (Analysé in *The London med. Gaz.*, 1843, t. XXXII, p. 143).

Cordier. — Relation d'une épidémie de paralysie infantile. *Soc. des sciences médicales de Lyon*, 1887, et *Lyon médical*, janvier 1848, p. 48.

Dommering. — *Tidjschr. voor Geneesk.*, 1909.

Dumas. — *Contribution à l'étude de la paralysie infantile épidémique
(maladie de Heine-Medin).* Thèse de Toulouse avril 1910.

Eichelberg. — Ueber spinale Kinderlähmung. *Deutsche med. Woch.*, 1910.

Emerson (H.-C.). — An epidemic of infantile paralysis in Western Mas-
sachussets in 1908. *Boston med. and surg. Journ.*, 22 juill. 1909, p. 115.

Escherisch. — Antrag auf eine Sammelforschung. *Gesellsch. f. innere
Mediz. u. Kinderheilk.* (Pädiatrische Sektion), 12 nov. 1908. Anal. in *Wiener
med. Wochenschrift*, 1908, 50.

Fellmann. — Epidemic infantile paralysis (anterior poliomyelitis). *Milwaukee, M. T.* 1909, t. XVII, p. 171.

Fœrster. — Zur Symptomatologie der Poliomyelitis anterior acuta. *Schles.
Gesellsch. f. Vaterl. Kultur* in Breslau et *Berlin. klin. Wochen.*, 1909,

Frankl-Hochwart (v.). — Mitteilung in der *Gesellsch. f. innere Mediz'n
u. Kinderheilk.*, 5 nov. 1908. Anal. in *Wiener med. Wochenschr.*, 1908, 49.

Frazer. — *Jour. of Minn. State Med. Assoc. and N. W. Lancet*,
vol. XXIX, 1909, p. 154.

Fürntratt. — Ueber Poliomyelitisepidemien mit besonderer Berücksichtigung der diesjährigen Epidemie in Steiermark. *Das œsterr. Sanitätswesen*, 1909, et *Medizinische Blaetter*, n° 40, 1er oct. 1910.

Gaujoux et **Gaujoux.** — De l'authenticité des épidémies récentes de paralysie infantile. *Gaz. des Hôp.*, 5 janvier 1911, p. 61.

Geirsvold. — Epidemisk poliomyelit. *Norsk. Magaz. f. Laegevid.*, 1905,
et *Maanedschr. f. Sundespleje*, 1906.

Griffin (W.-L.). — Epidemic anterior poliomyelitis. *Jour. Mich. State
Med. Soc.*, vol. VII, 1908, p. 49.

Grober. — Zu der rheinisch-westfälischen Epidemie von spinaler Kinderlähmung. *Med. Klin.*, 1909.

Grosgeorge. — *La poliomyélite épidémique en Anjou. Contribution à
l'étude de la maladie de Heine-Medin.* Thèse de Paris, 1911.

Guinon. — *Bull. de la Soc. méd. des hôpitaux de Paris*, 25 mars 1898,
p. 276.

Hamilton. — *Jour. of Minn. State Med. Assoc. and the N. W. Lancet*,
vol. XXIX, 1909, p. 423.

Harbitz et **Scheel.** — Voir p. 318.

Heiman (Henry). — A clinical study of forty cases of anterior poliomyelitis observed in New York city during the epidemic of 1907. *Arch. of
pediatrics*, juillet 1909.

Hill. — *Journ. of Minn. Med. Assoc. and N. W. Lancet*, vol. XXIX,
n° 17, p. 639.

Hoffmann. — Ueber eine Epidemie von Poliomyelitis anterior acuta in
der Umgebung Heidelbergs im Sommer und Herbst 1908 und bemerkens-
werte Beobachtungen aus früheren Jahren. *Deutsche Zeitschr. f. Nervenheilk.*, 1909.

Holt (Emmett). — Some clinical fractures of epidemic poliomyelitis·
types ; communicability ; mortality. *Archives of Pediatrics*, sept. 1910

Holt et **Bartlett**. — The epidemiology of acute poliomyelitis, *Americ. Journ. of the Med. Sciences*, 1908, p. 647.

Job (E.) et **Froment** (J.). — La poliomyélite aiguë (Étude épidémiologique, anatomo-pathologique et clinique). *Revue de médecine*, 1910, 10 mars, 10 mai, 10 juin.

Jogichess. — Zur Epidemiologie der Poliomyelitis acuta anterior. *Münch. med. Wochenschr.*, 1910, n° 39.

Kerr. — *N. Y. State Journ. of Med.*, déc. 1909.

Koplik. — Voir *Historique anatomo-pathologique*.

Krause (P.). — Zur Kenntniss der westfälischen Epidemie von akuter Kinderlähmung. *Deutsche med. Wochenschr.*, 1909.

Krause et **Meinicke**. — Zur Aetiologie der akuten epidemischen Kinderlähmung. *Deutsche med. Wochenschr.*, 1909 et 1910.

Leegard. — *Forhandlinger og. foredrag paa det 3 dje norske Laegemode*, 1889.

— Beretning om en Epidemi af Poliomyelitis anterior acuta i Bratsberg Amt Aar. 1899. *Norsk. Magaz. f. Laegevid.*, 1901, p. 377.

Lindner et **Mally**. — Zur Poliomyelitisepidemie in Oberösterreich, 1908. *Deutsche Zeitschr. f. Nervenheilk.*, 1910.

Löcker. — Die Poliomyelitisepidemie im oberösterreichischen Landbezirke Steyr. *Das österr. Sanitätswesen*, 1909.

Looft (Carl). — Cité par M. NETTER.

Lovett.— The occurence of infantile paralysis in Massachussetts in 1907. *Boston med. and surg. Journal*, 30 juil. 1908, p. 112, et 22 juil. 1909, p. 113.

Lovett et **Emerson**. — The occurence of infantile paralysis in Massachussetts in 1908. *Monthly Bull. of the Massachussells state Board of Health*, 1909.

Lovett et **Lucas**. — A study of six hundred and thirty-five cases of infantile paralysis. *Journ. of Amer. Med. Assoc.*, 1908.

Lundgren (Herman). — Om den s. k. akuta barnförlamningen i Växjö provinsialläkardistrikt ar 1905. *Hygiea*, 1906, 2° sem., p. 1089.

Mackensie. — Epidemic poliomyelitis, with the report of ten cases. *Med. Record*, 1902, t. LXII, p. 528.

Macphail. — A preliminary note on an epidemic of paralysis in children. *British med. Journ.*, 1894, t. II, p. 1233.

Manning. — A partial report of the epidemic of acute anterior poliomyelitis in the state of Wisconsin during 1907-1908. *Wisc. M. J. Milwaukee*, 1908-1909, t. VII, p. 611.

Manwaring.— Report of a small epidemic of acute anterior poliomyelitis. *Jour. Mich. State Med. Soc.*, vol. VIII, n° 4, 1909, p. 161.

Müller (Eduard). — *Die spinale Kinderlähmung*. Berlin, 1910.

Nannestad. — Beretning om en epidemi af poliomyelitis anterior acuta i Hvaler laegedistrikt sommeren, 1904. *Norsk. magaz. f. Laegevidensk.*, avril 1906.

Netter. — Fréquence insolite des poliomyélites en France pendant l'été 1909. Identité de ces cas avec ceux observés à l'étranger sous forme épidémique. Relations entre la poliomyélite et la méningite cérébro-spinale épidémique. *Bull. de la Soc. méd. des hôpitaux*, séance du 12 nov. 1909.

— Nouveaux cas de poliomyélite épidémique. *Soc. méd. des hôp.*, 19 et 26 nov. 1909.

— Apparition sous forme épidémique de la paralysie infantile à Paris et en banlieue en 1909. *Bull. de l'Acad. de méd.*, 1910.

Neurath. — Erfahrungen über die Poliomyelitis. Epidemie 1908-1909 in Wien. *Vortrag gehalten auf dem XVI. internationalen medizinischen Kongress in Budapest*. Anal. in *Wiener klin. Wochenschr.*, 1909, p. 37.

Newmark. — A little epidemic of poliomyelitis. *Medical News*, 1899, t. LXXIV, p. 101.

Oxholm. — Tilfaelde af omtrent samtidig optraedende Lammelse hos Børn. *Tidskrift. f. prakt. mediz.*, 1887, p. 193.

Packard. — Acute anterior poliomyelitis occuring simultaneously in a brother and sister. *Journ. of nerv. and ment. Dis.*, 1899.

Parker. — An epidemic of infantile paralysis in Bristol. *British medical Journal*, 18 mars 1911, p. 609.

Pasteur (W.). — An epidemic of infantile paralysis occuring in seven children of the same family. *Clin. Soc. Trans.*, 1897, t. XXX, p. 143.

Peiper (E.). — Das Auftreten der spinalen Kinderlähmung (Heine-Medinschen Krankheit in Vorpommern). *Deutsche med. Woch.*, 1909.

Pieraccini. — Una epidemia di paralisi atrophica spinale infantile. *Lo Sperimentale*, 1895.

Platou Einar. — Nogle oplysninger om en epidemi af poliomyelitis anterior acuta i Aafjorden høsten 1901. *Tidskr. f. d. norske Laegef.*, 1905.

Pleuss. — *Ueber gehäuftes Vorkommen spinaler Kinderlähmung.* Inaug. Diss. Kiel, 1898.

Popper. — Demonstration. *Gesellsch. f. inn. Mediz. u. Kinderheilk.* (Pädiatrische Sektion), 12 novembre 1908, Anal. in *Wiener med. Wochenschr.*, 1908, p. 50.

Renault (Jules). — A propos de la poliomyélite épidémique. *Bulletin de la Soc. méd. des hôp. de Paris*, 2ᵉ sem., 25 nov. 1910, p. 507.

Report of the collective instigation commitee of the New York neurological Society with the cooperation of the commitee appointed by the section of Pediatry of the New York Academy of Medicine and of the New York Board of Health on the poliomyelitis epidemic of 1907. *Journ. of the Nerv. and Mental Diseases*, octobre 1909.

Rottmann. — Cité par JOB et FROMENT.

Russel. — The prognosis and treatement of acute anterior poliomyelitis. *Med. Soc. of London*, 1908.

Sams (J.-H.). — *Iowa Health Bulletin*, vol. XXII, 1908, n° 5.

Scheltema. — Cité par M. NETTER.

Schultze. · *Rhein. westph. Gesellsch. f. innere Medizin u. Nervenheilk.*, Köln, 1909.

Shidler. -- The epidemic of spinal disease in Nebraska. *Journ. amer. med. Assoc.*, vol. LIV, n° 4, p. 277.

— Poliomyelitis in Nebraska. *Western Med. Rev.*, 1910, p. 281.

Spieler. — Zur Epidemie der Heine-Medinschen Krankheit in Wien 1908-1909. *Wiener med. Wochenschr.*, 1910.

Spiller. — *The Philadelphia Neur. Soc.*, 1907, et *Journ. of Nerv. and Ment. Dis.*, 1908.

Staercke. — Bijdrage tot het denkbeeld poliomyelitis. *Med. Tydschr. v. Geneesk.*, et *Weeckbl. v. Geneesk.*, 1906, p. 121.

Starr. M. Allen. — Epidemic infantile paralysis. *Journ. of Americ. Med. Ass.*, 1908.

Stephens (H.-D.). — Summary of an epidemic of 135 cases of acute anterior poliomyelitis occuring in Victoria in 1908. *Intercol. Med. Jour. of Austria*, vol. XIII, 1908, p. 573, et *Comptes rendus du VIII° Congrès médical australien*, Melbourne, 1909.

Stiefler (G.). — La paralysie spinale infantile épidémique dans la Haute-Autriche en 1909. *Mediz. Klinik*, 30 octobre 1910, n° 44, p. 1743.

Strang. — Epidemic infantile paralysis. *Jour. of the Minn. state Med. Ass. and the N. W. Lancet*, vol. XXIX, 1909, p. 297.

Strümpell. — Voir *Historique clinique*.

Taylor (H.-L.). — Is infantil paralysis epidemic? *New York Med. Journ.*, 1897.

Taylor (M.). — An epidemic of poliomyelitis. *Philad. med. Journ.*, 1898, t. I, p. 208.

Terriberry. — *Long Island Med. Journ.*, vol. I, n° 12, p. 490.

Tinel-Giry (Mme). — *La poliomyélite épidémique (Maladie de Heine-Medin).* Thèse de Paris, 1911.

Travagliano. — Cité par Zappert.

Urey. — Poliomyelitis; epidemiology. *Penn. Med. Journ.*, vol. XII, 1908-1909, p. 782.

Versammlùng der Gesellschaft deutscher Nervenärzte in Wien, septembre 1909. Communication : Zappert. Discussion : Marburg, Lindner, Hartmann, Neurath, Schultze, Erb, Nonne, Oppenheim, Schlesinger.

Walder. — Die cerebro-spinalmeningitis Epidemic in Lommis im Sommer, 1901. *Correspondenzblatt für schweizer Aerlze*, 1906, p. 72.

Wickman. — *Beiträge zur Kenntnis der Heine-Medinschen Krankheit.*, Berlin, 1907.

Wiley et **Darden.** — Une épidémie de poliomyélite antérieure aiguë à Salem et dans sa banlieue. *Journ. of Amer. med. Assoc.*, 1909, t. I, p. 617 (Analysé in *Jahrb f. Kinderheilk.*, août, p. 381).

Zappert. — Bemerkungen über die derzeitigen Poliomyelitis epidemien in Wien und Umgebung. *Wiener med. Wochenschr.*, 1908, p. 2563.

Zappert. — Die Epidemie der Heine-Medinschen Krankeit (Poliomyelitis) von 1908 in Wien und Niederösterreich. *Wiener med. Wochenschrift,* 1909, n° 47.

— *Gesellsch. f. innere Mediz. u. Kinderheilk.* Wien (Pädiatrische sektion), 4 nov. 1909, Discussion : 11 nov. 1909. NEURATH, MARBURG, EISENSCHITZ, SPERK, SPIELER, FRIEDJUNG, ESCHERICH, FŒDISCA, LEINER, ZAPPERT. Pour les auteurs non cités dans cette division, voir : *Historique bactériologique.*

Historique clinique.

Achard et **Ramond.** — Deux cas mortels de paralysie de Landry. *Soc. méd. des hôp.,* 11 juin 1909.

Babes. — *Soc. d'anat. de Bucarest ; Romania med.,* n° 19, 1908.

Bablon. — Paralysie ascendante aiguë. *Gaz. hebd.,* 2 déc. 1864, p. 806.

Bailey et **Ewing.** — A contribution to the study of acute ascending Landry's paralysis. *New York med. Journ.,* 1896 ; *Journ. of nerv. and mental diseases,* 1896 ; *Rev. de neurologie,* 30 oct. 1896, n° 20, p. 622.

Ballet et **Dutil.** — Paralysie ascendante aiguë symptomatique d'une myélite diffuse ascendante. *Soc. méd. des hôp.,* 25 oct. 1895, p. 584, et *Semaine médicale,* 1895.

Boinet. — *Gaz. des Hôp.,* n° 50, p. 468, 2 mai 1899.

Bodin (L.). — *Essai sur les paralysies ascendantes aiguës.* Thèse de Paris, 1896.

Briegleb. — *Ueber die Frage der infektiösen Natur der akuten Poliomyelitis.* Inaug. Diss. Iena, 1890.

Buccelli. — Paralisi spinale e cerebrale infantile a forma epidemica. *Policlinico,* 1897, p. 249.

Buzzard. — On the pathology and bacteriology of Landry's paralysis. *Brain,* 1903, part. CI, p. 94.

Chantemesse et **Ramond.** — Épidémie de paralysie ascendante d'origine infectieuse rappelant le béribéri. *Comptes rendus de la Soc. de Biologie,* 23 juillet 1898, p. 794.

Claude (H.) et **Lejonne (P.).** — Paralysie ascendante à forme sensitivo-motrice radiculaire par méningo-myélite aiguë. *Journ. de Physiol. et Path. gén.,* 1908, pp. 882-900.

— Méningo-myélite ascendante aiguë. *Rev. de neurologie,* 1908, p. 564.

Comby. — Fille de 7 ans ; polio-encéphalite, poliomyélite et polynévrite aiguës. Guérison complète. *Archives de médecine des enfants,* 1898, p. 362.

Coudouin. — *Étude clinique de la paralysie spinale aiguë et de l'atrophie musculaire progressive chez le même individu.* Paris, 1879.

Dejerine. — *Recherches sur les lésions du système nerveux dans la paralysie ascendante aiguë.* Thèse de Paris, 1879.

Dejerine-Klumpke. — *Contribution à l'étude des polynévrites en général et des atrophies saturnines en particulier*. Thèse de Paris, 1889.

Dive. — *De la paralysie et de son traitement par l'électricité*. Thèse de Paris, 1882.

Diller et **Meyer**. — *The Americ. Journ.*, avril 1896, p. 404.

Duchenne de Boulogne. — *Traité d'électrisation localisée*, 3e édition. Paris, 1872.

Duquennoy. — *Sur une forme de paralysie infantile à début douloureux*. Thèse de Paris, 1898.

Eichhorst. — Neuritis acuta progressiva. *Virchow's Archiv*, 1877, t. LXIX. fasc. II, p. 265.

Eisenlohr. — Ueber Landry'sche Paralysie. *Deut. med, Woch.*, 1890, n° 38, p. 841.

Freud Sigm. et **Rie Oso.** — *L'Hémiplégie infantile*. Vienne, 1891.

Friedlander. — Ueber Verkalkung der Ganglienzellen. *Virchow's Arch.*, vol. LXXXVIII, 1882.

Gibotteau. — *Paralysies d'origine cérébrale chez les enfants*. Thèse de Paris, 1889.

Giraudeau et **Lévi**. — Un cas de paralysie ascendante aiguë sans lésion histologique des nerfs et de la moelle. *Rev. neurol.*, 1898, p. 669.

Gœbel. — Ueber Landry'sche Paralyse. *Münch. med. Woch.*, 1898, n°s 30 et suiv.

Gombault. — Notes sur un cas de paralysie spinale de l'adulte suivie d'autopsie. *Arch. de physiol. norm. et pathol.*, t. V, 1873, p. 80.

Guillain et **Troisier**. — Étude d'un cas de paralysie ascendante aiguë de Landry. — *Bull. Soc. méd. des hôp.*, 10 juin 1909, n° 20.

Hayem. — *Études sur les diverses formes d'encéphalite*. Thèse de Paris, 1868.

Heine. — *Hemiplegia spastica cerebralis*, 1860.

Henry. — *Contribution à l'étude de la paralysie ascendante aiguë*. Thèse de Paris, 1873.

Hoffmann. — Cerebrale und spinale Kinderlähmung bei Geschwistern. *Münch. med. Wochenschr.*, 1904.

Hun. — The pathology of acute ascending (Landry's) paralysis. *The New York Medic. Journ.*, 1891, p. 609.

James et **Flemming**. — *The Scott. Med. and Surg. Journ.*, août 1900, p. 94.

Janichewski. — *Soc. de neuropsych. de Kazan*, 1899, 12 décembre.

Johanessen. — Bemerkungen über Poliomyelitis anterior acuta. *Festschr. von* Abraham Jacobi, 1900, p. 263.

Kapper. — Beitrag zur Klinik der Landry'schen Paralyse mit besonderer Berücksichtigung ihrer Bakteriologie und Histologie. *Wiener klin. Woch.*, 1900, n° 7, p. 153.

Knapp et **Thomas**. — *The Journ. of Nerv. and Ment. Dis.*, février 1900, vol. XXVII, n° 2, p. 74.

Koplik. — Voir : *Historique anat.-pathol.*

Krewer. — Zur path. Anatomie und de Aetiologie der acuter aufsteigender Paralyse. *Zeitschr. f. klin. Med.*, 1897, t. XXXII, p. 115.

Laignel-Lavastine. — *Soc. de neurologie*, 5 mars 1908.

Landry. — Note sur la paralysie ascendante aiguë. *Gaz. hebdom.*, 25 juillet 1859.

Laurent. — *Symptômes prémonitoires de la paralysie spinale aiguë infantile et de l'adulte.* Thèse de Paris, 1887.

Leegard. — Kliniske og epidemiologiske Undersøgelser over den akute Poliomyelit i Norge. *Vid. Selsk. Skr.*, Christiania, 1909.

Leudet. — Remarques sur les paralysies essentielles consécutives à la fièvre typhoïde à propos d'un fait de paralysie ascendante aiguë, rapidement mortelle. *Gaz. médicale de Paris*, 2 mai 1861, n° 13, p. 290.

Lévi Pellegrino. — *Archives gén. de méd.*, 1865, vol. 1, p. 129.

Leyden. — Ueber Poliomyelitis und Neuritis. *Zeitschr. f. klin. Med.*, 1880.

— Ueber Poliomyelitis u. Neuritis. III⁰ *Congrès de méd. internationale de Berlin*, 1884.

— Neuritis and Paralysis acuta nach Influenza. *Zeitschr. f. klin. Med.*, 1894, t. XXIV, f. 1.

Lockart-Clarke et Harley. — Fatal case of acute progressive paralysis. *The Lancet*, 1868, p. 451.

Lœvegren. — Zur Kenntniss der Poliom. ant. acuta und subacuta s. chronica. *Jahrb. f. Kinderheilk.*, 1904.

Marburg, Otto. — Zur Pathologie der Poliomyelitis acuta. *Wiener klin. Rundschau*, 1909.

Marie (Pierre). — Hémiplégie cérébrale infantile. In *Dictionnaire Dechambre.*

Marinesco. — Sur un cas de paralysie de Landry sous la dépendance d'une myélite diffuse aiguë. *Soc. de neurol.*, 2 mars 1905.

Medin. — Om den infantila paralysien med så skild. hänsyn till dess acuta Stadium. *Nordisk medicinskt arkiv*, 1896.

— L'état aigu de la paralysie infantile. *Archives de médecine des enfants*, 1898.

Mills et Spiller. — *The Journ. of Nerv. and Ment. Dis.*, 1899, vol. XXV-n° 6, p. 365.

Minet (Jean) et Leclerq (Jules). — Anatomie pathologique de la maladie de Landry (Paralysie ascendante aiguë). *Revue de médecine*, n° 5, 10 mai 1910, p. 433.

Mobius. — *Schmidts Jahrb.*, 1884, t. CCIV, p. 135.

Morvan. — *Contribution à l'étude de la paralysie spinale antérieure aiguë de l'adulte.* Thèse de Paris, 1906.

Muzard. — *Du syndrome de Landry.* Thèse de Lyon, 1899.

Nazari. — Sui reperti batteriologici nella paralisi ascendente acuta di Landry. *Policlinico*, août 1904, p. 337.

Netter. — La maladie de Landry au cours de l'épidémie actuelle de paralysie infantile. *Soc. de Pédiatrie*, 15 novembre 1910, p. 417.

Oppenheim. — Zur Encephalitis pontis des Kindesalters, zugleich ein Beitrag zur Symptomatologie der Facialis und Hypoglossus lähmung. *Berlin. klin. Wochenschr.*, 1899.

Ormerod. — Illustrations of Landry's paralysis. *St. Barth. Hosp. Rep.*, 1893, p. 137.

Pasteur (W.). — Voir p. 323.

Patoir et **Curtis**. — Encéphalopathie atrophique de l'enfance à symptômes anormaux. *Soc. de Méd. du Nord*, 9 février 1906, et *Écho médical du Nord*, 4 mars 1906, p. 85.

Petitfils. — *Considérations sur l'atrophie aiguë des cellules motrices (Paralysie infantile spinale, paralysie spinale aiguë de l'adulte)*. Thèse de Paris, 1873.

Pitres et **Vaillard**. — Contribution à l'étude de la paralysie ascendante aiguë. *Arch. de Phys.*, 1887, série III, t. IX, p. 149.

Raymond. — La paralysie ascendante aiguë dans ses rapports avec la poliomyélite antérieure et la polynévrite motrice. *Presse médicale*, 1896, pp. 13 et 25.

Rissler. — Zur Kenntnis der Veraenderungen des Nervensystems bei Poliomyelitis anterior acuta. *Nord. med. ark.*, 1888, vol. XX, n° 22.

Roth. — Neuritis disseminata acutissima. *Corresp. f. Schweiz. Aerz.*, 1883, n° 13, p. 317.

Sauze. — *Étude clinique sur la paralysie spinale aiguë de l'adulte*. Thèse de Paris, 1881.

Savini (Mme et M.). — Beitrag zur pathol. Anat. d. Pathog. eines unter der Form der aufsteigenden Landry'schen Paralysie verlaufenden Falle von Poliomyelitis acuta beim Kinde. *Archiv f. Psychiatrie*, 1909.

Schmiergeld (A.). — *Étude sur la poliomyélite antérieure aiguë de l'adulte*. Thèse de Paris, 1907.

Schreiber (G.). — Maladie de Landry avec réaction méningée chez une enfant de quatre ans au cours d'une épidémie de poliomyélite aiguë. Autopsie. *Soc. de Pédiatrie*, 18 octobre 1910, et *Progrès médical*, 3 décembre 1910, p. 655.

Schultz (Andr.). — To tilfaelde of Landry's paralyse. *Nor. mag. f. Lægevid*, n° 6, 1898, p. 627.

Schultze (Fr.). — Ueber eine eigenthümliche progressive atrophische Paralyse bei mehreren Kindern derselben Familie. *Berlin. klin. Wochenschr.*, t. XXI, 41. p. 649, 1884.

Spiller. — A case of meningomyelitis resembling in some respects Landry's paralysis. *J. Am. M. Ass.*, 1898, XXX, p. 817.

Strümpell. — Ueber die akute Encephalitis der Kinder (Polioencephalitis acuta, cerebrale Kinderlähmung). *Jahrb. f. Kinderheilk.*, 1885.

Strümpell. — Ueber die Ursachen der Erkrankungen des Nervensystems. *Deutsches Arch. f. klin. Med.*, t. XXXV, 1884.

Taylor. — Landry's paralysis. *The Lancet*, sept. 1898, p. 686.

Taylor et **Clark**. — Landry's paralysis. *The Journ. of Nerv. and Ment. dis.*, avril 1900, p. 177.

Thomas. — Two cases of acute ascending paralysis with autopsies. *Journ. of Nerv. and Mental diseases*, 1897.

Vierordt, *Arch. f. Psych.*, 1883, t. XIV, p. 678.

Vizioli. — Emiplegia cerebrale spastica. *Il Morgagni*, 1880.

Vulpian. — *Leçons sur l'appareil vaso-moteur*. Paris, Baillière, 1875.

— Maladies de la moelle. *Cours de pathologie expérimentale*, 1876, p. 189.

Wappenschmidt (O.). — *Zeitschr. f. Nerv.*, 22 février 1900, p. 300.

Weill et **Regaud**. — *Congrès de Bordeaux*, 1895.

West. — Voir p. 317.

Westphal. — Ueber einige Fälle von acuter tödtlicher Spinallähmung (sogenannter acutter aufsteigender Paralyse). *Archiv f. Psych. und Nerv.*, 1876, t. VI, fasc. III, p. 765.

Williams. — A case of Strümpell's paralysis (Polio-encephalitis) combined with infantile paralysis. *Lancet*, 1899.

Williamson. — The early changes in the spinal cord in acute anterior poliomyelitis of the adult. *Med. Chronicle*, sept. 1890.

Worcester (L.). — A case of Landry's paralysis. *The Journal of Nerv. and Mental dis.*, mai 1898, vol. XXV, n° 5, p. 299.

Historique bactériologique.

Auerbach. — Voir : *Historique épidémiologique*.

Ballet. — Les myélites infectieuses expérimentales. *Leçons de clin. méd.* Paris, 1897.

Barnes et **Miller**. — A case of acute poliomyelitis. *Brain*, t. XXX, 1907, p. 101.

Baumgarten. — Cité par Gougenot et Troisier.

Buzzard. — Cases illustrating the infective Origine of Infantile Paralysis. *Lancet*, 1898, t. I, p. 847.

— On certain acute infective or toxic conditions of the nervous system. *Brain*, t. XXX, 1907, p. 1.

Chantemesse et **Ramond**, cité par Gougenot et Troisier.

Concetti. — Rapport sur les méningites aiguës non tuberculeuses chez les enfants. *XIIIᵉ Congrès International de médecine*, Paris, 1900.

Courmont et **Bonne**. — *Archives Neurol.*, nov. 1899, p. 331.

Courmont et **Lesieur**. — Cités par Gougenot et Troisier.

Curshmann. — Cité par Gougenot et Troisier.

Dercoum. — Note on a case of acute Poliomyelitis. *Journ. of Nerv. and Ment. Dis.*, 1900, t. XXVII, p. 116.

Engel. — Bakteriologisches Ergebniss einer Lumbalpunction bei Poliomyelitis anterior. *Prag. Med. Wochenschr.*, 1900, n° 12.

Geirsvold. — « Epidemisk Poliomyelit » Bakteriologiske ûndersôgelser. *Norsk. Magazin for Laegevidenskaben*, 1905, p. 1280.

Gougerot H. et **Jean Troisier.** — Contribution à l'étude de la fixation des toxines tuberculeuses sur le tissu nerveux à propos d'un cas de paralysie de Landry de nature bacillaire. *Bull. et Mém. de la Soc. méd. des Hôp.*, 1er sem., 18 mars 1910, p. 289.

Landouzy. — *Des paralysies dans les maladies aiguës*. Thèse d'agrégation, 1880.

Looft et **Dethloff.** — Om Meningites der cerebrospinalis Epidemica Encephalis acuta og Polyomyelitis acuta. *Medicinisk Revue*, 1901.

— Two cases of acute anterior Poliomyelitis in Children, Lumbar Puncture. Bacteriological Examination. *Medicinsk. Rev.*, 1901, n° 11.

Marie et **Marinesco.** — Sur un cas de paralysie de Landry avec constatation dans les centres nerveux de lésions poliomyélitiques liées à la présence d'un microbe. *Soc. méd. des hôp.*, 18 oct. 1895, p. 659; *Semaine médicale*, 1895.

Netter. — Rapport sur un travail adressé par le professeur Wickman (de Stockholm). *Soc. méd. des hôp. de Paris*, 31 déc. 1909.

Oettinger et **Marinesco.** — Origine infectieuse de la paralysie ascendante aiguë ou maladie de Landry. *Semaine médicale*, 30 janvier 1895, p.45.

Pottreschnigg. — Recherches bactériologiques sur la poliomyélite *Wiener klin. Woch.*, n° 39, 30 sept. 1909.

Remlinger. — Un cas de paralysie ascendante aiguë due au streptocoque. *Médecine moderne*, 1er avril 1896, p. 269.

Roger et **Josué.** — Un cas de paralysie ascendante aiguë. *Presse médicale*, n° 62, p. 44, 27 juillet 1898.

Schultze (Fr.). — Zur Aetiologie der akuten Poliomyelitis. *Münch. med Wochenschr.*, 1898.

Seeligmüller. — Ueber Lähmungen im Kindesalter. *Jahrb. f. Kinderheilk.*, 1878 et 1879.

— Spinale Kinderlähmung. In *Handb. f. Kinderkrankh.*, herausg. von GERHARDT, t. V, 1880.

Seitz. — Cité par GOUGEROT et TROISIER.

Tiedemann. — Poliomyelitis acuta und Meningitis cerebrospinalis. *Münch. med. Wochenschr.*, 1906, XIII, p. 2095.

Van Gehuchten. — Cité par GOUGEROT et TROISIER.

Wickman (Ivar). — Sur les prétendues relations entre la polyomyélite antérieure aiguë et la méningite cérébro-spinale sous forme épidémique. *Bull. et Mém. de la Soc. méd. des hôp. de Paris*, 1909, 2e sem., 31 déc., p. 973.

Wollstein (Martha). — A biological study of the cerebro-spinal fluid in anterior Poliomyelitis. *Journ. of Experim. Medicine*, New-York 1908, X.

ÉTUDE EXPÉRIMENTALE

Calmette et **Breton**. — Les poliomyélites aiguës ou paralysies spinales épidémiques, d'après les récentes recherches cliniques et expérimentales. *Revue d'hygiène et de police sanitaire*, 20 janv. 1910.

Claude (Henri). — Myélites par toxines strepto-staphylococciques. *C. R. de la Société de Biologie*, 30 mai 1896.

Dahm. — Die spinale Kinderlähmung. *Duisburger Aerztever.* In *Münch. med. Wochenschr.*, 1909, nᵒ 49, p. 2853.

Dana. — *Med. Rec.*, 1895.

Dixon (Samuel). — Micro-organism found in the blood of acute cases of poliomyelitis. *The department of Health-Commonwealth of Pennsylvania*, 1911.

Flexner (Simon) et **Clark (Paul F.)**. — Experimental poliomyelitis in monkeys (ninth note). *Journ. of the American Med. Ass.*, 18 février 1911, vol. LVI, nᵒ 7.

Flexner et **Lewis**. — The nature of the virus of epidemic poliomyelitis. *Journ. of Amer. Med. Ass.*, 1909.

— The transmission of acute poliomyelitis to monkeys. *Journ. of Amer. Med. Assoc.*, 1909.

— Epidemic poliomyelitis in monkeys. *Journ. of Americ. med. Assoc.*, 1910.

— Experimental epidemic poliomyelitis in monkeys. *Journ. of Americ. Med. Assoc.*, 1910.

Knœpfelmacher. — Experimentelle Uebertragung der Poliomyelitis acuta auf Affen. *Medicinische Klinik*, 31 octobre 1909.

Kraus (R.). — Ueber das Virus der Poliomyelitis acuta, zugleich ein Beitrag zur Frage der Schutzimpfung. *Wien. klin. Wochenschr.*, 1910.

Krause (Paul) et **Meinicke (E.)**. — Zur Aetiologie der akuten epidemischen Kinderlähmung. *Deut. med. Wochenschr.*, 1910, nᵒ 13, p. 617.

Landsteiner. — Uebertragung von Poliomyelitis auf Affen. *Mitteilung in der Gesellschaft der Aerzte in Wien*, 18 déc. 1908.

Landsteiner (K.) et **Levaditi (C.)**. — Etude expérimentale de la Poliomyélite aiguë (Maladie de Heine-Medin). *Annales de l'Institut Pasteur*, 24ᵉ année, nov. 1910, nᵒ 11.

Landsteiner et **Popper**. — Uebertragung der Poliomyelitis acuta auf Affen. *Zeitschr. für Immunitätsforsch.*, 1909, vol. II, nᵒ 4, p. 377.

Landsteiner et **Prasek**. — Uebertragung der Poliomyelitis acuta auf Affen, II Mittell. *Zeitsch. f. Immunitätsf.*, 1910, vol. IV, p. 581.

Leiner et **Wiesner**. — Experimentelle Untersuchungen über Poliomyelitis acuta anterior. *Wiener klin. Woch.*, 9 déc. 1909, nᵒ 49, et 3 mars 1910, nᵒ 9.

— Ueber epidemische poliomyelitis. *Verhandl. d. deutsch. path. Gesellsch. Erlangen*, avril 1910.

Leiner et **Wiesner**. — Experimentelle Untersuchungen über Poliomyelitis acuta in *Verhandl der 82. Versamml. d. Gesellsch. deutsch. Naturforscher und Aerzte in Königsberg*, 1910.

Lentz et **Huntemüller**. — Ueber akute epidemische Kinderlähmung. *Tag. der fr. Verein. Mikrobiolog.*, Berlin, 1910 et discussion. *Centralbl, f. Bakteriol.*, 1910.

Levaditi (C.). — Le virus de la poliomyélite aiguë. *La Presse médicale*, 1910, 21 mai, nº 41, p. 378.

— Essai de culture du parasite de la paralysie infantile. *La Presse médicale*, 19 janvier 1910, p. 44.

— L'étude expérimentale de la poliomyélite aiguë. *La Presse médicale*, nº 33, 23 avril 1910, p. 207.

Levaditi, G. Froin et **J. Pignot**. Un cas parisien de poliomyélite aiguë (maladie de Heine-Medin); nécropsie et transmission de l'infection au singe. *Bulletin de la Soc. méd. des Hôp.*, 3 février 1911.

Levaditi et **Landsteiner**. — La paralysie infantile expérimentale. *C. R. de l'Académie des Sciences*, 3 janvier 1910.

— Paralysie infantile expérimentale. *Soc. de Biologie*, séance du 18 décembre 1909.

— La transmission de la paralysie infantile au chimpanzé. *Soc. de biologie*, 27 nov. 1909, et *Acad. des Sciences*, 20 nov. 1909.

— « La poliomyélite expérimentale ». *C. R. de la Soc. de biol.*, 1910, 19 février.

Levaditi et **Pastia**. — Cités par Levaditi, à la conférence faite à l'Institut Pasteur de Paris, le 8 janvier 1911.

Levaditi et **Stanesco**. Paralysie faciale provoquée chez le singe par le virus de la poliomyélite. *C. R. de la Soc. de Biologie*, 1910, 12 février.

Mac Kenzie William. — The causation of infantile paralysies. *Australian Med. Journ.*, 1910, p. 336.

Marinesco. — Transmission du virus de la poliomyélite par le nerf périphérique et ses rapports avec les infections ascendantes, *Soc. de Biologie*, 4 mars 1911.

Meinicke (F.). — Experimentelle Untersuchungen über akute epidemische Kinderlähmung. *Deutsche med. Wochenschr.*, 1910, nº 15, p. 693.

— Praktische Ergebnisse der experimentellen Untersuchungen über akute epidemische Kinderlähmung. *Verhandl. d. deutsch. Kongr. f. inn. Med.*, 1910.

Neisser. — 13. *Versammlung der Vereinig. südwestdeutsch. Kinderärzte*, Francfort s. le Mein, 12 décembre 1909.

Neurath. — Expériences pendant l'épidémie de poliomyélite à Vienne, 1908-1909. *Wiener klin. Woch.*, nº 37, 16 sept. 1909.

Osgood et **Lucas**. — Transmission experiments with the virus of poliomyélitis. *Journ. of the Americ. med. Ass.*, 18 février 1911, vol. LVI, pp. 493-497.

Roger. — Atrophie musculaire progressive expérimentale. *Acad. des Sciences*, 1891 ; *Annales de l'Institut Pasteur*, 1892.

Rœmer. — Untersuchungen zur Aetiologie der epidemischen Kinderlähmung. *Münch. med. Wochenschr.*, 1909, n° 49.

— Weitere Mitteilung über experimentelle Affenpoliomyelitis. *Münch. med. Wochenschr.*, 1er février 1910, n° 5.

Rœmer et **Karl (Joseph).** — Beitrag zur Natur der Virus der epidemischen Kinderlähmung. *Münch. med., Wochenschr.* 1909, n° 49; 1910, n° 7 et n° 20.

Rœmer et **Joseph.** — Ueber Immunität und Immunisierung gegen das Virus der epidemischen Kinderlähmung. *Münch. med. Wochenschr.*, 1910.

-- Zur Natur und Verbreitungsweise der Poliomyelitisvirus. *Münch. med. Wochenschr.*, 1910.

— Beiträge zur Prophylaxe des epidemischen Kinderlähmung. *Münch. med. Wochenschr.*, 1910.

Schonka. — Ueber die Art der Auftretens der infektiösen Poliomyelitis. *Das össterr. Sanitätswesen*, 1909.

Strauss et **Huntoon.** -- Experimental Studies on the « Etiology of Acute Poliomyelitis ». *New York Medical Journ.*, 8 janvier 1909, vol. XCI, n° 2, p. 61, et *Soc. de Neurologie de New-York*, 5 oct. 1909.

Sturm. — Paralysie infantile spinale et parésie épidémique chez les chiens. *Berl. tier. Woch.*, 25 nov. 1909.

Wilke. -- Poliomyélite antérieure aiguë (paralysie spinale infantile chez les poules). *Deut. tier. Woch.*, 20 nov. 1909.

ANATOMIE PATHOLOGIQUE

Collins et **Romeiser.** — Voir *Historique épidémiologique*.

Coyon (A.) et **Babonneix (L.).** — Un cas de paralysie ascendante aiguë chez un enfant de onze ans. *Gaz. des Hôp.*, 9 février 1911, p. 219.

Forssner et **Sjovall.** — Ueber die Poliomyelitis acuta samt einen Beitrag zur Neuronophagienfrage. (Festschrift für Professor S. E. Henschen.) *Zeitschr. f. klin. Med.*, 1907.

Hutinel et **R. Voisin.** — *Les Maladies des Enfants*, t. V, 1909.

Joffroy et **Achard.** — Contribution à l'anatomie pathologique de la paralysie spinale aiguë de l'enfance : lésions hypertrophiques dégénératives des muscles ; examen microscopique des nerfs périphériques et de leurs racines, lésions atrophiques des os. *Archives de médecine expérimentale*, 1889, t. I, p. 57.

Kawka. — Beiträge zur pathologischen Anatomie der spinalen Kinderlähmung. Dissert., 1889.

Krause (Paul). — Zur Kentniss der Westphalische Epidemie von akuter Kinderlähmung. *Deutsche med. Woch.*, 1909, n° 42.

Léri et **Wilson**. — Un cas de poliomyélite antérieure aiguë de l'adulte, avec lésions en foyers. *Nouv. Iconogr. de la Salp.*, 1904.

Matthes. — Sektionsbefund bei einer frischen spinalen Kinderlähmung. *Deutsche Zeitschr. f. Nervenheilk.*, 1898.

Maximow. — Experimentelle Untersuchungen über die entzündliche Neubildung von Bindegewebe. *Zieglers Beit.*, Suppl., Heft. V, 1902, p. 241.

Miller. — A case of relapsing acute poliomyelitis showing nystagmus; with pathological examination. *Brain*, t. XXX, 1907, p. 117.

Mœnckeberg. — Anatomischer Befund eines Falles von Landryschem Symptomenkomplex. *Münch. med. Wochenschr.*, 1903.

Mott. — Microscopical examination of the spinal cord, peripherical nerves and muscles in a case of acute Poliomyelitis. Fatal termination sixteen days from the onset. *Arch. of Neurol.*, 1899, p. 365.

Neurath. — Beiträge zur Anatomie der Poliomyelitis anterior acuta. *Arb. a. d. Neurol. Inst. a. d. Wiener Universität*, 1905.

Praetorius. — Zur pathologischen Anatomie der Poliomyelitis anterior acuta infantum. *Jahrb. f. Kinderheilk.*, 1903.

Raymond. — Leçons sur les maladies du système nerveux, IIe série, 1897, et *Iconographie de la Salpêtrière*, 1899.

Redlich. — Beiträge zur pathologischen Anatomie der Poliomyelitis anterior acuta infantum. *Wien. klin. Wochenschr.*, 1894.

Roth. — Anatomischer Befund bei spinaler Kinderlähmung. *Virchow's Arch.*, 1873.

Sand. — La neuronophagie. *Mém. couronné. Acad. roy. de méd. de Belgique*, Bruxelles, 1906, XIX, p. 1.

Staercke. — Voir *Historique épidémiologique*.

Tinel (Mme et M.). — Lésions de la poliomyélite aiguë épidémique. *Encéphale*, 2 février 1911.

Weill et **Gallavardin**. — Note sur l'anatomie pathologique de la myélite aiguë diffuse (myélites à cellules épithélioïdes). *Revue neurologique*, 1903, p. 999.

Wickman. — Weitere Studien über Poliomyelitis acuta. Ein Beitrag zur Kenntnis der Neuronophagen und Körnchenzellen. *Deutsche Zeitschr. f. Nervenheilk.*, 1910.

ÉTIOLOGIE

Béclère. — Un cas de paralysie spinale infantile avec participation du nerf facial. *Soc. méd. des hôp.*, 25 mars 1898.

Beyer. Eine Complication von spinaler und cerebraler Kinderlähmung (Porencephalie). *Neurol. Centralblatt*, p. 620, 1895.

Guinon et **Rist**. — Deux cas de poliomyélite antérieure sans réaction méningée cytologique chez un frère et une sœur. *Société méd. des hôp.*, 1903, 5 juin, p. 623.

Lesné et **Schreiber (G.)**. — Épidémiologie de la poliomyélite aiguë épidémique (maladie de Heine-Médin). *La Clinique*, 3 mars 1911.

Netter. — Des notions nouvelles au sujet de l'étiologie de la poliomyélite. *Soc. de path. comparée*, séance solennelle ; in *Semaine vétérinaire*, 12 mars 1910.

Packard. — Acute anterior poliomyelitis occuring simultaneously in a brother and a sister. *Journ. of Nerv. and Ment. Dis.*, 1899, t. XXXI, p. 210

Pasteur (W.). — Voir *Historique épidémiologique*.

Raymond et **Guillain.** — Poliomyélite subaiguë chez un gymnasiarque consécutive au surmenage, Guérison. *Soc. de neurologie*, 1er déc. 1904, et *Revue neurologique*, 1904, p. 1229.

Rœmer (P.). — Épidemiologische und ätiologische Studien über die spinale Kinderlähmung. *Verhandl. d. deutsch. Kongr. f. inn. Med.*, 1910.

Russel, Colin (K.). — *Canadian med. Associat.*, juin 1910.

Schultze. — Zur Ætiologie der acuten Poliomyelitis. *München. med. Woch.*, 20 sept. 1897.

Sisto (Genaro). — Étiologie de la poliomyélite antérieure aiguë. *Semana medica*, 1896, Buenos-Aires.

Vipond. — Etiology of Poliomyelitis. *The British medical Journal*, 18 mars 1911.

PATHOGÉNIE

Claude (H.) et **P. Lejonne.** — Lésions encéphaliques expérimentales par irritation méningée. *Soc. de biol.*, 27 mars 1909.

Drummond. — On the Nature of the spinal lesion in Poliomyelitis anterior acuta. *Brain*, t. VIII, 1886, p. 14.

Eichelberg. — Ueber spinale Kinderlähmung. *Deutsche med. Woch.*, 1910.

Koplik. — Voir *Historique anatomo-pathologique*.

Mann. — *Schles. Gesellsch. f. Vaterl. Kultur in Breslau*, 1909.

Müller. — Voir *Historique épidémiologique*.

Wollenweber. — *Zeits. f. mediz. Beamt.*, 1909.

SYMPTÔMES

Achard et **Grenet.** — Paralysie infantile et lymphocytose arachnoidienne. *Soc. de neurologie*, in *Revue neurologique*, 31 mars 1903, p. 345.

Achard et **Lévi.** — Radiographie des os dans la paralysie infantile. *Nouv. Iconogr. de la Salpêtrière*, 1897.

Alessandrini. — Les atrophies musculaires tardives consécutives à la paralysie spinale infantile. *Nouv. Icon. de la Salp.*, 1909.

Althaus (J.). — *Maladies de la moelle épinière*, traduit de l'anglais par J. Morin, Paris, 1885.

Ayer. — Symptoms of anterior poliomyelitis in the acute stage. *Long Island, M. J. Brooklyn*, 1907, p. 491.

Babinski. — *Soc. de neurologie*, 1er décembre 1910.

Ballet et **Dutil.** — De quelques accidents spinaux déterminés par la présence dans la moelle d'un ancien foyer de myélite infantile. *Rev. de méd.*, 1884.

Batten. Paralysie infantile. *Ann. de méd. et chir. infant.*, Paris, 1902, p. 154.

— The pathology of infantile paralysis. *Brain*, 1904, t. XXVII, p. 376.

Bramwell. — Analysis of 76 cases of poliomyelitis anterior acuta. *Clinical Studies*, VI, 1908, p. 371.

Browning. — Sensory symptoms in the acute stages of anterior poliomyelitis. *Pediatrics*, N. Y., 1907, p. 743.

Carles. — Sur quelques cas de paralysie des muscles de la paroi abdominale au cours de la poliomyélite antérieure aiguë. *Gaz. hebd. des Sc. méd. de Bordeaux*, 1908.

— Sur quelques cas de scoliose liée à l'existence de la paralysie infantile. *Revue d'orthop.*, 1909.

Cestan et **Huet.** — Contribution clinique à l'étude de la topographie des atrophies musculaires myélopathiques. *Soc. de neurol.* et *Revue neurologique*, 1901; *Nouvelle Iconographie de la Salpêtrière*, 1902.

Cestan et **Pujol.** — Un cas exceptionnel de paralysie infantile à type radiculaire. *Le Toulouse médical*, t. XII, n° 20, 1er nov. 1910, p. 348.

Claude. — Deux cas de poliomyélite antérieure avec atteinte du faisceau pyramidal. *Soc. de neurologie*, 1er décembre 1910.

Claude (H.) et **Velter.** — Poliomyélite antérieure aiguë avec spasticité des membres inférieurs. *Soc. de neurologie*, 1er déc. 1910.

Coulter. — Pathology of acute poliomyelitis. *Pediatrics spécial Poliomyelitis Number*, 1910, p. 511.

Dejerine. — In *Traité de médecine et de thérapeutique clinique de* Brouardel et Gilbert.

Dejerine et **Huet.** — Contribution à l'étude de la paralysie atrophique de l'enfance à forme hémiplégique. *Arch. de physiol. norm. et pathol.*, 1888.

Delherm (L.). — Électrothérapie et Radiothérapie. In *Les Agents physiques usuels*, Paris, 1909.

Delherm et **Laquerrière.** — Les aperçus nouveaux sur la paralysie infantile envisagé au point de vue électrique. *Gaz. des Hôp.*, 10 janvier 1911, p. 33.

— Voir *Traitement*.

Ducroquet (Ch.). — Examen clinique de la musculature du membre inférieur dans la paralysie infantile. *La Presse médicale*, 3 avril 1909, p. 237.

Dupré et **Huet**. — Paralysie spinale infantile localisée aux muscles du groupe radiculaire supérieur du plexus brachial. *Revue neurol.*, 1902.

Eichelberg. — Sur la paralysie spinale infantile. *Deut. med. Woch.*, n° 3, 20 janvier 1910.

Emerson. — Acute poliomyelitis following tonsillitis. *Boston M. et S. J.*, 1908, p. 500.

Feer. — 13. *Versamml. der Verein. sudwest deutsch. Kinderaerzte*, Francfort-s.-Mein, 12 déc. 1909.

Foerster. — Voir : *Historique épidémiologique*.

— Ein Fall von Poliomyelitis, im obersten Halsmark. *Allg. med. Zentralztg.*, 1902.

Friedjung. — Zur Kenntnis der Poliomyelitis anterior acuta. *Wiener med. Wochenschr.*, 1909, p. 39.

Froin. — Inflammations méningées avec réaction chromatique, fibrineuse et cytologique du liquide céphalo-rachidien. *Gazette des hôpitaux*, 3 septembre 1903.

Goldscheider. — Ueber Poliomyelitis. *Zeitschr. f. klin. Med.*, 1893, t. XXIII, p. 494.

Grancher-Comby. — *Traité des maladies de l'enfance*, 2e éd., Paris, Masson, 1905.

Grober. — Die akute epidemische Kinderlähmung. *Fortschritte d. deutsch. Klin.*, 1910.

Guinon et **Rist**. — Deux cas de poliomyélite antérieure aiguë sans réaction méningée cytologique chez un frère et une sœur. *Revue mensuelle des maladies de l'enfance*, 1903, t. XXI, p. 461.

Hernaman-Johnson. — Infantile paralysis. *Practitioner*, août 1910, p. 231.

— Pain and sensory disturbances in the chronic stage of infantile paralysis. *Med. Press.*, 24 août 1910, p. 187.

Higier. — Zur Klinik der Schweiszanomalien bei Poliomyelitis anterior (spinale Kinderlähmung) und posterior (Herpes zoster). *Deutsche Zeitschr. f. Nervenheilk.*, 1901.

Hochhaus. — Ueber Poliomyelitis acuta. *Münch. med. Wochenschr.*, n° 46, 16 novembre 1909.

Hoffa. — Cité par Kirmisson.

Ibrahim et **Hermann**. — Ueber Bauchmuskellähmung bei Poliomyelitis anterior acuta im Kindesalter. *Deutsche Zeitschrift f. Nervenheilk.*, t. XXIX, 1905.

Jolly. — Éruption syphilitique généralisée survenue chez un ancien paralytique infantile, ayant respecté le membre atrophié. *Bull. et Mém. de la Soc. méd. des hôp. de Paris*, 1er mai 1896, p. 411.

Kallscher. — Ueber Teleangiektasien mit unilateraler Hypertrophie und über Knochen verlängerung bei spinaler Kinderlähmung. *Monattschr. f. Psych. u. Neurol.*, 1899.

Kirmisson. — *Précis de chirurgie infantile*, Paris, 1906.

La Fétra. — Early symptoms in sixty-three cases of the recent epidemic of anterior poliomyelitis. *Arch. Pediat. New-York*, 1909, t. XXVI, p. 328.

Langermann. — Cité par MÜLLER.

Lévèque (Mlle). — Paralysie infantile généralisée. *Toulouse méd.*, 1909, t. XI, p. 81.

Lind. — Cité par WICKMAN.

Lundgren Herman. — Voir : *Historique épidémiologique.*

Marburg. — Zur Pathologie der Poliomyelitis acuta. *Wiener klinische Rundschau*, 1909, p. 47 (Festschrift FRANKL VON HOCHWART).

Marie (P.). — Article Paralysie Infantile, in *Traité de Médecine* BOU-CHARD-BRISSAUD, 2e édition, t. IX.

Medin. — L'état aigu de la paralysie infantile. *Archives de médecine des enfants*, 1898 ; *Hygiea*, sept. 1898.

— Om den infantila paralysien med sä skild hänsyn till dess acuta stadium. *Norsk. med. Ark.*, 1896.

Mirallié. — *Revue d'orthopédie*, 1896.

Müller (Eduard). — Ueber die Frühstadien der spinalen Kinderlähmung. *Münchner med. Wochenschr.*, 1909.

Neurath. — Ueber seltenere Knochendeformitäten nach spinaler Kinder-lähmung. *Wiener. med. Presse*, 1901.

— Klinische studien über Poliomyelitis-Klinische Untersuchungen an 240 Fällen von spinaler Kinderlähmung. *Jahrb. f. Kinderheilk*, t. LXI, 1905.

Oppenheim. — *Lehrbuch der Nervenkrankheiten*, 5e éd., Berlin, 1908.

Pasteur (W.). — A case of acute anterior poliomyelitis with permanent paralysis of the diaphragm and abdominal muscles. *Proc. Roy. Soc. med. London*, 1907-1908 ; *Clin. sect.*, p. 31.

Petren et **Ehrenberg.** — Etudes cliniques sur la poliomyélite aiguë. *Nouvelle iconographie de la Salpêtrière*, 1909, n° 5.

Raymond. — Paralysie Infantile. Atrophie musculaire. *Soc. de biologie*, 1875.

Reckzeh. — Cité par MÜLLER.

Renault (J.) et **Martingay.** — Poliomyélite aiguë au cours d'une grossesse. — *Soc. méd. des hôpitaux*, 24 mars 1911.

Rocaz et **Carles.** — Paralysie Infantile des muscles de la paroi abdominale avec pseudo-hernie ventrale. *Arch. de méd. des enfants*, 1908.

Schüller. — Drei Fälle poliomyelitischer lähmung einer unteren Extremität mit positivem Babinski. *Neurol. Zentralbl.*, 1905.

Shidler. — Symptomatology of acute poliomyelitis. *Pediatrics*, août 1910, p. 542.

Sisto (Genaro). — Contribution à l'étude de la poliomyélite antérieure aiguë chez les enfants. Thèse de Buenos-Aires, 1895.

Sperk. — Verein f. inn. Mediz. u. Kinderheilk. Pädiatrische sektion. Vienne, 4 nov. 1909.

Steinhardt. — Anterior poliomyelitis. *N.-Y. med. Journ.*, etc., 1908, p. 231.

Strassburger. — Zur Klinik der Bauchmuskellähmungen auf Grund eines Falles von isolierter partieller Lähmung nach Poliomyelitis anterior acuta. *Deutsche Zeitschr. f. nervenheilk*, 1906.

Thibierge. — Note sur un cas de syphilides ulcéreuses survenues chez un malade atteint de paralysie infantile et ayant respecté le membre atrophié. *Bull. et Mém. de la Soc. méd. des hôp. de Paris*, 29 janvier 1897, p. 114.

Voisin. — Cité par DEJERINE et THOMAS.

Wernicke. — Cité par WICKMAN.

Wickman. — Uber die akute Poliomyelitis und verwandte Erkrankungen (Heine-Medinschen Krankheit). *Jahrb. f. Kinderheilk*, 1908, supplément.

— *La poliomyélite aiguë (maladie de Heine-Medin)*, Berlin, 1911.

Zappert. — Die Epidemie der Poliomyelitis acuta epidemica (Heine-Medinsche Krankheit) in Wien und Niederösterreich im Jahre 1908. *Jahrb. f. Kinderheilk. (Ergänzungsheft)*, 1er juillet 1910, p. 107.

— Klinische Studien über Poliomyelitis. *Jahrb. f. Kinderheilk.*, 1901.

FORMES CLINIQUES

Mc Clanahan. — The clinical varieties of poliomyelitis, *Western. Med. Rev.*, août 1910.

Forme bulbaire

Achard. — Deux cas de paralysie infantile avec paralysie faciale. *J. de neurologie*, 1908, p. 218.

Béclère. — Voir : *Étiologie*.

Eisenlohr. — Ueber akute Bulbär und Ponsaffektionen. *Arch. f. Psychiatrie*, 1879.

Erb. — Poliomyelitis acuta superior. *Deutsche med. Wochenschr.*, 1906.

Huet. — Un cas de paralysie spinale infantile avec participation du nerf récurrent. *Revue neurol.*, 1900.

Klippel. — Ophtalmoplégie nucléaire et poliomyélite antérieure. *Soc. de Neurologie*, 2 mars 1903.

Londe et **Phulpin**. — Paralysie spinale antérieure aiguë ou Polynévrite avec paralysie faciale. *Soc. méd. des hôp. de Paris*, 1902.

Oppenheim. — Zur Encephalitis pontis des Kindes alters, zugleich ein Beitrag zur Symptomatologie der Facialis und Hypoglossuslähmung. *Berliner klin. Wochenschr.*, 1899.

Sheffield. — A case of right facial paralysis and left hemiplegia : recovery. *Arch. of Ped.*, déc. 1906, p. 925.

Takahashi. — Ein Fall akut entstandener, doppelseitiger Lähmung des aûszeren Okulomotorius und des Trochlearis. *Klin. Monatsbl. f. Augenheilk.*, 1908.

Tedeschi. — Paralisi spinale infantile acuta con emiatrofica facciale ed atrofia del nervo ottico. *Atti dell' Acad. di Scienz. Med. et Natur. in Ferrara*, 1904.

Zappert. — Ueber eine ungewöhnlich gutartige Bülbäraffektion im Kindesalter. *Jahrbüch f. Psychiatrie u. Neurologie*, Festschrift für KRAFFT-EBING, 1902.

Forme cérébrale

Ausset. — Polio-encéphalites, in *Traité* GRANCHER-COMBY, t. IV, p. 572.

Aviragnet. — Cité par M. NETTER.

Batten. — Cerebral Symptoms due to Encephalitis and the Relation of this Disease to Acute Anterior Poliomyelitis. *Trans. Med. Soc.*, London, t. XXVIII, p. 116.

Baginsky. — *Soc. de médecine de Berlin*, 9 janvier 1907.

Bézy. — Un cas d'encéphalite aiguë et deux cas de poliomyélite antérieure aiguë chez les enfants. *Arch. de méd. de Toulouse*, 1907.

Branson (Guy-J.). — Cerebral symptoms in measles. *Brit. med. Journ.*, 1905, p. 941.

Buccelli. — Voir *Historique épidémiologique*.

Calabrese. — Identité des paralysies cérébrale et spinale infantiles. *XII° Congrès de la Soc. ital. de Méd. int.*, 1902.

— Contributo allo studio della paralisi infantile. *Riforma medica*, 1903.

Chartier. — *L'Encéphalite aiguë*. Thèse de Paris, 1907, et *l'Encéphale*, n° 3, 1907.

Comby. — Encéphalite aiguë chez les enfants. *Bull. médical*, 17 janvier 1906, et *Arch. de médecine des Enfants*, n° 10, octobre 1907, p. 577.

Findlay (John-W.). — Case of infantile hemiplegia (acute cerebral palsy of childhood) wich followed mumps. *The Glasg. med. Journ.*, janvier 1906, p. 50.

Friedjung (J.). — Demonstration eines Falles von Facialislähmung und diskussion. *Gesellschaft f. innere Medizin und Kinderheilk. (Pädiatrische Sektion)*, 29 décembre 1908, Anal. in *Wiener med. Wochenschr.*, 1908, p. 47.

Hoffmann. — Cerebrale und spinale Kinderlähmung bei Geschwistern. *Münchener med. Wochenschr.*, 1904.

Lamy. — Sur un cas d'encéphalite corticale et de poliomyélite antérieure associées. *Revue neurologique*, 1894, t. II, p. 313.

Marie (Pierre). — Sur la coïncidence chez un même malade de la paraplégie cérébrale infantile et de la paralysie spinale infantile. *Bull. et Mém. de la Soc. des hôp. de Paris*, 1902, p. 203.

— La paraplégie cérébrale infantile. *Bull. méd.*, 1902.

Marinesco. — Nature et traitement de la myélite aiguë. *Rapport présenté à la Section de Neurologie du XIII° Congrès international de Médecine.* Paris, 1900, et *Nouvelle Iconographie de la Salpêtrière,* 1900, p. 561.

Mirallié. — Paralysie spinale infantile et paralysie cérébrale. *Gaz. méd. de Nantes,* 1909, t. XXVII, p. 597.

Möbius. — *Schmidts Jahrb.,* CCIV, 1884, p. 135.

Murat. — *L'encéphalite aiguë.* Thèse de Lyon, 1895.

Negro. — Poliencefalite e poliomielite anteriore. *Arch. d. Psich. Neuropat.; Antrop. Crim. e Med. Leg.,* 1905, fasc. 26, p. 128.

Neurath. — Ein Fall von infantiler Hemiplegie, kombiniert mit poliomyelitischer Lähmung des zweiten Beines. *Wien. med. Presse,* t. XLI, 1900, p. 2.114.

Oppenheim. — *Lehrbuch der Nervenkrankheiten,* 1905, p. 853.

Oppenheim et **Cassirer.** — Die Encephalitis. In « *Spez-Pathol. u. Therap.* » herausgegeben von Nothnagel. Wien, 1907.

Prickett et **Batten.** — *Clin. Soc. of London,* 11 mai 1900.

Probst. — Ueber die Folgen der spinalen Kinderlähmung auf die höher gelegenen Nervenzentren. *Wiener klin. Wochenschr.,* 1898.

Raymond. — L'encéphalite aiguë. *Archives de médecine des Enfants,* septembre 1906, p. 641.

Redlich. — Voir *Anatomie pathologique.*

Rossi. — Coïncidence chez un même malade de la paraplégie cérébrale infantile et de la paralysie spinale infantile. *Iconographie de la Salpêtrière,* 1907.

Sherman et **Spiller.** — A case of Polioencephalomyelitie in an Adult. *Philadelphia Med. Journ.,* 1900, t. V, p. 731.

Strumpell. — Zur Aetiologie der spinalen Kinderlähmung (Poliomyelitis acuta). *Beitr. z. pathol. Anat. u. klin. Med.,* Leipzig, 1887.

Torte. — *L'encéphalite aiguë.* Thèse de Toulouse, 1906.

Williams. — A case of Strümpell's paralysis (Polio-encephalitis) combined with infantile paralysis. *Lancet,* 1899.

Forme ascendante

Achard et **Guinon.** — Sur un cas de myélite aiguë diffuse avec double névrite optique, *Arch. de Méd. expér.,* 1889, p. 696.

Albu. — Zur Aetiologie der Paralysis ascendens acuta nebst Bemerkungen zur Theorie der infectiösen Erkrankungen der Centralnervensystems. *Zeitschr. f. klin. Med.,* Band XXIII, 1893.

Bickel. — *Ein Fall von akuter Poliomyelitis beim Erwachsenen unter dem Bilde der aufsteigende Paralyse.* Diss. Bonn, 1898.

Black. — Acute ascending paralysis (Landry's paralysis?) *The Journ. of the Americ. med. Assoc.,* 1903, p. 1191.

Bourdillat. — Gangrène de l'oreille et paralysie généralisée consécutives à la rougeole. Autopsie. *Gaz. des hôp.*, 7 janvier 1868, p. 5.

Brissaud, Sicard et **Tanon.** — *Congrès de Lille*, août 1905.

Centanni. — *Ziegler's Beitr. z. Pathol. Anat.*, t. VIII, 1890.

Chalvet. — De la paralysie ascendante aiguë. Thèse de Paris, 1871, et *Gaz. des hôpitaux*, 1871, n° 93.

Dejerine. — *Arch. de physiol.*, 1890, n° 2, 5e série, t. II, p. 218.

Dejerine et **Goetz.** — Note sur un cas de paralysie ascendante aiguë. *Arch. de physiol. normale et path.*, 1876, 2e série, t. III, p. 313.

Donath. — Javuló Landry's paralysis esete. *Orvosi hetil.* Budapest, 1905, t. XLIX, p. 1424, et *Wien. klin. Woch.*, n° 50, 1905, p. 1327.

Eichberg. — A case of acute ascending paralysis; rapidly fatal issue. *Med. Record*, 1891, t. XXXIX, p. 226.

Froin. — Inflammations méningées avec réaction chromatique, fibrineuse et cytologique du liquide céphalo-rachidien. *Gaz. des hôp.*, 3 sept. 1903.

Gombault. — *Arch. de physiologie*, 1873, n° 1, p. 80.

Guizetti. — Contributo all' anatomia patologica ed alla étiologia della paralisi ascendente acuta. *Riforma medica*, 1894, n° 76.

Hirtz et **Lesné.** — Paralysie ascendante aiguë. *Presse médicale*, 12 juin 1897, p. 269.

Hoffmann. — Ein Fall von acuter aufsteigender Paralyse. *Archiv f. Psych.*, 1884, t. XV, F. 1, p. 140.

Hlava. — Poliomyelitis anterior acuta partialiter haemorrhagia. *Sbornik lekarsky-Prag*, 1891.

Immermann. — Ueber Poliomyelitis anterior acuta und Landry'sche Paralyse. *Archiv f. Psych.*, 1885, t. XVI, F. III, p. 848, et *Neurol. Centralbl.*, 1885, p. 304.

Klebs. — Ueber Landry'sche Paralyse. *Deut. medicin. Woch.*, 1891, n° 3, p. 81.

— Demonstration zur Landryschen Paralyse. *Berlin. klin. Wochenschr.*, n° 8, p. 208, 23 févr. 1891.

Kümmel. — Zur Lehre von den acuten aufsteigenden Spinalparalyse. *Zeitschr. f. klin. Med.*, 1881, t. II, f. II, p. 273.

Levi-Sirugue. — La maladie de Landry (Revue générale). *Gaz. des hôp.*, 15 avril 1899, n° 43, p. 397.

Levy. — *Corresp. der aerzl. Ver. der Rheinprovinz*, sept. 1873, n° 13.

Liautey. — Paralysie de Landry et tuberculose. *Revue médicale de la Franche-Comté*, 10 avril 1910.

Martinet. — *La paralysie ascendante aiguë*. Thèse de Paris, 1897.

Mœbius. — Ueber aufsteigende Lähmung nach Keuchhusten. *Centralblatt f. Nervenheilkunde*, 1887, n° 5, p. 129.

Nauwerck et **Barth.** — Zur path. Anatomie der Landry'schen Lähmung. *Ziegl. Beit. z. path. Anat.*, 1889, t. V, p. 2.

Ollivier d'Angers. — *Traité des maladies de la moelle épinière*, 3e édition. Paris, 1837, t. II, p. 20.

Piéry et **Briffaut**. — Maladie de Landry tuberculeuse. *Lyon médical*, 1906, t. CVI, p. 349.

Poncet (**Antonin**). — A propos de la paralysie de Landry d'origine tuberculeuse. *Bull. et Mém. de la Soc. méd. des hôp. de Paris*, 8 avril 1910, 1er semestre, p. 335, et *Gazette des hôpitaux*, 12 avril 1910.

Prince. — A case of Landry's Paralysis with autopsy. *Journal of nerv. and mental diseases*, 1895, p. 686.

Putnam. — *Americ. neur. Associat.*, 1906.

Redlich. — Neuere Arbeiten über acute Myelitis. *Centralbl. f. allgemeine Pathologie*, 1898.

Rénon et **Monier-Vinard**. — Paralysie ascendante de Landry. Guérison. Modifications chimiques du liquide céphalo-rachidien. *Soc. méd. des hôp.*, 2 juillet 1909.

Ross et **Bury**. — On peripheral Neuritis. *Londres*, 1893.

Schmaus. — Beitrag zur Kasuistik der akuten hämorrhagischen Myelitis, Myelitis bulbi und Landryscher Paralyse. *Zieglers Beiträge*, t. XXXVIII, 1905.

Schultz et **Schultze**. — Zur Lehre von der acuten aufsteigenden Paralyse. *Arch. f. Psych.*, 1881, t. XII, fasc. II, p. 156.

Senator. — *Neurol. Centralblatt*, 1893, n° 2, p. 384.

Sheppard et **Hall**. — Landry's paralysis. *Rev. of Neur. and. Psych.*, vol. V, n° 8, p. 617, 1907.

Shermann et **Spiller**. — A case of poliencephalomyelitis in an adult. Presenting the clinical picture of Landry's paralysis. *Philadelphia Med. Journal*, 1900, t. V, p. 734.

Sicard et **Bauer**. — Syndrome de Landry avec réaction polynucléo-lymphocytique du liquide céphalo-rachidien. *Soc. de neurologie*, 5 avril 1906.

Von den Velden. — Ein Fall von acuter aufsteigender spinaler Paralyse. *Deutsches Archiv für kl. Med.*, 1877, XIX, p. 333.

Zusch. — *Ein Beitrag zur Lehre von der acuten aufsteigenden Paralyse*. Dissertation. Iena, 1894.

Forme ataxique

Claude et **Schaeffer**. — Le syndrome d'ataxie aiguë dans ses rapports avec les infections diffuses du système nerveux. *Soc. méd. des hôpitaux*, 24 février 1911.

Neurath. — Atypische Poliomyelitisfälle. *Wiener med. Wochenschr.*, 1909.

Forme douloureuse

Bullard. — Paralysis following cerebro-spinal meningitis. *Boston medic. and surg. Journal*, 1899, t. CXL, p. 159.

Camus et **Sézary**. — Les Radiculites. *La Presse médicale*, 1907, p. 537.

Strümpell. — Ueber das Verhältniss der multiplen Neyritis zur Poliomyelitis. *Neurol. Centralbl.*, 1884, p. 241.

Strümpell et **Barthelmes**. — Ueber Poliomyelitis acuta der Erwachsenen und über die Verhältnisse der Poliomyelitis zur Polynevritis. *Deutsche Zeitschr. f. Nervenheilk*, 1900.

Wickman. — Ueber akute Poliomyelitis und Polynevritis. *Zeitschr. f. d. ges. Neurol. u. Psych.*, 1910.

Forme de l'adulte

Edwardo. — *Contribution à l'étude la paralysie spinale aiguë de l'adulte et de sa nature.* Thèse de Paris, 1898.

Erb. — Ueber akute Spinallähmung (Poliomyelitis anterior acuta) bei Erwachsenen und über verwandte spinale Erkrankungen. *Arch. f. Psychiatrie*, 1875.

Jagic. — Zur Kenntnis der akuten Poliomyelitis der Erwachsenen. *Wiener med. Wochensch.*, 1899.

Morvan. — *Contribution à l'étude de la paralysie spinale antérieure aiguë de l'adulte.* Thèse de Paris, 1905.

Müller (**Franz**). — *Die akute atrophische spinallähmung der Erwachsenen.* Stuttgart, 1880.

Pirie, Harvey (**J.**). — A case of rapidly fatal acute Poliomyelitis in an adult. *Rev. of Neurol. and Psychiat.*, Edimb., 1910.

Schmiergeld. — *Étude sur la poliomyélite antérieure aiguë de l'adulte.* Thèse de Paris, 1907.

Strümpell et **Barthelmes**. — Voir : *Forme douloureuse.*

Taylor (**E.-W.**). — Poliomyelitis of the adult. *Journ. of nerv. and ment. dis.*, 1902, t. XXIX, p. 449.

Van Gehuchten. — Cas de poliomyélite antérieure aiguë de l'adulte. *Névraxe*, 1904.

Walton. — Anterior poliomyelitis in the adult with illustrative cases. *Boston M. et S. J.*, 1907, p. 719.

ÉVOLUTION. — TERMINAISON. — PRONOSTIC

Ballet et **Dutil**. — De quelques accidents spinaux déterminés par la présence dans la moelle d'un ancien foyer de myélite infantile. *Revue de médecine*, 1884, p. 18.

Berliner (**Max**). — Zur Prognose der Poliomyelits anterior acuta. *Wiener. klin. Woch.*, 1909, n° 21 (Anal. in *J. f. K.*, juillet 1909, p. 113).

Carrieu. — Thèse de Montpellier, 1875, p. 69..

Gaudoin. — *Étude clinique de la paralysie spinale aiguë et de l'atrophie musculaire progressive chez le même individu.* Thèse de Paris, 1879.

Crouzon. — Return of paraplegia in a case of old infantile paralysis. *Rev. of Neurol. and Psychiat.*, 1907.

Garbsch. — *Die differential Diagnose der progressiven Muskelatrophie.* Inaugural. Dissertation, Berlin, 1890.

Gilbert et Garnier. — Cité par DEJERINE et THOMAS.

Hayem. — *Comptes rendus de la Soc. de Biologie*, 1879.

Landouzy et Dejerine. — *Revue de médecine*, 1882.

Oulmont et Neumann. — Influence de la paralysie infantile sur l'atrophie musculaire progressive ultérieure. *Gazette hebdomadaire*, 1881, p. 754.

Marie (Pierre). — Sur la scoliose tardive dans la paralysie spinale infantile. *Soc. neurologique*, octobre 1900 et V. *Leyden Festschrift*, 1902, Berlin.

Perrin (M.). — Poliomyélite antérieure subaiguë progressive. *Archives de médecine des enfants*, 1902.

Prévost (A.) et Martin (G.). — Poliomyélite antérieure subaiguë. *Soc. de Neurologie*, 8 décembre 1910.

Reckzeh. — Cité par MULLER.

Sauze. — Voir : *Historique clinique*.

Sterne. — *Rapports de la paralysie infantile avec la paralysie spinale aiguë de l'adulte et l'atrophie musculaire progressive spinale.* Thèse de Nancy, 1891.

Wickman. — Uber die Prognose der akuten Poliomyelitis und ätiologisch verwandter Erkrankungen. *Zeitschr. f. klin. Med.*, 1907 (Festschr. f. S. E. HENSCHEN).

DIAGNOSTIC

Brorström. — *Akute Kinderlähmung und Influenza.* Leipzig, 1910.

Comby. — L'Encéphalite aiguë. *Bulletin médical*, 1906, p. 41, et *Archives de médecine des enfants*, n° 10, octobre 1907.

Comby (J.). — De l'Encéphalite aiguë. *Bull. et Mém. de la Soc. méd. des hôp. de Paris*, 26 nov. 1909, 2e sem., p. 631.

Dejerine-Klümpke (Mme). — Voir : *Historique clinique*.

Delherm et Laquerrière. — Les nouvelles idées sur la poliomyélite et les conséquences qui en découlent au point de vue électrique. *Ass. franç. pour l'avancement des sciences*, XXXIX° Congrès, Toulouse, 1er août, 1910.

Gasne (G.). — *Localisations spinales de la syphilis héréditaire.* Thèse de Paris, 1897.

Gilbert et Lion. — Sur la pluralité des lésions de la syphilis médullaire. *C. R. de la Soc. de biologie*, 22 avril 1893.

— *Syphilis de la moelle.* (Les Actualités médicales, Paris), J.-B. Baillière et fils, 1908.

Gilles de la Tourette. — *Les myélites syphilitiques, formes cliniques et traitement.* (Les Actualités médicales), Paris, J.-B. Baillière et fils, 1899.

Grasset. — *Diagnostic des maladies de la moelle.* (Les Actualités médicales), 3e édition, Paris, Baillière, 1908.

Guillain (G.) et **Laroche** (Guy). — Un cas d'ataxie aiguë avec guérison rapide. *Soc. méd. des hôpitaux*, 3 mars 1911.

Hoffmann. — Ueber chronische spinale Muskelatrophie im Kindesalter und auf familiärer Basis. *Deutsche Zeitschrift für Nervenheilkunde*, 1893, t. III, p. 427.

Netter (A.) et **Levaditi**. — Action microbicide exercée par le sérum des malades atteints de paralysie infantile sur le virus de la poliomyélite aiguë. *C. R. de la Soc. de Biologie*, 9 avril et 21 mai 1910.

Perrin (Maurice). — Des polynévrites chez les enfants. *Archives de médecine des enfants*, t. V, n° 12, décembre 1902, p. 725.

Ravault (P.). — Le liquide céphalo-rachidien des hérédo-syphilitiques. *Ann. de derm. et de syphil.*, 4e série, t. VIII, p. 81.

Sottas (J.). — *Contribution à l'étude anatomique et clinique des paralysies spinales syphilitiques.* Thèse de Paris, 1894.

Tobler. — Lymphocytose du liquide céphalo-rachidien, dans la syphilis congénitale. *Jahrbuch für Kinderheilk.*, juillet 1906.

TRAITEMENT

Auffret (Emile). — *Transplantations tendineuses dans le traitement de la paralysie infantile du membre inférieur.* Thèse de Paris, G. Steinheil, 1905. (Consulter cette thèse pour la bibliographie des transplantations tendineuses.)

Barbarin (Paul). — Le traitement de la paralysie infantile. *La Clinique*, 25 novembre 1910, p. 744.

Coulter. — Report of treatment sub-committee on the New-York epidemic of poliomyelitis in 1907. *Pediatric's; special Poliomyelitis Number*, août 1910, p. 516.

Cushing et **Crowe**. — Cités par FLEXNER et CLARK.

Delherm et **Laquerrière**. — Les aperçus nouveaux sur la paralysie infantile, envisagés au point de vue électrique. *Gaz. des Hôp.*, 10 janvier 1911, p. 33.

Graveline. — *La cinésithérapie et les paralysies de l'enfance.* Thèse de Paris. 24 février 1910.

Hohmann. — Sur le traitement du stade précoce de la poliomyélite antérieure aiguë. *Münch. med. Woch.*, n° 49, 7 décembre 1909.

Kirmisson (F.). — *Précis de chirurgie infantile*, Paris, Masson, 1906.

Kraus. — Sur le virus de la poliomyélite aiguë. Contribution à la question de la vaccination. *Wiener klin. Wochenschr.*, n° 7, 17 février 1910.

Lebon (H.). — Traitement de la paralysie infantile. *La Clinique*, 1910, p. 258.

Machol. — Die chirurgisch-orthopädische Behandlung der spinalen Kinderlähmung; *Münchener med. Wochenschr.*, 1910.

Morris Roger S. — Cité par FLEXNER et CLARK.

Müller. — Ueber die epidemische Poliomyelitis. Rapport à la 13 *Versamml. der Verein. südwest. deutsch. Kinderärzte*. Francfort-sur-Mein, 12 décembre 1909.

Netter. — Apparition sous forme épidémique de la paralysie infantile à Paris et la banlieue en 1909. Notions fournies par l'étude des épidémies des autres pays et par la pathologie expérimentale. *Bulletin de l'Académie de médecine*, 31 mai 1910.

Netter et **Levaditi.** — Voir : *Diagnostic*.

Nobécourt (**P.**) et **Darré** (**H.**). — Réactions méningées anatomiques et cliniques à la suite de l'injection intra-rachidienne de sérum humain dans un cas de maladie de Heine-Medin. *Soc. de Biologie*, 17 décembre 1910.

Petren (K.). — Om öfningsterapi vid organiska nervsjukdomar. *Nordisk Tidsskrift for Terapi*, t. II, 1904.

Roemer et **Joseph.** — Spezifisch wirksames Serum gegen das Virus der epidemischen Kinderlähmung, *Münch. med. Wochenschr.*, 1910.

Vulpius. — *Die Behandlung der spinalen Kinderlähmung*. Leipzig, 1910.

Zimmern et **Bordet.** — Rapport sur la paralysie infantile. Nécessité de son traitement électrique. Adaptation des progrès de l'électrophysiologie à la technique. *Congrès internat. de Physiothérapie*, Paris, 1910.

DEUXIÈME PARTIE

Les méningo-myélites et les méningites à médullovirus.

(Consulter également la bibliographie de la première partie.)

DÉFINITION

Bernard (Léon) et **Maury.** — Note sur une petite épidémie de poliomyélite avec symptômes méningés. *Bull. de la Soc. méd. des hôp. de Paris*, 1910, 2ᵉ sem., 2 décembre, p. 583.

Gaillard (L.) et **Baufle.** — Le diagnostic des méningites bénignes. *Soc. médicale des hôp.*, 28 octobre 1910.

Guillain (Georges) et **Richet (Charles).** — Étude sur une maladie infectieuse caractérisée par de l'ictère et un syndrome méningé. *Soc. méd. des hôp.*, 28 octobre 1910.

Laubry et **Foy.** — Syndrome méningé avec polynucléose rachidienne d'origine indéterminée. *Soc. médicale des hôpitaux*, 21 octobre 1910.

Laubry et **Parvu**. — Syndrome méningé avec lymphocytose rachidienne d'origine indéterminée. *Soc. méd. des hôp.*, 21 octobre 1910.

Netter. — Discussion à la suite de la communication de MM. Rist et Rolland, sur les méningites d'allure épidérm' que. *Soc. méd. des hôpitaux*, 21 octobre 1910.

Netter (**Arnold**) et **Tinel** (**Jules**). — Des modes de début de la poliomyélite aiguë et notamment de ses formes méningitiques. *Association française de pédiatrie*, juillet 1910.

Rist (**E.**) et **Rolland** (**J.**). — Méningites bénignes d'allure épidémique. *Soc. méd. des hôpitaux*, 21 octobre 1910.

Schreiber (**G.**). — Méningo-myélites aiguës infantiles épidémiques. *Bulletins de la Soc. méd. des hôp.*, 11 novembre 1910.

Sicard et **Foix**. — Méningite cérébro-spinale avec séquelles de paralysie poliomyélitique pure. *Soc. de Neurologie*, 2 juin 1910.

Widal, **Lemierre** (**A.**), **Cotoni** et **Kindberg**. — Syndromes méningés d'origine indéterminée. *Soc. méd. des hôp.*, 28 octobre 1910.

HISTORIQUE

Achard et **Grenet**. — Paralysie infantile et lymphocytose arachnoïdienne. *Soc. de Neurologie*, 5 mars 1903, et *Rev. de Neur.*, 1903, p. 343.

Alamelle. — *Contribution à l'étude des méningites séreuses et de leurs reliquats, particulièrement chez l'enfant*. Thèse de Nancy, 1897.

Auerbach. — Voir première partie : *Historique épidémiologique*.

Baumann. — Beiträge zur Kasuistik der Poliomyelitis anterior acuta. *Monatsch. f. Psych. u. Neur.*, t. XVII, 1905, p. 485.

Bernard. — *Du pronostic immédiat et éloigné des méningites cérébrospinales*. Thèse de Paris, 1903.

Brissaud et **Londe**. — Diagnostic de poliomyélite et de névrite aiguë, à propos de deux cas de monoplégie crurale. *Soc. de Neurologie*, 7 novembre 1901, et *Revue neurol.*, 1901, p. 1023 ou 1019.!

Bullard. — Paralysis following cerebro-spinal meningitis. *Boston medic. and surg. Journal*, 1899, t. CXL, p. 159.

Camus (**Paul**) et **Sezary** (**Albert**). — Poliomyélite antérieure aiguë de l'adolescence à topographie radiculaire *Soc. de Neurologie*, 11 avril 1907.

Chauffard. — Des suites éloignées des méningites cérébro-spinales aiguës. *Soc. méd. des hôp. de Paris*, 22 mars 1901.

— Méningites cérébro-spinales à méningocoques. Quelques points nouveaux de leur histoire. *Presse médicale*, 6 mai 1905.

Claude et **Lejonne**. — Les lésions concomitantes des centres nerveux dans les méningites cérébro-spinales. *Gaz. des hôp.*, 22 et 24 mars 1910.

Concetti. — Rapport sur les méningites aiguës non tuberculeuses chez les enfants. *XIII° Congrès international de médecine de Paris*, 1900.

Courtellemont (Victor). — *Contribution à l'étude des accidents nerveux consécutifs aux méningites aiguës simples.* Thèse de Paris, 1904.

Daireaux et **Baur (Jean)**. — Syndrome méningé à lymphocytes et poliomyélite aiguë épidémique. *Mémoire présenté à la Soc. méd. des Hôp. de Paris*, 1910.

Dalché. — Méningite curable et poliomyélite. *Société médicale des hôpitaux*, 31 octobre 1898, p. 675.

Delille (A.) et **Denécheau**. — Syndrome de Landry avec lymphocytose du liquide céphalo-rachidien. Guérison. *Soc. neurol.*, 1er février 1906.

Dereure. — *Des suites éloignées des méningites bactériennes.* Thèse de Paris, 1903.

Eschbach (H.). — La lymphocytose du liquide céphalo-rachidien dans la poliomyélite aiguë épidémique. *Le Progrès médical*, 22 octobre 1910, n° 43, p. 574.

Guinon et **Paris**. — Paralysie infantile avec réaction méningée. *Soc. méd. des hôp.*, 1903, 12 juin, p. 673.

Guinon (L.) et **Rist**. — Deux cas de poliomyélite antérieure aiguë sans réaction méningée cytologique chez un frère et une sœur. *Bull. et Mém. de la Soc. méd. des hôp. de Paris*, 5 juin 1903.

Guinon (L.) et **Simon (L.-G.)**. — Paralysie infantile avec réaction méningée. *Soc. méd. des hôp.*, 26 nov. 1909.

Heiman. — Voir première partie : *Historique épidémiologique.*
— *New York Acad. of Medicine* et *Med. Rec.*, 1907.

Hochhaus. — Voir première partie : *Historique anatomo-pathologique.*

Joffroy. — Réponse à la communication de M. CHAUFFARD. *Soc. méd. des hôp.*, 22 mars 1901.

Koplik. — Voir première partie : *Historique anatomo-pathologique.*
— *New York Acad. of Medicine* et *Med. Rec.*, 1907.

Krause. — Voir première partie : *Historique épidémiologique.*

Lejonne (P.) et **Rose (Félix)**. — Myélite centrale consécutive à une méningite cérébro-spinale. *Bull. et Mém. de la Société méd. des hôp. de Paris*, 2 juillet 1909, 2e semestre, p. 23.

Le Noir et **Aine**. — Accidents nerveux complexes au cours d'une méningite probablement tuberculeuse. *Soc. méd. des hôp.*, 22 juillet 1910.

Leyden. — *Klinik der Rückenmarkskrankheiten.* 1874. Berlin, p. 428.

Mackenzie. — Epidemic poliomyelitis with a report of ten cases. *Medical Record*, 1902, p. 528.

Neisser. — *XXVIIe Congrès de médecine interne.* Wiesbaden, 18-21 avril 1910.

Netter. — Les suites éloignées des méningites cérébro-spinales. *Soc. méd. des hôp.*, 11 mai 1900.

Netter (A.). — Nouvelles observations de paralysies infantiles à début méningitique. Formes méningitiques de la maladie de Heine-Medin. *Soc. méd. des hôp. de Paris*, 18 novembre 1910.

Nobécourt (P.) et **Voisin** (R.). — Association de la paralysie infantile et des réactions méningées, *Soc. méd. des hôp.*, 19 nov. 1909.

Paisseau (G.) et **Troisier** (Jean). — Contribution à l'étude de la forme méningitique de la paralysie infantile. *Gaz. des Hôp.*, 11 octobre 1910, n° 116, p. 1575.

Parmentier. — *Bull. et Mém. de la Soc. méd. des hôp.*, 1901, 1er février, p. 96.

Pellerin et **Témoin**. — Méningite cérébro-spinale suraiguë guérie. *Soc. méd. des hôp.*, 28 nov. 1902, p. 1027.

Petren (K.) et **Ehrenberg** (L.). — Études cliniques sur la poliomyélite aiguë. *Iconographie de la Salpêtrière*, 1909, p. 373.

Raymond (F.) et **Lejonne** (P.). — Poliomyélite aiguë de l'adulte. *Soc. de neurologie*, 1er mars 1906.

Raymond et **Sicard**. — Méningite cérébro-spinale à forme de paralysie infantile. Cytodiagnostic. *Soc. de Neurologie et Revue neurologique*, n° 8, 30 avril 1902.

Renaud. — *Complications des méningites cérébro-spinales aiguës non tuberculeuses*. Thèse de Paris, 4 février 1904.

Rendu. — *Recherches sur les paralysies liées à la méningite tuberculeuse*, Thèse de Paris, 1873.

— Méningite cérébro-spinale d'origine grippale, compliquée de poliomyélite antérieure aiguë. Guérison. *Soc. méd. des hôp.*, 1er février 1901.

— Névrite radiculaire survenue au cours d'une méningite cérébro-spinale. *Bull. et Mém. de la Soc. méd. des hôp.*, 24 janvier 1902, p. 46.

Sabrazès. (S.). — Paralysie infantile et poliomyélite antérieure aiguë épidémique. *Gaz. hebd. des sciences médicales de Bordeaux*, 1910, n° 90, p. 99.

Sainton et **Voisin** (R). — Complications des méningites cérébro-spinales aiguës. *Gaz. des hôpit.*, 1907, p. 1599.

Salebert et **Louis**. — Méningites cérébro-spinales abortives, à liquide clair, sans méningocoques apparents. *Soc. méd. des Hôp.*, 11 juin 1909.

Schmid. — Zur Kenntniss der lähmungen bei der Meningitis cerebro-spinalis epidemica. *Deutsche Zeitschrift für Kinderheilkunde*, 1903, n° 23, p. 137.

Schultze. — Paralysie des deux bras postméningitique. *Münchener medicinische Wochenschrift*, 1898, p. 1197.

Schwarz. — *New York Acad. of Medic. et Med. Rec.*, 1907.

Seeligmüller. — Lähmung nach Spinalmeningitis im Kindesalter. *Archiv für Kinderheilk*, 1880, p. 133.

Seifert. — Myolitis nach meningitis cerebro-spinalis. *Wiener medic. Wochenschrift*, 1882, t. XXXII, pp. 705 et 821.

Sicard. — *Le liquide céphalo-rachidien* (Encyclopédie Léauté), 1902.

Sicard et **Huet**. — Méningite cérébro-spinale à forme de syndrome de Little et de pseudo-bulbaire. *Soc. de neurologie*, 6 nov. ; *Revue de neurologie*, 1902. p. 1065, et Thèse DEBECRE, Paris, 1903, p. 78.

Triboulet, Harvier et **Vaudescal**. — Formes méningitiques de la paralysie infantile et discussion étiologique. *Bull. et Mém. de la Soc. méd. des hôp.*, 4 nov. 1910, p. 370.

Triboulet et **Lippmann**. — Poliomyélite antérieure aiguë. Ponction lombaire. Mononucléose. *Soc. méd. des hôpit.*, 17 janvier 1902, p. 23.

Wallace. — *New York Acad. of Medic.* et *Med. Record*, 1907.

Widal et **Philibert**. — Séquelles nerveuses consécutives à un « état méningé » indéterminé, *Soc. méd. des Hôp.*, 19 juillet 1907, p. 839.

ÉTUDE EXPÉRIMENTALE

Belfanti. — Cité par Hutinel et H. Voisin.

Roemer (Paul) et **Karl (Joseph)**. — Beitrag zur Natur des Virus der epidemischen Kinderlähmung. *Münch. mediz. Wochenschrift*, 15 fév. 1910, p. 347.

ÉTIOLOGIE

Baumann. — Voir : *Historique.*

Netter. — Discussion sur la communication de Jules Renault. *Soc. méd. des hôp. de Paris*, 25 nov. 1910.

Walder. — Voir Première partie : *Historique épidémiologique.*

ANATOMIE PATHOLOGIQUE

Rickel. — Inaug. Diss. Bonn, 1898.

Schultze (Fr.). — *Verhandl. d. VI. Kongress f. innere Med.*, 1887.

Staercke. — Voir : *Historique épidémiologique.*

Strauss. — Cité par Henry Heiman.

Thomas. — *Essai sur les altérations du cortex dans les méningites aiguës*, Thèse de Lyon, 1902.

Tinel (J.). — *Radiculites et tabes.* Thèse de Paris, 1910 ; Méningites et tabes, *La Presse médicale*, 25 févr. 1911, p. 137.

ÉTUDE CLINIQUE

Abrami. — *Les ictères infectieux d'origine septicémique et l'infection descendante des voies biliaires.* Thèse de Paris, 1910.

Angistron. — Poliomyélite antérieure, aiguë avec réaction méningée. Participation du VII. *Journ. de méd. de Bordeaux*, nº 7, 13 février 1910.

Bach. — *Deux cas de méningo-encéphalite bulbaire subaiguë suivis de guérison.* Thèse de Paris, 1902.

Claude (H.) et Lejonne (P.). — Sur une affection méningo-encéphalique de nature mal déterminée. *Soc. de neurol. de Paris*, 11 avril 1907.

Hutinel et Babonneix. — Encéphalopathies infantiles, in *Les Maladies des Enfants*, t. V, Paris, 1909.

Joffroy. — *Soc. méd. des hôpitaux*, 22 mars 1901. (Réponse à la communication de M. Chauffard.)

Netter et Debré. — Un cas de méningite abortive avec liquide céphalo-rachidien normal. *Soc. de biologie*, 25 juillet 1909.

Oppenheim. — *Nothnagel's Handbuch*, IX, 2.

Petren (K.). — *Rev. of Neurology and Psychiatri*, t. VII, mai 1909.

Philippe et Oberthür. — In Hutinel, *Les Maladies des Enfants*, t. V, Paris, 1907.

Schwarz (de Riga). — Voir Première partie : *Historique anatomo-pathologique*.

Voisin (Roger) et Paisseau (Georges). — Les réactions méningées au cours des encéphalopathies chroniques de l'enfant. *Arch. de médecine des Enfants*, 1910, p. 262.

DIAGNOSTIC

Babinski et Nageotte. — Contribution à l'étude du cysto-diagnostic du liquide céphalo-rachidien dans les affections nerveuses. *Bull. et Mém. de la soc. méd. des hôp. de Paris*, 1901, p. 537.

Berdach. — *Deutsches Arch. f. klin. Med.*, t. LXV, 1900.

Brissaud, Sicard et Tanon. — *Congrès de Lille*, août 1905.

Claude (H) et Lejonne (P.). — Suites éloignées des lésions des centres nerveux concomitantes des méningites cérébro-spinales. *Soc. méd. des hôp. de Paris*, 12 juillet 1907.

— Les lésions des centres nerveux dans les méningites cérébro-spinales, lésions concomitantes, suites éloignées. *Congrès international de médecine, Buda-Pesth.*, sept. 1909.

Cruchet (R.). — Étude critique sur les rapports de la méningite cérébro-spinale et de la paralysie infantile. *Journ. méd. français*, n° 2, 15 février 1910.

Dopter. — La méningite ourlienne. *Paris-médical*, 1910, n° 2.

— Cité par Moussous et Rocaz.

Labbé (Marcel) et Castaigne. — Cités par Moussous et Rocaz.

Milian et Legros. — Le liquide céphalo-rachidien dans le tétanos spontané. *Soc. de Biologie*, 30 mars 1901, p. 382.

Mongour et Brandéis. — Liquide céphalo-rachidien clair à la période terminale d'une méningite cérébro-spinale à méningocoques et un mois après le début des accidents. *C. R. de la Soc. de Biologie*, 20 nov. 1909, p. 557.

Monod (René). — *Réactions méningées chez l'enfant*. Thèse de Paris, G. Steinheil, 1902.

Moussous (André) et **Rocaz (Charles)**. — La méningite cérébro-spinale chez l'enfant. *Le Monde médical*, 5 et 15 août 1910.

Mulle. — *Accidents méningitiques au cours des infections intestinales chez les enfants* Thèse de Paris, 1901.

Netter. — Diagnostic de la méningite cérébro-spinale. *Semaine méd.*, 1898, p. 281.

Netter et **Debré**. — Liquide céphalo-rachidien clair au cours des méningites cérébro-spinales. *Soc. de biologie*, 29 mai 1909.

— Liquides céphalo-rachidiens clairs à une période avancée des méningites cérébro-spinales. *Soc. de biologie*, 19 juin 1909.

Netter (Arnold) et **Gendron (A.)**. — Modifications dans la composition du liquide céphalo-rachidien à la suite des injections intra-rachidiennes de sérum humain. *C. R. de la Soc. de biologie*, 19 novembre 1910, p. 409.

Pochon. — *Méningisme et méningite*. Thèse de Paris, 1897.

Sevestre. — De la pseudo-méningite grippale. *Bull. et Mém. de la Soc. méd. des hôp.*, 1890, p. 260.

Sicard et **Bauer**. — Syndrome de Landry avec réaction polynucléo-lymphocytique du liquide céphalo-rachidien. *Soc. de neurologie*, 5 avril 1906 et *Rev. neurologique*, 1906, p. 384.

Sicard (A.) et **Monod (R.)**. — Examen cytologique du liquide céphalo-rachidien dans la mén ngo-myélite. *Se. méd. des Hôp.*, 18 janvier 1901, p. 33.

Sicard et **Roussy**. — Méningite aiguë cérébro-spinale syphilitique. *Soc. de neurol.* (Revue de neurologie), 1904, p. 411.

Sicard et **Salin**. — Réactions méningées consécutives aux injections arachnoïdiennes lombaires de sérum de cheval et de sérum artificiel. *Société de biologie*, 19 mars 1910, et *Journ. de médecine de Paris*, 2 avril 1910.

— Histologie des réactions méningées aseptiques provoquées chez l'homme. *Soc. de biologie*, 25 juin 1910.

— Réactions méningées après sérothérapie rachidienne dans un cas de méningite cérébro-spinale. *Soc. méd. des hôp. de Paris*, 28 juillet 1910, n° 22.

— Méningite sérique et anaphylaxie après sérothérapie rachidienne. *XI° Congrès français de médecine*, octobre 1910.

Vincent et **Bellot**. — Nouvelles recherches sur le précipito-diagnostic de la méningite cérébro-spinale. *Acad. de médec.*, 16 mars 1909. *Soc. méd. des hôpitaux*, 21 mai 1909.

Vincent et **Combe**. — Méningites méningococciques à liquide stérile et amicrobien révélées par la précépito-réaction. *Soc. de biologie*, 27 nov. 1909.

Voisin (Roger). — *Les méninges au cours des infections aiguës de l'appareil respiratoire*. Thèse de Paris, G. Steinheil, 1904.

Widal (F.) — *Soc. méd. des hôp.*, 18 janvier 1901, p. 34.

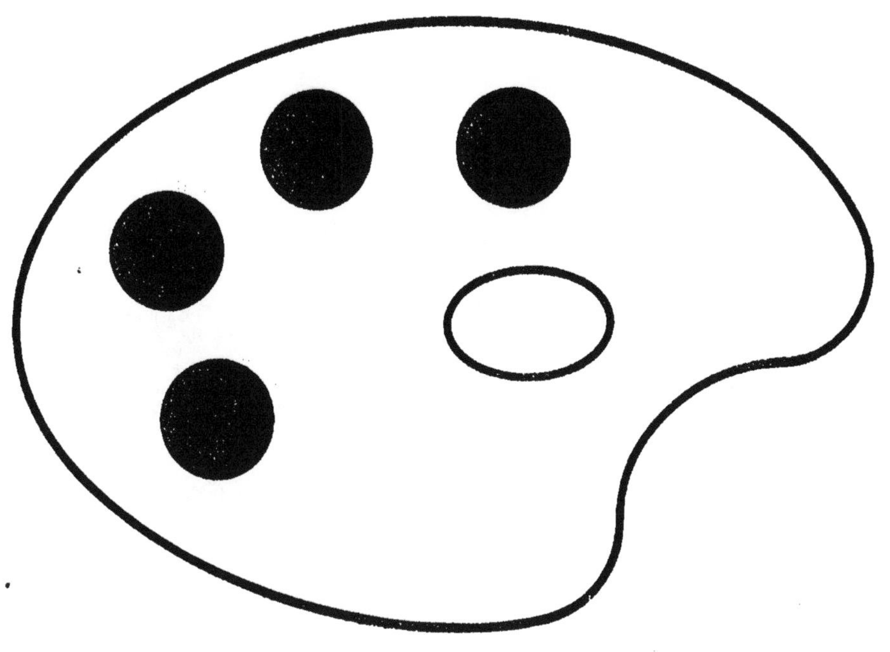

Original en couleur
NF Z 43-120-8

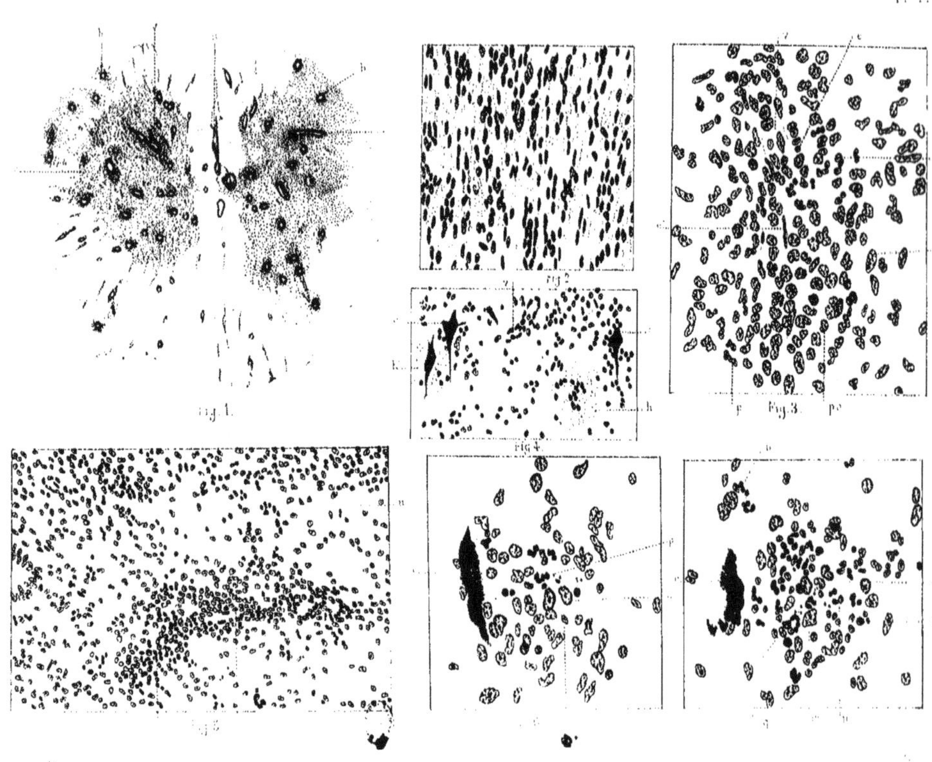

Fig. 1.
Fig. 2.
Fig. 3.
Fig. 4.
Fig. 5.

LÉGENDE DES PLANCHES I ET II

(Landsteiner et Levaditi, *Annales de l'Institut Pasteur*, 28 novembre 1910).

Planche I.

Fig. 1. — *Moelle lombaire de l'enfant qui a fourni le virus.*
Hématoxyline-éosine 1/10°. Leitz.

c, cellules nerveuses ; — v, vaisseaux de cornes antérieures avec inflammation péri-vasculaire ; — s, vaisseau du septum antérieur, avec gaine périvasculaire ; — b, vaisseau de la substance blanche entourés de cellules.

Fig. 2. — *Muscle* du Callitriche n° 26 (Voir p. 62), membre inférieur droit (paralysé), 1/10°. Hématoxyline-éosine. Atrophie des fibres musculaires et prolifération des noyaux.

Fig. 3. — *Moelle lombaire* du Macacus sinicus n° 12 (inoculé avec du virus filtré, mort le lendemain du début des phénomènes paralytiques ; paralysie du train postérieur) 1/650°. Bleu de polychrome. Lésions inflammatoires autour d'un vaisseau de la substance grise (corne antérieure).

v, vaisseau ; — e, gros mononucléaire dans la gaine lymphatique péri-vasculaire ; — p, leucocytes à noyau polymorphe ; — m, élément mononucléaire dans le tissu de soutien — po, élément mononucléaire à noyau lobé ; — t, endothélium vasculaire.

Fig. 4. — *Moelle lombaire* du Rhésus n° 0, inoculé dans la veine mésentérique (voir p. 68) 1/150°. Giemsa. Foyers hémorragiques dans la corne antérieure.

c, vaisseau ; — c, cellule nerveuse avec altération des granulations de Nissl ; — h,h', foyers hémorragiques.

Fig. 5. — *Moelle lombaire* du Macacus sinicus n° 12 (voir plus haut, fig. 3). Lésions périvasculaires le long du vaisseau du septum antérieur.

s, vaisseau ; — c, lésions inflammatoires au point de pénétration du vaisseau dans la substance grise ; — n, substance blanche, avec infiltration par des leucocytes mono et polynucléaires.

Fig. 6. — *Protubérance* du Macacus cynomolgus n° 90, ayant présenté *une paralysie faciale* (Voir p. 57 et fig. 2 dans le texte). Lésions d'une cellule nerveuse du noyau facial et suites de la désintégration d'un élément moteur, 1/600°. Giemsa.

c, cellule nerveuse à protoplasma granuleux ; fonte des granulations de Nissl ; — ce, foyer contenant les restes d'une cellule nerveuse détruite ; — p, leucocytes polynucléaires à noyaux hyperchromatiques ; — m, macrophage.

Fig. 7. — *Même préparation.*

c, cellule nerveuse dégénérée ; — ce, foyer contenant les restes d'une cellule nerveuse détruite ; — p, leucocyte polynucléaire ; — m, gros mononucléaire ; — d, fragments de noyaux polynucléaires dégénérés.

Planche II.

Fig. 1. — *Moelle lombaire* du Macacus sinicus n° 12 (voir fig 3, pl. 1). 1/10°. Bleu de polychrome.

s, foyers inflammatoires au point de pénétration du vaisseau du septum antérieur dans la substance grise ; — c, cellules nerveuses ; — v, vaisseau de la corne antérieure entouré d'un manchon d'éléments migrateurs ; — ve, vaisseau de la substance blanche entouré de cellules.

Fig. 2. — *Moelle lombaire* de Callitriche n° 26 (voir p. 62). *Lésions chroniques.* 1/10°. Coloration de Twort.

b, corne antérieure droite ; — a, corne antérieure gauche, avec destruction complète des cellules nerveuses ; — cl, lésions chroniques autour des vaisseaux de la corne gauche.

Fig. 3. — *Moelle lombaire* du Lapin. 9/57 (voir p. 67). 1/10°. Bleu de polychrome.

b, corne antérieure gauche, avec v, lésions périvasculaires ; — a, corne antérieure droite avec destruction intense des cellules nerveuses et foyers inflammatoires.

Fig. 4. — *Lésions de la substance grise* (moelle du Callitriche n° 26, voir p. 62). 1/600°. Col. de Twort.

v, vaisseau ; — cl, tissu de soutien.

Fig. 5. — *Moelle lombaire* du Chimpanzé n° 1 (voir p. 62). 1/600°. Hématoxyline-éosine.

c, cellule nerveuse en voie de destruction ; — m, macrophage ; — p, leucocyte polynucléaire ; — v, vaisseau ; — po, leucocyte polynucléaire.

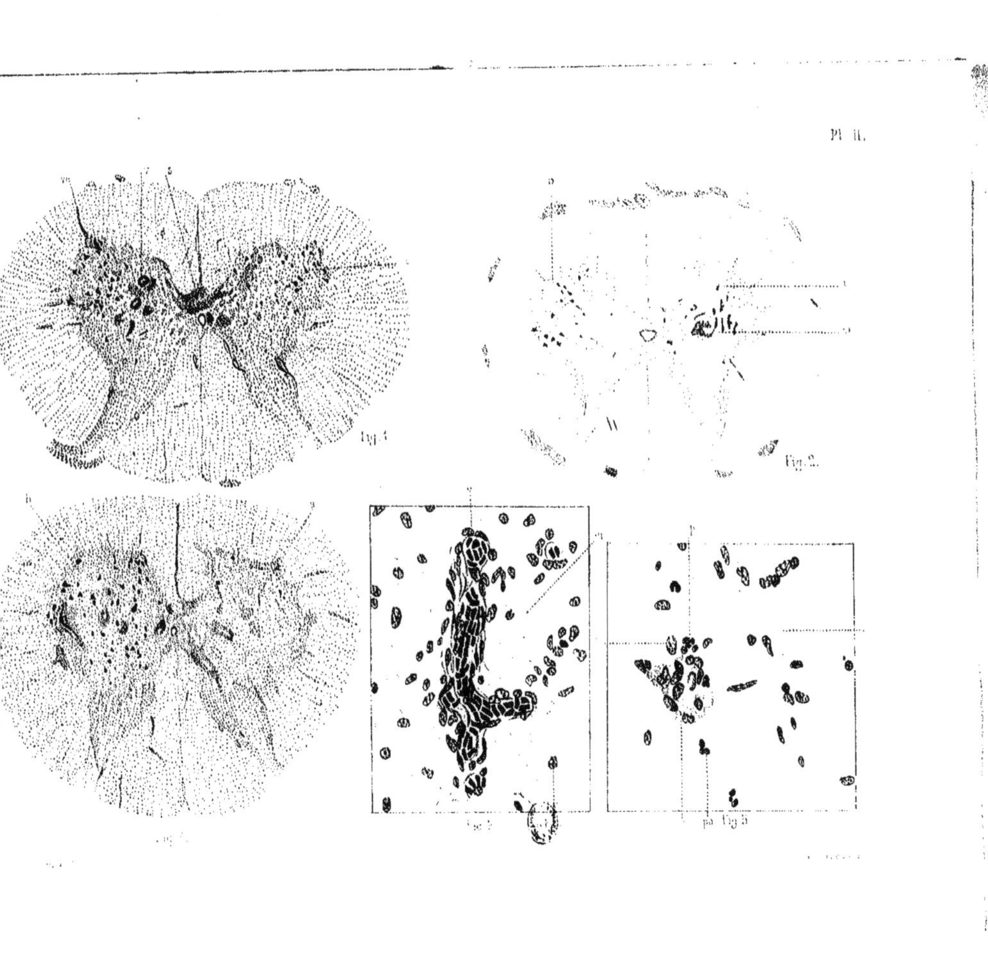
Pl. II.
Fig. 1.
Fig. 2.
Fig. 3.
Fig. 5.

TABLE DES MATIÈRES

2917. — TOURS, IMPRIMERIE E. ARRAULT ET Cⁱᵉ.

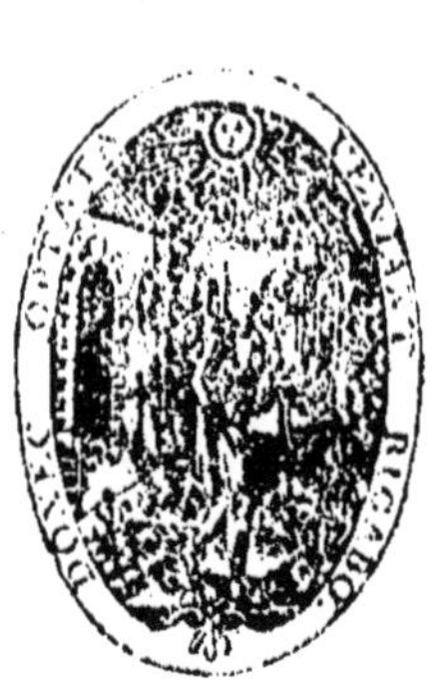

Laval, imprimerie E. Jamin et C.ie

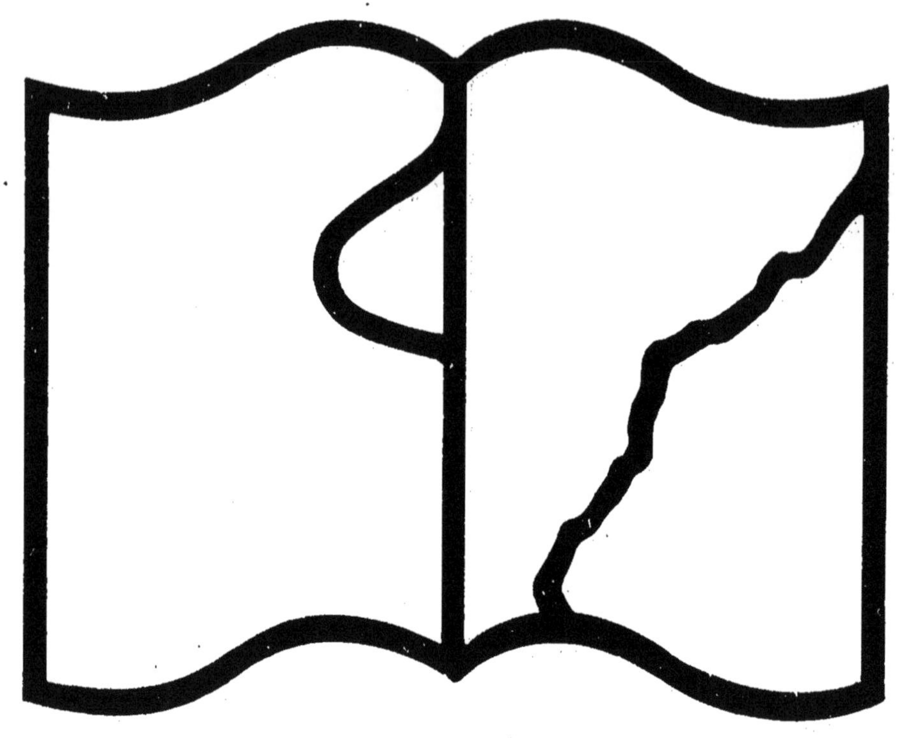

Texte détérioré — reliure défectueuse

NF Z 43-120-11

www.ingramcontent.com/pod-product-compliance
Ingram Content Group UK Ltd.
Pitfield, Milton Keynes, MK11 3LW, UK
UKHW022056120726
13694UKWH00001B/176